CHANGJIAN ZHONGLIU ZHENDUAN YU
ZHILIAO YAODIAN

常见肿瘤诊断与治疗要点

王博　主编

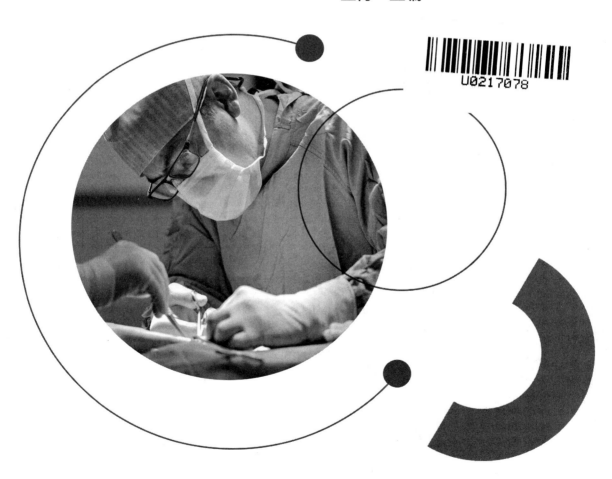

中国纺织出版社有限公司

图书在版编目（CIP）数据

常见肿瘤诊断与治疗要点 / 王博主编. -- 北京：
中国纺织出版社有限公司, 2021.12
ISBN 978-7-5180-9149-2

Ⅰ.①常… Ⅱ.①王… Ⅲ.①肿瘤—诊疗 Ⅳ.
①R73

中国版本图书馆CIP数据核字（2021）第229943号

责任编辑：范红梅　　　责任校对：高　涵　　　责任印制：王艳丽

中国纺织出版社有限公司出版发行
地址：北京市朝阳区百子湾东里A407号楼　邮政编码：100124
销售电话：010—67004422　传真：010—87155801
http://www.c-textilep.com
中国纺织出版社天猫旗舰店
官方微博 http://weibo.com/2119887771
唐山玺诚印务有限公司印刷　　各地新华书店经销
2021年12月第1版第1次印刷
开本：889×1194　1/16　印张：12.5
字数：377千字　定价：88.00元

编　委　会

前　言

　　近年来，社会经济的发展促进了医学科技的发展，尤其是肿瘤学科通过不断拓展和延伸，治疗方法得到持续改进，新理论、新技术逐渐应用于临床，取得了良好的效果。但肿瘤疾病种类较多，治疗时间长，容易反复发作，死亡率高。只有不断学习，掌握扎实的理论基础，提高临床治疗水平，才能更好地诊治疾病，减轻患者负担，提高患者生命质量，降低死亡率。本书作者通过参考大量国内外文献资料，结合国内临床实际情况，编写了本书。

　　本书首先详细介绍了肿瘤病因学和肿瘤的免疫治疗、肿瘤内科、放射治疗等基础内容，然后分章节阐述了常见肿瘤疾病的病因病理、临床表现、辅助检查、治疗与预防等。内容力求严谨准确、科学实用，力争做到全面覆盖、重点突出，既体现理论的完整性，又强调实践的系统性。

　　本书作者具有丰富的临床经验和深厚的理论功底。希望本书能为医务工作者处理相关问题时提供参考。在编写过程中，由于作者较多，写作方式和文笔风格不一，再加上时间有限，难免存在疏漏和不足之处，望广大读者提出宝贵的意见和建议，谢谢。

编　者

2021 年 7 月

目　录

第一章

肿瘤病因学

　　肿瘤严重威胁着人类的生命与健康，是全球面临的巨大挑战。在包括中国在内的全球许多国家，肿瘤已经是人类最主要的死亡原因。全球每年新发恶性肿瘤超过1 800万人，估计到2040年全球恶性肿瘤的新发病例数将突破2 950万。要应对全球肿瘤患者迅速增长的挑战，采取相应的预防和控制策略，了解肿瘤的病因至关重要。

　　肿瘤的发生是一个极其复杂的过程，它是宿主与环境之间复杂、动态地相互作用的过程。其中宿主因素包括遗传状况以及健康状况（如免疫、生理、心理和神经内分泌等情况）。环境因素包括生物环境、理化环境和社会环境。环境污染物（如空气中的$PM_{2.5}$）、职业暴露（如工人苯暴露）、生活方式（如饮酒、吸烟、饮食习惯）、社会压力等，均属于环境因素。病因学的轮状模型可以用来概括目前对肿瘤病因的认识（图1-1）。

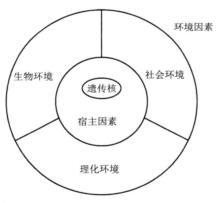

图1-1　病因学轮状模型

　　病因学是研究致病因素侵袭人体，在内、外环境综合影响下引发人体发病及其发病机制的科学。其研究的目的是探索疾病的病因，寻找各种病因之间的联系，探讨它们对疾病发生、发展的影响，阐明肿瘤的本质，并采取适当的措施有效预防和阻止肿瘤的发生。

第一节　肿瘤发生和发展的直接因素

一、致癌因素

　　大量研究表明，肿瘤是一类多病因的疾病，许多物质与人类肿瘤的发生相关，可以增加人类罹患肿瘤的风险。世界卫生组织（WHO）所属的国际癌症研究机构（IARC）是目前最权威的评估人类致癌因素的科研机构，致力于研究与人类肿瘤相关的致癌物暴露因素，并广泛传播相关科学证据，以影响全球的肿瘤防治工作。

二、致癌危险性的评价

人类致癌因素评估工作自 1971 年起，由 IARC 组织专家组，收集世界各国的有关致癌因素对人类致癌危险性的资料，并对其作出评价。评价内容包括评估每种致癌物的致癌性，确定各部位肿瘤与致癌物之间的因果关联和可信关联，并且识别在致癌过程中可能的机制，然后根据上述评价内容对这些致癌物或危险因素进行分类。IARC 专家组所评价的因子可以是一种物质、一种病原体，也可以是一种混合物或是一种暴露环境。各因子均分别划归为以下 4 类。

1. 1 类：确定对人类致癌的因子（carcinogenic to humans） 即对人体致癌证据充分的因子。若一个因子在人类的致癌性证据中不是很充分，但是在实验动物致癌性的证据充分，且暴露于其中的人群中有强的证据表明该因子通过一种有关的致癌机制起作用的，也归于 1 类。在 1 类因子中，较为常见与知名的有苯（benzene）、苯并[α]芘（BaP）、幽门螺杆菌（慢性感染）、乙型肝炎病毒（慢性感染）、X 线和 γ 射线、二噁英（2，3，7，8-tetrachlorodibenzopara-dioxin）、人乳头状瘤病毒（human papillomavirus，HPV16、18、31、33、35、39、45、51、52、56、58、59 型）、槟榔果（areca nut）、黄曲霉毒素（aflatoxins）、吸烟和被动吸烟、油漆工职业暴露等。

2. 2 类：可能对人类致癌 该组包括有限的人类致癌证据的因子，也包括在人类中没有数据，但是在实验动物中有致癌证据的因子。根据其流行病学和实验证据，结合致癌机制以及其他数据，这一组又被划分为 2 个亚类，即 2A 类和 2B 类。不同分组并不代表致癌性的高低，只是用以描述对人类致癌性证据的水平。2A 类相比 2B 类，只是在证据水平上更充分一些。

（1）2A 类：很可能对人类致癌的因子（probably carcinogenic to humans）：在实验动物中致癌性证据充分但在人类致癌性证据有限的因子归于此组。有时，有些因子在人类的致癌性证据并不充分，但是在实验动物致癌性的证据充分，并且有强烈的证据表明，其致癌作用的机制在人类当中也起作用时归为 2A 类。目前被列为 2A 类的致癌因子包括马拉硫磷、二氯二苯三氯乙烷（dichlorodiphenyltrichloroethane，DDT；俗称滴滴涕，一种杀虫剂）、联氨（可作为火箭燃料）、高温油炸排放物等。2015 年 IARC 将食用红肉也列为 2A 类致癌因子。

（2）2B 类：可能对人类致癌的因子（possibly carcinogenic to humans）：此组包括在人类中致癌证据有限，在实验动物中致癌证据不充分的因子；也包括人类致癌性证据不足，但在实验动物中致癌性证据充足或是其他证据非常肯定的因子，如铅、碳化硅纤维、汽油等。

3. 3 类：对人类致癌性暂不能分类的因子（not classifiableas to its carcinogenicity to humans） 指由于目前的资料不足，尚不能就其对人类致癌性进行分类评价的物质，主要用于对人类致癌性证据不足且在实验动物中致癌性证据也不足或有限的因子。当实验动物中致癌证据充分，但在人类的致癌性证据不足，同时存在有力证据表明实验动物致癌机制在人类中不起作用，这样的因子也被划分在 3 类。

需要注意的是，进入 3 类的因子，指的是不确定该因子是否对人类具有致癌性，并非确定该因子为不具备致癌性或是总体安全，显然需要对这些因子进行进一步的研究，并掌握更多的证据才能对该因子是否对人类致癌作出判断。有些物质如 1,2-二氯丙烷在 2008 年的分类中曾被列为 3 类，而掌握了更多资料后，2015 年被划归 1 类；三氯乙醛、水合氯醛、马拉硫磷也从 3 类上升到 2A 类。

4. 4 类：很可能不对人类致癌的因子（probably not carcinogenic to humans） 指在人类和实验动物中均提示缺乏致癌证据的物质。目前在分类中，4 类仅有一种物质，即己内酰胺磺酸酯（caprolactam）。

IARC 将评估结果、评估过程和依据等汇编成册，于 1972 年出版了第 1 卷《IARC 人类致癌危险性评价》（*IARC Monograplzs on the Evaluationof Carcinogerzic Risks to Humans*）。

截至 2018 年 7 月，IARC 共发表《IARC 人类致癌危险性评价》123 卷，对 1 013 种物质对人类的致癌性进行了评价，其中 1 类 120 种，2A 类 82 种，2B 类 311 种，3 类 499 种，4 类 1 种（表 1-1）。

表 1-1　IARC 致癌因子分类及其分类指导原则

分类	分类描述	本类证据组合			因子数量
		流行病学证据	动物学证据	其他证据	
1 类	确定对人类致癌的因子	充分	任何	任何	120
		不很充分	充分	非常肯定	
2A 类	很可能对人类致癌的因子	有限的	充分	不是很肯定	82
		不足或无	充分	非常肯定	
2B 类	可能对人类致癌的因子	有限的	不充分	任何	311
		不足或无	充分	不是很肯定	
		不足或无	有限的	非常肯定	
3 类	对人类致癌性暂不能分类的因子	不足或无	有限的	不是很肯定	499
			未归为其他组的		
4 类	很可能不对人类致癌的因子	表明缺乏致癌性	表明缺乏致癌性	任何	1
		不足或无	表明缺乏致癌性	明确阴性	

随着该专著的不断更新，会有新的因子陆续进入分类，也会有部分因子的分组调整。通过 IARC 的官网可以了解最新的人类肿瘤危险性评价信息。

三、致癌因素与相关肿瘤部位

肿瘤包括多种类型，与特定肿瘤部位相关的暴露因素资料有助于我们在流行病学研究设计和分析中识别可能出现的混杂因素，在实验性研究中构思致癌因素的致癌机制通路，设计和实施干预方案以及对大众的健康教育。

与特定部位肿瘤相关的暴露资料需要总结许多研究机构在不同时间、用不同的方法针对同一种致癌物所做的评估。2011 年，IARC 召集了来自 28 个国家的 600 多名科学家组成 6 个工作组，对已经发表的流行病学和实验研究进行严格评价，完成了对 100 余种化学物、职业、物理因素、生物因素的综合评估，出版了《IARC 致癌物分类 100 卷》，列出了每一种人类致癌因素的相关肿瘤部位的最新信息。这些信息可以支持肿瘤研究明确方向，更早地预测肿瘤风险，也为科学地规划肿瘤控制项目、采取预防措施提供决策依据。每年 IARC 的网站对这些因素都会进行更新，目前最新版本采用的是 1~123 卷的内容。

第二节　遗传因素和易感性

人们或多或少都会接触到各种各样的致癌因子，但是并非人人都会罹患肿瘤。除了某些因素导致的随机效应以外，不同个体对肿瘤的易感性也是不一样的。以往被认为是外界环境因素导致的肿瘤，随后发现是环境暴露与遗传易感性共同作用导致的。

某些肿瘤发生存在家族聚集现象，即某个家族中可能有多个成员先后罹患同一类型的肿瘤，且发病年龄较早。流行病学研究显示，常见肿瘤患者一级亲属中同一类型肿瘤的发病率增加 2 倍，12%~25% 的结肠癌患者和肝癌高发区 30% 以上的肝癌患者有同类肿瘤的家族史。

某些肿瘤的发病率在不同种族之间也有显著差异，如日本妇女乳腺癌发病率低于白种人妇女，但是松果体瘤高于其他种族 10 余倍；黑种人很少发生睾丸癌和皮肤癌等。

随着肿瘤分子生物学、细胞遗传学和分子流行病学的发展，人们开始意识到在某种程度上肿瘤也是一种遗传性疾病。原癌基因的激活和抑癌基因的失活在癌变过程中有着重要的生物学作用。某些肿瘤会由单个基因的变异导致，它们会以常染色体显性方式遗传，其表型则体现在某些遗传性癌前改变或者综合征上，最终使得某些肿瘤的发生率提高。如 *BRCA1/BRCA2* 基因突变导致的遗传性癌前改变、*APC* 基因变异导致的家族性腺瘤性息肉病（FAP）等（表 1-2）。

表 1-2　由基因变异导致的综合征及其相关肿瘤

相关基因	癌前改变/综合征	相关肿瘤类型
ATM	共济失调毛细血管扩张症	白血病与淋巴瘤
BLM	布卢姆（Bloom）综合征	所有癌症
BRCA1，BRCA2	乳腺癌-卵巢癌综合征	乳腺、卵巢、胰腺和前列腺癌
PTEN	考登（Cowden）综合征	乳腺、甲状腺和子宫内膜癌
APC	家族性腺瘤性息肉病（FAP）	结直肠癌
CDKN2A	家族性非典型性多发性痣和黑色素瘤综合征（FAMM）	黑色素瘤
RB1	家族性视网膜母细胞瘤	视网膜癌
FACC，FACA	范科尼（Fanconi）贫血	白血病
MLH1，MSH2，MSH6，PMS2	遗传性非息肉病性结直肠癌/林奇（Lynch）综合征	结直肠癌
PRSS1，SPINK1	遗传性胰腺炎/家族性胰腺炎	胰腺癌
TP53	利-弗劳梅尼（Li-Fraumeni）综合征	白血病，乳腺、脑和软组织肿瘤
MEN1	多发性内分泌腺病 1 型	胰腺癌、垂体腺瘤、良性皮肤和脂肪瘤
RET，NTRK1	多发性内分泌腺瘤病 2 型	甲状腺癌、嗜铬细胞瘤
STK11/LKB1	波伊茨-耶格（Peutz-Jeghers）综合征	胰腺、肝、肺、乳腺、卵巢、子宫和睾丸癌
VHL	冯希佩尔-林道（von Hippel-Lindau）综合征	脊髓、小脑、视网膜、肾上腺和肾脏肿瘤
WT1	肾母细胞瘤	肾癌
XPD，XPB，XPA	着色性干皮病	皮肤癌

　　根据肿瘤易感性的高低，还可以分为高危易感基因和低危易感基因。携带某些突变基因的人罹患肿瘤的风险很高，如携带 BRCA1/BRCA2 基因突变的个体发生乳腺癌和卵巢癌的风险就很高，但是这类人在人群中的数量很少。而低危性的易感基因一般具有基因多态性，每个基因致癌危险性小，主要通过多个基因与环境危险因素协同作用或交互作用提高肿瘤的危险性。该种基因虽然危险性低，但是人群基因多态性频率高，人群归因危险性较高。

　　除导致癌前改变的基因变异以外，某些基因的改变会导致人体对某些环境暴露因素的易感性发生改变，造成个体暴露于某种因素之后更容易发生肿瘤。例如，乙醛是一种致癌剂，也是乙醇的代谢产物。当人体编码乙醛脱氢酶的基因发生突变时，机体无法及时将乙醛代谢为乙酸，从而延长了暴露于乙醛的时间，因此携带突变的乙醛脱氢酶基因的饮酒者发生食管癌和肝癌的危险性高于正常基因的饮酒者。

　　随着精准医学的发展，肿瘤的预防也在朝着"精准预防"的方向发展。某些个体携带了遗传性的肿瘤易感基因变异，继而导致这些个体对部分肿瘤的发病风险提高。尤其是那些具有肿瘤家族史的个体，当他们怀疑自己对某些肿瘤易感，可以向医师咨询并进行基因检测。若这些个体确实携带某些基因变异，就可根据其实际情况个性化地制订预防策略。某些个体可以通过进一步改善生活方式降低肿瘤风险，如携带突变的乙醛脱氢酶基因的个体应完全远离酒精。另一些可能需要增加其进行筛查的频率或考虑服用预防性药物，如 APC 基因变异的个体需要强化大肠癌筛查的频率，并定期进行肠镜检查。有些个体甚至可以考虑进行预防性的手术。如好莱坞著名女星安吉丽娜·朱莉选择进行预防性乳腺切除手术引发了高度的关注，做出这一决定的原因就在于她是 BRCA2 基因突变携带者，其终身罹患乳腺癌的概率高达 87%。

　　精准预防具有降低肿瘤风险的潜力，但要达到这一目标则需要更多生物医学上的研究投入。美国国立环境卫生科学研究所（NIEHS）启动了一项环境基因组计划（environmental genomic project，EGP），旨在应用人类基因组计划所使用的方法发现与环境相关疾病的易感基因多态性，从而建立基因多态性的中心数据库，用以服务肿瘤分子流行病学中环境和基因相互作用的研究，同时致力于发现新的易感基因或定位易感染色体片段，进而为肿瘤的精准预防提供更多的信息与证据。

第三节　社会经济因素

疾病的发生和发展并不是由于某一个或某一类因素单独造成的。人是一种社会动物，人类自身及其所处的社会经济环境，都会直接或间接地在不同时期以不同的机制、不同程度地影响人类的健康。WHO 对健康社会决定因素（social determinants of health，SDH）的定义是：人们生活和工作的社会条件。这些条件反映了人们在权力层级上的位置、威望及其资源。在人的出生、成长、工作、生活环境中，社会分层的基本结构和社会决定性条件的产生影响到健康的因素，是导致疾病"原因的根源"。

性别、国别、社会经济状况、社会地位等是肿瘤发病的中介因素。幽门螺杆菌感染是导致人类胃癌的确定致癌因素，其传染性强，可通过手、不洁食物和餐具、粪便进行传播。发展中国家人与人之间接触传播是主要的传播方式，如父母与孩子以及家庭成员间的接触。有证据表明，较低的社会经济状况会影响幽门螺杆菌的感染，尤其是儿童时期的首次感染最易发生。家庭拥挤、卫生条件差、孩子多的家庭更容易使其成员感染幽门螺杆菌。研究发现，教育和收入与幽门螺杆菌感染之间呈负相关。

影响健康的因素中，往往很容易关注到直接因素，如吸烟、感染、环境污染的暴露等。而改变这些直接因素的过程往往极其复杂，并且牵涉多个利益方。社会决定因素中，社会变迁、社会治理、社会政策和文化因素共同影响着肿瘤的发生。

如原发性肝癌，HBV 感染、饮食、饮水均会影响其发病。我国是乙肝大国，肝癌人数高于世界平均水平，尤其在一些高发地区，居民有饮用沟塘水的习惯，其肝癌发病率是饮用井水地区居民的 3 倍以上；潮湿环境中，变质玉米等食物中所含的黄曲霉毒素也是导致肝癌的一个因素。因此需要采用改变饮水、饮食习惯，加强监管、强制接种疫苗等一系列的措施来进行治理。这种治理是一种全社会的治理行动，在实际操作上难度很大，需要有多方面（包括农业、食品加工、水利、卫生、财政等各部门）的通力合作才能完成。

社会政策包括了规定、指南、制度、条例和法律，如各个国家通过立法提高烟草税收、限制烟草生产和广告。美国于 1969 年通过联邦立法控烟，取得了很好的控烟效果，肺癌的死亡率在近年已经出现了显著的下降。

文化也是社会决定因素的一个重要方面，如酒文化。在全球大多数国家，酒是庆典和排忧时经常出现的饮品，在中国的酒文化中，还包含了许多礼节、尊敬和潜在价值要求等。正是这些文化因素，导致部分人长期过量饮酒，增加了发生相应肿瘤的风险。

第二章

肿瘤的免疫治疗

一、肿瘤免疫治疗的基础

机体对肿瘤组织产生免疫应答是肿瘤免疫治疗的基础，肿瘤组织存在可被免疫系统识别的抗原是产生抗肿瘤免疫应答的前提条件。

（一）肿瘤抗原

肿瘤抗原（tumor antigen）泛指在肿瘤发生、发展过程中新出现或过度表达的抗原物质。机体产生肿瘤抗原的可能机制如下。①基因突变。②细胞癌变过程中使原本不表达的基因被激活。③抗原合成过程中的某些环节发生异常（如糖基化异常导致蛋白质特殊降解产物的产生）。④胚胎时期抗原或分化抗原的异常、异位表达。⑤某些基因产物，尤其是信号转导分子的过度表达。⑥外源性基因（如病毒基因）的表达。

肿瘤抗原有多种分类方法，其中被普遍接受的有两种分类方法。

1. 根据肿瘤抗原特异性的分类法

（1）肿瘤特异性抗原（tumor specific antigen，TSA）。是肿瘤细胞特有的或只存在于某种肿瘤细胞而不存在于正常细胞的新抗原。此类抗原是通过肿瘤在同种系动物间的移植而被证实的，故也称为肿瘤特异性移植抗原（tumor specific transplantation antigen，TSTA）或肿瘤排斥抗原（tumor rejection antigen，TRA）。化学或物理因素诱生的肿瘤抗原、自发肿瘤抗原和病毒诱导的肿瘤抗原等多属此类。

（2）肿瘤相关抗原（tumorassociated antigen，TAA）。是指非肿瘤细胞所特有的、正常细胞和其他组织上也存在的抗原，只是其含量在细胞癌变时明显增高。此类抗原只表现出量的变化，而无严格肿瘤特异性。如胚胎性抗原就是其中的典型代表。

既往认为TAA抗原性较弱，难以诱发机体产生特异性的免疫应答。但近年来发现，这类肿瘤抗原虽来自机体，但是其大部分抗原尚未被有效递呈，故机体并无免疫耐受产生，因此可以采用组织特异性免疫反应来治疗肿瘤。

2. 根据肿瘤诱发和发生情况的分类法

（1）化学或物理因素诱发的肿瘤抗原。化学致癌剂（如甲基胆蒽、氨基偶氮苯染料等）或物理辐射（如紫外线、X线等）可使某些基因发生突变或使潜伏的致癌基因被激活，由此诱发肿瘤并表达新抗原。诱发的肿瘤抗原其抗原性较弱，但具有高度特异性，在不同种系或同一种系的不同个体，甚至是同一个体的不同部位，其免疫原性各异。突变的肿瘤抗原间很少有交叉成分，故应用免疫学技术诊断和治疗此类肿瘤有一定的困难。

（2）病毒诱发的肿瘤抗原。多种肿瘤的发生与病毒感染有密切关系。如乙型肝炎病毒（HBV）和丙型肝炎病毒（HCV）与原发性肝癌有关。能够诱发肿瘤的病毒主要包括某些DNA病毒和RNA病毒，尤其是反转录病毒。此类肿瘤抗原与理化因素诱发的肿瘤抗原不同，其无种系、个体和器官特异性，但具有病毒特异性。由同一病毒诱发的肿瘤均表达相同的肿瘤抗原，且具有较强的免疫原性；由不同DNA病毒或RNA病毒诱导的肿瘤抗原，其分子结构和生物学特性各异。此类抗原是由病毒基因编码，又不同于病毒本身的抗原，因此称为病毒肿瘤相关抗原，如EB病毒 *EBNA*-1 基因产物、SV40T 抗原、

人乳头瘤病毒 *E6* 和 *E7* 基因产物等。

（3）自发性肿瘤的抗原。自发性肿瘤是指一类无明确诱发因素的肿瘤，人类的大部分肿瘤属于此类。自发性肿瘤表达的抗原大部分为突变基因的产物，包括癌基因（如 *Ras* 等）、抑癌基因（如 p^{53} 等）的突变产物及融合蛋白（如 bcl-abl 等）。某些自发性肿瘤抗原是由所谓的"沉默基因（silent gene）"在细胞恶变时表达的，如黑色素瘤抗原（melanoma antigen，MAGE）等。一些类似于化学诱发，具有各自独特的抗原性；另一些则类似于病毒诱发，具有共同的抗原性。

（4）胚胎抗原（fetal antigen）。是在胚胎发育阶段由胚胎组织产生的正常成分，在胚胎后期减少，出生后逐渐消失或仅存留极微量，但当细胞癌变时，此类抗原可重新合成，如 AFP、CEA、PSA。

（5）分化抗原。是机体器官和细胞在发育过程中表达的正常分子。恶性肿瘤细胞通常停留在细胞发育的某个幼稚阶段，其形态和功能均类似于未分化的胚胎细胞，称为肿瘤细胞的去分化（dedifferentiation）或逆分化（retro-differentiation），故肿瘤细胞可表达其他正常组织的分化抗原，如胃癌细胞可表达 ABO 血型抗原，或表达该组织自身的胚胎期分化抗原。Melan-A、MART-1、TRP-1、gp100 和酪氨酸酶等属于此类抗原。

（6）过度表达的抗原。组织细胞发生癌变后，与肿瘤细胞增殖、抗凋亡相关的分子信号传导通路中多种信号转导分子的表达量远高于正常细胞。这些信号分子可以是正常蛋白，也可以是突变蛋白，其过度表达还具有抗凋亡的作用，可使肿瘤细胞长期存活。这类抗原包括 ras、c-myc 等基因产物。

（二）免疫系统对肿瘤抗原的免疫应答

机体免疫系统对于肿瘤抗原能够产生免疫应答是免疫治疗的另一个重要条件。免疫系统的功能就是识别"自己"（self）与"非己"（non-self），并对非己成分产生免疫排斥，对自身成分产生免疫耐受。机体的正常细胞由于各种物理因素（如辐射）、化学因素（如各种化学致癌物）及生物因素（如病毒）等的刺激，可以引起细胞基因组的各种复杂变化，如染色体的易位或缺失、癌基因突变、抑癌基因失活等一系列遗传变化，使之从一个正常的自身成分，变成了非己的"异己分子"，即癌细胞。正常细胞癌变的过程在基因组发生变化的同时，还会发生一系列表型的改变，如表达一些正常细胞没有的肿瘤抗原。癌细胞的肿瘤抗原可以被免疫系统识别，启动免疫应答机制将其清除掉。这就是所谓的"免疫监视"作用。

免疫监视理论曾被普遍接受并产生了广泛的影响。但从 20 世纪 70 年代中期起，发现免疫缺损的无胸腺裸鼠在化学致癌物诱导下产生癌症的概率与具有正常免疫功能的小鼠并没有明显的差别。至此免疫监视理论开始受到责疑。更重要的挑战来自免疫监视作用并不能完全地避免恶性肿瘤的发生，而且肿瘤一旦产生就会随病情的发展，其恶性程度渐进增加，并最终发生广泛转移。这种所谓的"免疫逃逸"现象是肿瘤免疫监视理论所无法满意解释的。显然，免疫系统与肿瘤的关系不能简单地看成是免疫系统单向排斥肿瘤细胞的关系。

2002 年，美国肿瘤生物学家希雷伯（RD Schreiber）提出了一个称为"肿瘤免疫编辑"（cancer immunoediting）的假说。根据免疫编辑理论，免疫系统不但具有排除肿瘤细胞的能力，而且还具有促进肿瘤生长的作用。癌细胞在机体内的发生、发展是一个免疫系统与癌细胞相互作用的动态过程。在这个过程中，免疫系统在清除一些肿瘤细胞的同时，也对另一些肿瘤细胞的生物学特性（如肿瘤的抗原性）进行重塑（reshape），也即所谓的"免疫编辑"。被免疫编辑过的肿瘤细胞的恶性程度越来越高，对免疫攻击的抵抗力越来越强，直至最终摧毁机体的免疫系统，造成肿瘤细胞的恶性生长并扩散。

肿瘤的免疫编辑理论认为，免疫系统与肿瘤的相互关系可以分为三种不同的状态（phase）。第一种称为"清除"（elimilation）状态。在这个状态下由于新生的肿瘤具有较强的抗原性，较易被免疫系统识别并将其清除。非特异的天然免疫机制（如吞噬细胞、天然杀伤细胞等）和特异的获得性免疫机制（如 $CD4^+T$ 细胞、$CD8^+T$ 细胞）都参与肿瘤细胞的清除过程。免疫系统清除肿瘤细胞的过程具有经典的免疫监视理论的特点。如果清除过程彻底，肿瘤细胞被完全排除，免疫编辑过程就此结束。如果一些变异的肿瘤细胞逃过了免疫编辑的"清除"作用而存活下来，它们与免疫系统的关系就进入了第二种状态，即"平衡"（equilibration）状态。在这种状态下，肿瘤细胞的抗原性减弱，因而不会轻易被免疫系统识别和清除，但又时时处在免疫系统的清除压力下，因而不能过度生长，表现为检查不到可见的肿瘤。特异的获得性免疫是维持平衡状态的主要机制，一般认为天然免疫机制不参与这个过程。免疫系统和肿瘤细胞的平衡状态可以维持几年、十几年甚至终身都不发生变化。因此，免疫编辑的平衡状态实际上就是一种带瘤生存状态。但这种平衡状态是动态的，肿瘤细胞在免疫系统的压力下，其基因有可能会发生变化，这种基因突变产生的"积累效应"达到一定程度时，就可能打破平稳，使免疫系统与肿瘤的关系进入"逃逸"（escape）阶段。在这个阶段的肿瘤细胞可以产生一系列的恶性表型，如不能表达MHC分子或不能产生肿瘤肽。由于MHC + 肿瘤肽是T细胞识别肿瘤细胞的靶标，肿瘤细胞的这种变化，就使T细胞失去了对它的识别能力，使它逃脱免疫杀伤。此外，肿瘤细胞会使自己的细胞凋亡信号通路发生变化，使免疫细胞诱导的肿瘤细胞凋亡机制失效。同时，肿瘤细胞快速生长形成的肿瘤会产生一个抑制免疫细胞的微环境，在这个微环境中，肿瘤细胞会释放一些具有免疫抑制功能的分子，如转化生长因子 β、IL-10 等，并能诱导产生表达 CTLA-4 的调节 T 细胞，对其他免疫细胞产生抑制作用，导致免疫系统产生对肿瘤的免疫耐受。到这个阶段，免疫系统的抗肿瘤机制已全面崩溃，肿瘤生长完全失控并广泛转移。免疫编辑的终点也就是机体的死亡。

免疫编辑的上述 3 个阶段在时相顺序上是相对的。每个阶段持续的时间与原发肿瘤的性质（恶性程度），以及机体的免疫状态密切相关。当机体的免疫功能急剧下降时，如生活突发事件引起的应激状态（stress）、长期使用免疫抑制药（如器官移植后）、衰老等状态下，肿瘤有可能越过"清除"阶段，甚至直接进入"逃逸"期。临床上发现一些患者，由于突发性的生活应激事件，如丧偶或亲人突然死亡等原因，在短时间内突发肿瘤并迅速扩散。与此相反，免疫编辑也会发生逆向发展的过程。临床实践中时有发现，通过适当的临床干预，一些已发生了肿瘤转移的中、晚期癌症患者，也可以获得临床治愈。甚至一些晚期癌细胞已广泛转移的患者出现肿瘤完全消失的现象也时有报道。在这个免疫编辑理论中，我们特别感兴趣的是"平衡"阶段。大量的实验研究和临床实践都证明，带瘤生存状态确实大量存在。科学家的研究发现，用低剂量化学致癌物刺激的小鼠，不会发生肉眼可见的肿瘤，但是用抗 T 细胞单克隆抗体去除小鼠的 T 细胞后，小鼠的肿瘤会立即、迅速生长出来。另一个有趣的临床观察发生在两个接受同一供者的肾移植患者，在肾移植后不久，都患了皮肤癌。配型检查结果发现，两者的癌细胞都是供体来源的。事后病历检查发现，这个提供移植肾的供者在 16 年前曾患过恶性黑色素瘤，后被"治愈"了。而实际上，这种临床治愈并不表示肿瘤细胞已完全消失，它们仍有可能以不可见的方式隐伏在身体各处，即处于所谓的"平衡"状态。在这个供肾者，这种状态一直持续了 16 年都没有发生变化。但其肾脏一旦植入免疫功能低下的肾移植患者体内时，则平衡被迅速打破，并直接发展到"逃逸"期，形成明显的肿瘤。尸体解剖的研究发现，相当高比例的高龄死亡老人的甲状腺或前列腺中都可以找到癌细胞，而他们生前并没有表现出肿瘤症状。这些结果表明，免疫系统与癌细胞长期处于"平衡"阶段，也许可以成为一种常态。

2011 年 3 月 25 日出版的《科学》杂志发表了一组系列文章，讨论了 40 年来肿瘤研究中存在的问题和取得的成绩。其中，以希雷伯等所写的"肿瘤免疫编辑：免疫在肿瘤抑制和促进中的作用"作为三篇重头评论文章（review）之一，受到了广泛的关注，说明这个理论已被科学共同体接受。免疫编辑理论给我们系统地描述了机体免疫系统与肿瘤相互作用的动态过程，尽管目前我们对这个过程的许多分子细节还不清楚，也还不能有效地控制这个过程，但它已为我们在治疗癌症的目标上提供了一种新的可能选择。免疫编辑理论证明，长期带瘤生存是可能的。随着免疫治疗学的研究进展，有可能找到维持这种状态的方法。这对某些由于各种原因而不能进行"根治性治疗"的癌症患者，真是一个令人鼓舞的希望之光。

二、肿瘤免疫治疗的分类

（一）主动特异性免疫治疗

肿瘤的主动特异性免疫治疗主要是指肿瘤疫苗（tumor vaccine）。肿瘤疫苗是利用肿瘤细胞或肿瘤抗原物质诱导机体的特异性细胞免疫和体液免疫反应，增强机体的抗肿瘤能力，阻止肿瘤的生长、扩散和复发，以达到清除和控制肿瘤的目的。肿瘤疫苗的概念和原理源于传染病免疫，但与预防传染病的疫苗不同的是，肿瘤疫苗是在患者发病后使用的，因而又称治疗性疫苗。人们试图通过免疫接种激发机体的抗肿瘤免疫反应，达到防治肿瘤的目的，这一概念已有 100 多年的历史，但真正将肿瘤疫苗作为一种治疗形式还是近十几年来研究进展的结果。

肿瘤疫苗是以特异性细胞毒性 T 淋巴细胞（cytotoxic T lymphocyte，CTL）介导的细胞免疫为主的肿瘤免疫疗法，具有以下特点。①针对性强，特异性 CD8$^+$CTL 能直接杀伤相应的肿瘤细胞。②免疫反应产物（细胞因子等）能激活非特异性免疫，起增强、放大、协同作用。③细胞免疫具有记忆作用，能对肿瘤起反应，在机体内不断增殖，并可生存较长时间。

肿瘤疫苗治疗的理论基础是人类肿瘤细胞存在肿瘤抗原。比利时 Ludwig 肿瘤研究所选择免疫原性较强的恶性黑色素瘤为突破口，采取以特异性 CTL 克隆筛选、鉴定肿瘤靶细胞抗原的技术路线，成功地分离、确定了第 1 个人类肿瘤抗原 MACE，并阐明了其基因结构，合成了其抗原肽（9 肽）。随后，人们从多方面证实了人类肿瘤抗原的存在。

肿瘤抗原特别是肿瘤特异性抗原具有免疫原性，并能够诱发体液及细胞免疫反应，特别是能诱发特异性 CTL。其中 CD8$^+$T 细胞可直接溶解肿瘤细胞，它被激活后主要释放穿孔素，使肿瘤细胞膜的钙离子通道失去平衡，导致电解质紊乱、细胞水肿而凋亡，同时释放各种酶以消化肿瘤细胞。而且 CD8$^+$T 细胞可释放多种细胞因子并激活巨噬细胞，进一步释放细胞因子，抑制肿瘤生长。T 细胞（包括 CD8$^+$CTL 及 CD4$^+$T 细胞）的激活是细胞免疫的关键。T 细胞的激活除了肿瘤抗原与 MHC 复合物第一信号外，还必须有第二信号即共刺激因子，其中最重要而又关键的是 B7 分子，它表达于激活的 B 细胞、树突状细胞及巨噬细胞，与 T 细胞的 CD28、CTLA4 受体结合，激活 CD4$^+$、CD8$^+$T 细胞，产生细胞免疫。由于肿瘤细胞不表达 B7，使机体对其产生免疫耐受。如果能提高 B7 的表达或将 B7 导入肿瘤细胞，或 CD28、CD3 的抗体与 CD28 结合，激活 T 细胞，都可增强 T 细胞的杀瘤作用。

基于肿瘤特异性主动免疫的理论基础，目前主要从以下 6 个方面实施肿瘤疫苗的研究，以提高其特异性、安全性和有效性。①肿瘤抗原（肽）的寻找、分离、筛选、鉴定和人工合成。②增强肿瘤抗原（肽）的免疫原性研究及肿瘤疫苗的制备（细胞水平、分子水平、基因水平）。③有效激活 T 细胞的研究（共刺激因子、CD28 单抗）。④打破机体对肿瘤的免疫耐受，解除免疫抑制，防止或克服 T 细胞无能（细胞因子修饰、免疫佐剂、免疫调节剂）。⑤增强细胞免疫的抗肿瘤效应，包括 CD8$^+$CTL 的直接杀伤肿瘤作用及 CD4$^+$T 细胞释放细胞因子间接或直接杀伤或抑制肿瘤的生长。⑥综合治疗和抗复发转移治疗，即作为手术、放疗、化疗常规方法的辅助和补充。肿瘤疫苗特异性主动免疫与 CTL 的过继性免疫治疗相结合，可预防复发、防止转移、延长生存期。

通过 100 多年的努力，近年来在肿瘤疫苗的研究方面取得了可喜的进展，动物实验已经证实肿瘤疫苗可以诱导机体特异性主动免疫应答、增强机体的抗肿瘤能力，许多疫苗已进入临床试验研究。目前应用的肿瘤疫苗有以下几种。

1. **肿瘤细胞疫苗** 肿瘤细胞疫苗以肿瘤细胞为免疫原，早期的肿瘤细胞疫苗是将肿瘤细胞采用物理（射线或紫外线照射、高低温处理）、化学（抗癌药物灭活、酶解）等方法灭活处理，使其丧失致瘤性，但仍保留免疫原性，并加佐剂卡介苗（BCG）制备成灭活的瘤细胞疫苗，回输给患者，对机体进行主动免疫。理论上这类肿瘤疫苗可以提供多种肿瘤抗原，包括 TSA 和 TAA，来诱导机体的抗肿瘤免疫反应。但是由于肿瘤细胞 TSA 表达水平低下，免疫原性较低，并缺乏一些免疫辅助因子的表达，难以诱发有效的抗肿瘤免疫应答。肿瘤细胞疫苗曾应用于多种肿瘤的临床治疗，但其疗效不稳定。近年来，通过可溶性抗原直接负荷，或者转基因的方式在肿瘤细胞导入某些免疫相关因子（如 IL-2、IL-4 和 GM-CSF 等）的编码基因，以及协调共刺激分子（如 B7.1）的编码基因，以加强细胞疫苗的免疫原性和抗原提呈，促进免疫应答。

2. **胚胎抗原疫苗** 针对人类肿瘤表达的胚胎抗原制备的肿瘤疫苗可使相应的个体产生免疫力，例如，原发性肝癌表达 AFP、消化道肿瘤表达 CEA、前列腺癌表达 PSA 等，均可用以制备疫苗。但胚胎抗原的抗原性弱，在体内是否能产生免疫应答尚无定论。用表达 CEA 的重组瘤苗病毒疫苗可在人体内激发出特异性 CTL 反应，IL-2 能增强重组 CEA 瘤苗病毒的特异性 T 细胞反应，在动物实验中取得了明显的效果。目前，CEA 疫苗已进入 I 期临床试验。由 *MAGE*-1、*MAGE*-2、*MAGE*-3 等基因编码的抗原是一组在肿瘤细胞中重新活化的胚胎基因产物，此类抗原具有可供不同 CTL 克隆识别的多种可能的表位，因此可被患者 T 细胞识别，是一种十分有效的免疫系统的攻击目标。由 *MAGE*-3 诱导产生的 CTL 能特异性杀伤 MAGE-3$^+$黑色素瘤细胞系或转导 *MAGE*-3 基因的肿瘤细胞。

3. **病毒疫苗**　人类的许多肿瘤与病毒感染密切相关，例如，乙型肝炎病毒与原发性肝癌、EB 病毒与鼻咽癌和伯基特（Burkitt）淋巴瘤、人乳头瘤病毒与子宫颈癌等。这些病毒除使肿瘤表达一定量的病毒相关抗原外，有的还编码产生可用作肿瘤特异抗原的特异性分子，作为机体免疫攻击的靶抗原。病毒疫苗具有较强的免疫原性和交叉反应性，易于大量制备，在某些疾病中效果显著。但由于许多人类肿瘤是非病毒源性的，其应用受到了限制。目前，以灭活病毒为载体与其他肿瘤抗原或多肽组成的重组病毒疫苗可大大提高肿瘤抗原的免疫原性，并可与所需的 MHC 及 B7 等分子重组，呈递抗原，共刺激 T 细胞增殖，便于大量重复制备。

4. **癌基因产物**　由于点突变或易位致癌基因活化而产生的蛋白产物或抑癌基因的产物均可成为肿瘤抗原。这些癌基因产物的氨基酸序列或空间构象发生改变或隐蔽的蛋白质分子暴露而具有高度的免疫原性，成为机体免疫系统的有效靶目标。人体能产生针对 P21^{ras}肽序列的 CD4$^+$T 细胞，突变或易位的癌基因蛋白可被抗原呈递细胞处理，以合适的构象与 MHC 分子结合并呈递抗原至 T 细胞表面，刺激抗原特异性 TCR 而产生免疫应答。HER-2/neu蛋白在恶性肿瘤细胞中过度表达，与 MHC 分子结合的多肽片段数量大大增加，易于打破机体对自身抗原的免疫耐受状态而产生免疫应答。

5. **人工合成的多肽疫苗**　外来抗原需被抗原呈递细胞摄取，加工处理成小肽段，与 MHC 结合后呈递至细胞表面并激活 TCR，才能产生免疫应答。在细胞免疫中 T 细胞不能够识别抗原蛋白的三级结构，其所识别的只是能与相应的 MHC 分子相匹配的蛋白一级结构中的小肽片段，一般由 8~12 个氨基酸组成。人工合成的多肽肿瘤疫苗能模拟 T 细胞识别的肿瘤抗原决定簇，不经抗原呈递过程，即可直接与 MHC 分子结合，激活特异性 CTL，并能在体内外特异性杀伤所表达的天然肽序列与人工合成肽相同的肿瘤细胞。人工合成的多肽疫苗应用于过继性免疫治疗肿瘤，其疗效优于蛋白疫苗、活载体疫苗或肿瘤细胞疫苗，是目前主动免疫治疗的新策略，具有广泛的应用前景。目前正在研究的有黑色素瘤相关抗原（MAGE），HPV16E7 抗原，以及 P21-k-ras、P53 蛋白中特定的序列多肽等。

6. **抗独特型抗体疫苗**　抗独特型抗体疫苗是 20 世纪 70 年代后期发展起来的一种新型免疫生物制剂，该疫苗是以抗病原微生物或肿瘤抗原的抗体作为抗原来免疫动物，抗体的独特型决定簇可刺激机体产生抗独特型抗体。抗独特型抗体不是始动抗原的本身，而是始动抗原的"模拟物"。当用这种疫苗接种时，动物虽然没有直接接触肿瘤抗原，却能产生对相应肿瘤抗原的免疫力，故又将这种抗体疫苗称为内在抗原疫苗。尽管这种内在抗原疫苗的性质是抗体，但仍可以看成是主动免疫，因为这种抗体是模拟抗原在起作用，从而打破了用抗原免疫称为主动免疫、用抗体免疫称为被动免疫的传统观念。抗独特型抗体是抗原的内影像，其制备相对较容易，只需选出抗原的单抗作为免疫原制备抗体。单抗技术和基因工程技术的应用可以提供大量均一抗体，有利于疫苗标准化，同时也避免了肿瘤抗原可能带有肿瘤病毒和癌基因等潜在危险。抗独特型抗体还含有一些机体未曾识别的蛋白组分，可以打破机体对肿瘤抗原的免疫耐受而产生免疫应答。对于某些分子结构尚不明确、无法进行化学合成或 DNA 重组的肿瘤相关抗原，可以用抗独特型抗体来制备。对单克隆抗独特型抗体结构加以改变，并与细胞因子基因重组形成融合蛋白，则可以进一步增强其作用。以抗独特型抗体 MK2-23 治疗 25 例Ⅳ期黑色素瘤患者，14 例产生抗体，部分病例转移灶明显缩小，产生抗体的患者生存期明显延长。

7. **树突状细胞疫苗**　树突状细胞（dentritic cells，DC）是由加拿大科学家拉尔夫·斯坦曼于 1973 年发现的，因其成熟时伸出许多树突样或伪足样突起而得名。DC 是机体功能最强的专职抗原递呈细胞（antigen presenting cells，APC），未成熟的 DC 具有较强的抗原摄取、加工和迁移能力，成熟的 DC 能有效激活初始型 T 细胞，处于启动、调控并维持免疫应答的中心环节。人 DC 起源于造血干细胞（hemopoietic stem cell），DC 尽管数量不足外周血单核细胞的 1%，但表面具有丰富的抗原递呈分子（MHC-I

和 MHC-Ⅱ)、共刺激因子(CD80/B7-1、CD86/B7-2、CD40、CD40L 等)和黏附因子(ICAM-1、ICAM-2、ICAM-3、LFA-1、LFA-3 等),是功能强大的 APC。DC 自身具有免疫刺激能力,是目前发现的唯一能激活未致敏的初始型 T 细胞的 APC。DC 来源于骨髓细胞,在正常组织中的含量极微。DC 高度表达 MHC 分子和共刺激分子,具有极强的抗原捕捉能力,是免疫激发过程中作用最强的抗原递呈细胞。成熟 DC 与 T 细胞接触后,能够诱导特异性的 CTL 生成。近年来的研究表明,应用肿瘤相关抗原或抗原多肽体外致敏 DC,回输或免疫接种于载瘤宿主,可诱发特异性 CTL 的抗肿瘤免疫反应。DC 与肿瘤的发生、发展有着密切的关系,大部分实体瘤内浸润的 DC 数量多,则患者预后好。有效的抗肿瘤免疫反应的核心是产生以 CD8$^+$T 细胞为主体的细胞免疫应答,这也是 DC 作为免疫治疗手段的基础。

DC 抗肿瘤的机制如下。①DC 可以高表达 MHC-Ⅰ类和 MHC-Ⅱ类分子,MHC 分子与其捕获加工的肿瘤抗原结合,形成肽-MHC 分子复合物,并呈递给 T 细胞,从而启动MHC-Ⅰ类限制性 CTL 反应和MHC-Ⅱ类限制性的 CD4$^+$ Th 反应。同时,DC 通过其高表达的共刺激分子(CD80/B7-1、CD86/B7-2、CD40 等)提供 T 细胞活化所必需的第二信号,启动免疫应答。②DC 与 T 细胞结合可大量分泌 IL-12、IL-18 激活 T 细胞增殖,诱导 CTL 生成,主导 Th1 型免疫应答,利于肿瘤的清除;激活穿孔素 P 颗粒酶 B 和 FasL/Fas 介导的途径增强 NK 细胞毒作用。③DC 分泌趋化因子(chemotactic cytokines,CCK)专一趋化初始型 T 细胞,促进 T 细胞聚集,增强了 T 细胞的激发。保持效应 T 细胞在肿瘤部位的长期存在,可能通过释放某些抗血管生成物质(如 IL-12、IFN-γ)及前血管生成因子而影响肿瘤血管的形成。上述 CCK 进一步以正反馈旁分泌的方式活化 DC,上调 IL-12 及 CD80、CD86 的表达;同时 DC 也直接向 CD8$^+$T 细胞呈递抗原肽,在活化的 CD4$^+$T 细胞的辅助下使 CD8$^+$T 细胞活化,CD4$^+$T 和 CD8$^+$T 细胞还可以进一步通过分泌细胞因子或直接杀伤,增强机体的抗肿瘤免疫应答。

2011 年 10 月 3 日,瑞典卡罗林斯卡医学院宣布,将 2011 年诺贝尔生理学或医学奖授予美国科学家布鲁斯·博伊特勒、法国科学家朱尔斯·霍夫曼和加拿大科学家拉尔夫·斯坦曼,以表彰他们在人类免疫系统领域的独特发现。其中,拉尔夫·斯坦曼因以他在"树状细胞及其在适应性免疫系统方面作用的发现"方面取得的成就,获得了 2011 年诺贝尔生理学或医学奖。

DC 细胞能有效刺激静息的 T 细胞活化,诱发初次免疫应答。DC 疫苗实际上是肿瘤细胞疫苗的一种替代形式,可以纠正肿瘤细胞本身抗原递呈分子缺陷导致的免疫耐受。由于 DC 细胞本身并不具备肿瘤抗原,所以所有的 DC 疫苗制备的关键是相关肿瘤抗原的负荷。可以将已知的肿瘤抗原直接通过吸附、交联、捕捉等方法固定于 DC 细胞表面,也可以以转基因的方式使 DC 细胞表达出某些肿瘤抗原。基因转染的 DC 由于能提供更多、更有效可供识别的抗原表位,而且可克服 MHC 限制,已成为备受关注的研究热点。目前,DC 细胞疫苗已在多种疾病中获准试用,并展现出了较佳的应用前景。

尽管肿瘤疫苗的进展令人鼓舞,但有效的治疗尚需克服以下障碍。①由于肿瘤患者中抗原特异的免疫缺陷(在某些晚期患者中还存在 T 细胞信号传递障碍),对肿瘤抗原的免疫效应难以诱导。②肿瘤疫苗尚不足以产生足够量的免疫效应导致肿瘤缩小,可能需要进一步扩增疫苗所产生的抗原特异性 T 细胞用于过继性细胞免疫治疗。③肿瘤在抗原表达上的异质性需要针对多种抗原的肿瘤疫苗,以期在大多数患者的免疫治疗中获得成效。

(二)主动非特异性免疫治疗

主动非特异性免疫治疗(免疫刺激剂治疗)是最早开展的肿瘤生物治疗,其基本原理是免疫刺激。研究表明,由于肿瘤发展过程的渐进性、肿瘤抗原的隐匿性和肿瘤免疫逃逸等因素,往往造成机体的抗肿瘤免疫反应低下。免疫激发是免疫反应的初始环节,也是抗肿瘤免疫中最重要的环节。利用免疫刺激剂可以非特异性地激发机体的免疫反应,从而使机体的抗肿瘤免疫反应同时被加强。免疫刺激剂大部分源自病原微生物本身或其某些成分,如 MBV(Coley 混合菌苗)、BCG、OK-432 等。由于免疫刺激剂组分各异,其确切的免疫激发原理和环节非常复杂,但其基本特点如下。①免疫刺激剂发挥免疫增强作用而不是免疫抑制作用。②主要是通过激活机体的细胞免疫功能发挥作用,同时也能部分活化机体的体液免疫功能。③免疫刺激剂所激发的免疫反应不具备肿瘤抗原针对性,对不同肿瘤、不同部位肿瘤疗效的差别并非是肿瘤选择的结果。

免疫刺激剂的种类多样，在化疗药物中，有些药物本身即有明确的免疫刺激效应，如6-巯基乙醇、VLB、CTX等。CTX在大剂量使用时为化疗作用，但在小剂量时却是免疫刺激剂。

接触性变应原是一大类免疫刺激剂，其引发的迟发性变态反应是一种细胞免疫功能亢进造成的组织损伤。人们很早以前就利用接触性变应原来治疗某些肿瘤，如皮肤鳞癌和基底细胞癌等，并确实取得了一定的治疗效果。除皮肤、黏膜等表面组织的肿瘤外，还用于妇科的子宫颈癌、阴道癌。有报道称在早期局部使用二硝基氯苯（DNCB）、5-Fu上述患者也获得了良好的结果。接触性变应原直接应用在晚期肿瘤患者效果不佳，局部用药也会引起用药部位的明显不适。

BCG是当前非特异免疫治疗的代表药物，BCG是一株减毒牛型结核分枝杆菌，主要用于预防结核感染。因BCG能诱发明显的迟发性变态反应而广泛用于肿瘤的治疗和辅助治疗。动物实验表明，BCG能延缓、减少化学物品、放射因素和致瘤病毒诱导的肿瘤发生。BCG还能明显抑制动物移植肿瘤生长。20世纪70年代以来，大量的临床实践证实，膀胱内灌注BCG能够预防肿瘤术后复发、治疗原位癌、防治肿瘤进展、延长患者生存时间。BCG治疗肿瘤的原理大致有以下5个方面。①BCG相关抗原特异T细胞的激活所导致的旁观者杀伤效应。②巨噬细胞介导的慢性细胞毒作用也加强了旁观者杀伤效应。③淋巴细胞、巨噬细胞激活后释放出的某些细胞因子具有抑瘤、杀瘤作用。④BCG在活化免疫系统的同时也进一步激活了单核巨噬细胞系统，尤其是NK细胞系统的活化在肿瘤的治疗中发挥了重要的作用。⑤被激活的免疫系统中也包括了肿瘤抗原特异的细胞与体液成分，这些组分可能处于反应低下、无反应性或免疫抑制状态。

（三）过继性免疫治疗

1. 过继性细胞免疫治疗　过继性细胞免疫治疗（adoptive cellular immunotherapy，ACI）是通过输注免疫活性细胞、增强肿瘤患者的免疫功能达到抗肿瘤效果的一种免疫治疗方法。以肿瘤细胞为靶细胞，具有直接杀伤肿瘤细胞作用的免疫活性细胞主要包括NK细胞、CTL和巨噬细胞三类细胞。过继性细胞免疫治疗不仅可使患者被动接受自身或同种特异性或非特异性肿瘤杀伤细胞，补充体内细胞免疫功能，而且可直接或间接调动患者本身的特异性和非特异性抗肿瘤机制。过继性细胞免疫治疗是近年肿瘤生物治疗中最活跃的领域之一。自20世纪80年代初，Rosenberg等首先报道应用IL-2/淋巴因子激活的杀伤细胞（lymphokine activated killer cells，LAK）治疗晚期肿瘤获得成效以来，过继性细胞免疫治疗在世界各国引起了极大的重视。目前用于肿瘤过继性免疫治疗的主要是LAK细胞、肿瘤浸润淋巴细胞（tumor infiltrating lymphocytes，TIL）和细胞因子诱导的杀伤细胞（cytokine induced killer cells，CIK）。

（1）LAK细胞。是一种在体外经IL-2诱导激活的淋巴细胞。其前体细胞为NK细胞（CD3$^-$CD16$^+$CD56$^+$）和NKT细胞及其他具有抗肿瘤活性的不受MHC限制的T细胞（CD3$^+$CD16$^-$CD56$^-$）所组成的混合群体。前体细胞存在于人淋巴组织、外周血淋巴细胞、胸腺、脾、淋巴结、骨髓和胸导管淋巴细胞。

LAK细胞杀伤活性不受肿瘤的MHC限制，既可杀伤NK细胞敏感的肿瘤细胞，也可杀伤NK细胞不敏感的自体和同种异体肿瘤细胞，对正常细胞却没有损伤。LAK细胞对IL-2具有依赖性，必须在高浓度IL-2下才能诱导，且其杀瘤能力必须由IL-2维持。LAK细胞具有广谱抗瘤性，对各种类型的肿瘤细胞都有杀伤作用。一般认为，LAK细胞能识别的抗原决定簇广泛存在于肿瘤细胞，而新鲜正常的组织不具备能被LAK细胞识别的抗原决定簇。LAK细胞与肿瘤细胞接触后，在与肿瘤细胞结合处释放细胞毒性颗粒（cytotoxic granules，CG），在Ca^{2+}存在时释放其中的穿孔素（perforin）、丝氨酸酯酶等杀伤介质，直接杀伤肿瘤细胞。LAK细胞还可通过分泌多种细胞因子（如IL-1、IL-6、TNF-α、IFN-γ等）对肿瘤细胞起间接杀伤作用。

目前临床研究证实，LAK/IL-2疗法对肾癌、黑色素瘤、结直肠癌、非霍奇金淋巴瘤等免疫原性强的肿瘤有较显著的疗效，对膀胱癌、肝癌、头颈部癌也取得了一定的疗效，且毒副作用较轻。另外，LAK细胞胸腹腔灌注局部治疗癌性胸腔积液、腹水也有较好的疗效。笔者曾经应用LAK/IL-2胸腔灌注治疗33例晚期肺癌癌性胸腔积液患者，取得了较好的疗效，其中完全缓解18例（55%），部分缓解12例（36%），并且明显改善了患者的生活质量。

目前 LAK/IL-2 疗法尚有许多局限或不足之处。患者自体 LAK 前体细胞数量少，扩增能力较低，杀伤能力有限，同时应用大剂量 IL-2 易引起严重的毒副作用，使患者不能耐受治疗。LAK 细胞治疗今后发展的方向包括：提高 LAK 细胞的纯度，活化的 LAK 细胞有贴壁的特性，纯化的黏附 LAK（adherent-LAK，A-LAK）细胞其抗肿瘤转移的作用比 LAK 细胞强 20～50 倍；通过改变用药途径等达到改变 LAK 细胞在体内的分布；通过与其他细胞因子或抗体的联合达到增强 LAK 细胞杀伤活性的目的，例如，用 CD3 单抗诱导的杀伤细胞（CD3 McAbactivated killer cells，CD3AK），其增殖速度和对肿瘤细胞的杀伤作用都高于 LAK 细胞。

（2）肿瘤浸润淋巴细胞。早在 1863 年，Virchow 等就发现肿瘤局部有炎性细胞浸润，这群细胞以淋巴细胞为主，被称为肿瘤浸润淋巴细胞（TILs）。TILs 反映了宿主对于肿瘤细胞的免疫反应。研究表明，TILs 的浸润程度和患者预后相关，TILs 浸润越显著，患者预后越好。TILs 的主要成分是存在于肿瘤间质内的 T 细胞（细胞表型 CD3$^+$CD8$^+$ 或 CD3$^+$CD4$^+$）、小部分为 MHC 非限制性 T 细胞（CD3$^+$CD56$^+$）和 NK 细胞（CD3$^-$CD56$^+$），其共同特点为表达 T 细胞受体 TCR，主要为 α、β 链，少数为 γ、δ 链组成。

将切除的肿瘤组织中的 TILs 分离出来，在体外经 IL-2 和抗 CD3 单抗激活后可大量扩增，成为对自身肿瘤细胞具有很强的特异杀伤活性的效应细胞。TILs 细胞来自肿瘤组织区域，已被肿瘤抗原激活，可特异识别自体肿瘤，具有 MHC 限制的溶肿瘤活性。TILs 对 IL-2 的依赖性较小，仅需较少量的 IL-2 即可发挥明显的抗肿瘤效果。TILs 回输人体能在肿瘤部位特异性聚集。动物实验表明，来源于小鼠肿瘤的 TILs 用于治疗肺、肝转移性肿瘤，其体内抗肿瘤效应比常规 LAK 细胞强 50～100 倍。

TILs 治疗肿瘤具有以下优点。①取自切除的肿瘤组织，不必抽取外周血，对患者（尤其晚期体弱患者）损伤小。②在体外可长期培养扩增并保持生物活性。③抗肿瘤活性和靶细胞特异性高。④对 IL-2 依赖性小，可减轻 IL-2 的毒副作用，患者易于耐受治疗剂量的 TILs。⑤与其他细胞因子（IFN、TNF、IL-4）或化疗制剂（CTX 等）联合应用，可显著提高疗效。

TILs 疗法在某些实体瘤治疗中已取得了一定的疗效。TILs 细胞过继性输注已用于恶性黑色素瘤、肾癌、上皮性卵巢癌、乳腺癌等实体瘤的治疗。目前报道应用较多、疗效较强的是免疫原性强的恶性黑色素瘤和肾癌。有研究者总结了对 86 例黑色素瘤转移患者用自身 TILs 加大剂量 IL-2 进行治疗，其有效率为 34%，大部分患者的不良反应短暂，表明 TILs 对黑色素瘤患者有效。美国加州大学采用 TILs 治疗 48 例晚期肾癌患者，结果 8 例完全缓解，8 例部分缓解，客观有效率为 33%。另有研究者应用 TILs 和 IL-2 治疗非小细胞肺癌患者，其 3 年生存率和局部复发率较常规治疗明显改善。国内也有报道应用 TILs 治疗消化道肿瘤，近期观察部分缓解率较高，不良反应较轻，但对不能手术、肿瘤过大的晚期患者则疗效较差。

TIL 用于治疗人类肿瘤还有以下不足之处。①TIL 的活性取决于肿瘤的类型、大小和坏死程度等，并非所有的肿瘤都被淋巴细胞浸润。②从产生免疫抑制因子的肿瘤中获得的 TIL 在体外可能不增殖。③从转移瘤中获得的 TIL 在培养中不能扩增。④TIL 在体外激活和生长的最佳条件（包括细胞因子的联合应用）目前尚不清楚。⑤自身肿瘤特异性 TIL 在大多数肿瘤中难以得到。⑥TIL 体外扩增价格昂贵，又易污染。⑦通过全身途径输注仅有小部分 TIL 到达肿瘤部位或转移灶。⑧TIL 体内抗肿瘤机制尚不明确。

近年来，由于相继分离出肿瘤相关抗原和肿瘤抗原特异性 *TCR* 基因，这使得通过转导 *TCR* 基因产生有治疗价值的抗原特异性 T 细胞成为可能。这是目前 TILs 疗法发展的方向。

（3）CIK 细胞。是将人外周血单个核细胞（PBMC）在体外用多种细胞因子（抗 CD3McAb、IL-2、IFN-γ、IL-1α 等）共同培养一段时间后获得的一群异质细胞。其中 CD3$^+$CD56$^+$ 细胞是 CIK 细胞群体中主要的效应细胞，被称为 NK 样 T 淋巴细胞，兼具有 T 淋巴细胞强大的抗瘤活性和 NK 细胞的非 MHC（主要组织相容性复合体）限制性杀瘤优点。

CIK 细胞的培养需要多种细胞因子的诱导，其中 CD3 单克隆抗体和 IFN-γ 是必要的组分。CD3 单克隆抗体起丝裂原活性作用，可与 T 细胞表面的 CD3 交联，诱导细胞活化。IFN-γ 可诱导 IL-1 等细胞因子的合成。其他常用于 CIK 细胞培养的细胞因子有 IL-2、PHA、IL-7、IL-12 等。通过培养，外周血中微量的 CD3$^+$ 和 CD56$^+$ 细胞得以大量扩增。

CIK 细胞主要通过以下机制杀伤肿瘤细胞。①CIK 细胞可以直接杀伤肿瘤细胞，CIK 细胞可以通过不同的机制识别肿瘤细胞，释放颗粒酶、穿孔素等毒性颗粒，导致肿瘤细胞的裂解。②CIK 细胞释放的大量炎性细胞因子具有抑瘤杀瘤作用，体外培养的 CIK 细胞可以分泌多种细胞因子，如 IFN-γ、TNF-α、IL-2 等，不仅对肿瘤细胞有直接抑制作用，还可通过调节机体的免疫反应间接杀伤肿瘤细胞。③CIK 细胞能够诱导肿瘤细胞的凋亡，CIK 细胞在培养过程中表达 FasL，通过与肿瘤细胞膜表达的 Fas 结合，诱导肿瘤细胞凋亡。

相比 LAK 和 TIL 细胞，CIK 细胞具有以下特点：①增殖活性高，在培养的第 15 天数量就可以达到 70 多倍，其效应细胞 CD3$^+$ 和 CD56$^+$ 的比例和数量更是明显增加，可以达到 1 000 多倍。②杀瘤活性高，而且杀瘤活性的维持不需要外源大量的 IL-2 的输入来维持。③杀瘤谱广，CIK 对肾癌、恶性黑色素瘤、白血病、乳腺癌、直肠癌、胃癌、肺癌、食管癌、子宫颈癌、卵巢癌、多发性骨髓瘤、恶性淋巴瘤（非 T 细胞淋巴瘤）等恶性肿瘤细胞都有显著的杀伤活性。④对多重耐药肿瘤细胞同样敏感。⑤杀瘤活性不受 CsA（环孢霉素 A）和 FK506（普乐可复）等免疫抑制剂的影响。⑥对正常骨髓造血前体细胞毒性很小。⑦能抵抗肿瘤细胞引发的效应细胞 Fas-FasL 凋亡，CIK 细胞内有抗凋亡基因表达，并检出了多种保护基因，如 bcl-2 等和 survlvin 的转录水平上调。

目前 CIK 细胞主要用于以下 5 个方面。①手术、放化疗后病情稳定患者的辅助治疗和维持治疗，可提高治愈率，防止肿瘤转移、复发。研究显示，手术和化疗达到完全缓解的中晚期卵巢癌患者接受 CIK 细胞维持治疗，可明显延长患者的无进展生存时间。②不可治愈的中晚期患者与放疗或化疗联合，可提高放化疗疗效。③无法进行手术、放疗、化疗的中晚期患者的姑息性治疗。④骨髓移植后或化疗缓解后的白血病患者。⑤癌性胸腔积液、腹水的局部治疗。临床研究的荟萃分析提示，辅助 CIK 治疗对多种肿瘤有效，可以阻止其复发，改善患者生活质量，延长无进展生存时间。

DC 是目前已知的体内作用最强的抗原递呈细胞，具有独特的抗原递呈和免疫激发能力，在肿瘤细胞和 T 细胞相互作用中发挥桥梁和纽带作用。临床研究证实，健康人外周血或脐血来源的成熟 DC 可以大大提高 CIK 细胞的增殖率，增加培养细胞中 NKT 细胞的比率和体外的杀瘤活性。另外，近年来的研究显示，肿瘤相关抗原和免疫相关细胞因子基因修饰的 CIK 细胞似乎可以进一步提高效应细胞的抗肿瘤效果。

免疫活性细胞回输治疗是目前临床常规应用的方法，有别于细胞因子治疗的是，这类细胞性治疗有以下两个集中。①因子的高度集中，在体外条件下，可以用单一因子，也可用几种因子的组合直接作用于细胞，比注入体内更容易保证浓度和刺激效果。②细胞集中，分离出的单个核细胞中的绝大部分是免疫活性细胞，自然免疫激发后使用效果更佳。当然除此之外，体外环境还避免了患者机体免疫抑制因素的作用和极为复杂的生理环境的影响，这在肿瘤患者也是经常可以见到的产生免疫耐受的因素。

免疫细胞治疗目前也存在一些问题。①各个细胞培养中心的技术方案各异，生产出的效应细胞成分与数量差异较大，最终导致临床疗效的差异。建立标准化的培养体系和质控标准是目前需解决的问题。②目前关于免疫细胞治疗的临床研究数量有限，样本含量较小，而且几乎都是单中心研究。循证医学证据不足也是目前临床医师对其疗效褒贬不一的主要原因。好在现在已有多个设计严谨、多中心、随机三期临床研究正在进行中，在不久的将来研究结果即将揭晓，这将为客观评价免疫细胞治疗的疗效提供有力的证据。

2. **抗体治疗**　杂交瘤技术问世以来，单克隆抗体（简称单抗）的制备及其在肿瘤诊断和治疗中的应用取得了极大的进展。目前单抗在肿瘤治疗中的应用主要包括以下两个方面。①利用单抗的直接抗肿瘤作用，例如，活化补体，构成复合物与细胞膜接触产生补体依赖性细胞毒作用，引起靶细胞的溶解和破坏；激活以抗体依赖细胞（杀伤细胞、NK 细胞或单核细胞）为效应细胞的抗体依赖性细胞毒作用，破坏肿瘤细胞；通过封闭肿瘤细胞表面的受体，阻断与肿瘤细胞生长、繁殖相关的关键信号传导通路而抑制肿瘤生长。目前临床常用的治疗性单抗有靶向表皮生长因子受体的西妥昔单抗、靶向表皮生长因子受体-2 的曲妥珠单抗、靶向白细胞分化抗原 CD20 的利妥昔单抗、靶向 VEGF 的贝伐珠单抗等。这些单抗已在肿瘤治疗中取得了一定的疗效，有些已成为某些肿瘤的标准治疗手段。②作为载体，利用单抗和肿瘤抗原结合的特性将结合在其上的化疗药物、生物毒素或放射性同位素携带至靶抗原部位，发挥靶向性抗肿瘤作用。这一疗法又被称为"生物导弹"。其中，单抗与放射性核素交联的放射免疫治疗应用方便，标记方法简单易行，不仅可破坏与单抗结合的肿瘤细胞，还可杀伤周围未与单抗结合的肿瘤细胞，因而目前在临床治疗中应用最多，是肿瘤导向治疗中最具临床应用价值的组成部分。目前所用的抗体主要为抗 CEA、AFP、铁蛋白、EGF 受体等抗体。常用于治疗的放射性核素为 ^{131}I、^{125}I、^{90}Y、^{32}P、^{111}In、^{186}Re 等。放射免疫治疗已用于临床治疗肝癌、结直肠癌、卵巢癌、胶质细胞瘤、恶性黑色素瘤及淋巴瘤等。

目前单抗治疗肿瘤还存在一些亟待解决的问题。①肿瘤特异性抗原、高表达膜抗原在肿瘤中甚为少见，肿瘤抗原的异质性和抗原调变增加了抗原筛选和制备的难度。②鼠源单抗的人源化。③循环抗原的封闭作用和抗体转运的生理屏障降低了到达靶部位单抗的数量。④生物蛋白性药物的制备工艺要求复杂，成本甚高，对多数患者来说还是一个相当大的负担。

3. 非特异性免疫调节剂治疗　细胞因子（cytokines）是一组细胞调节性蛋白的总称，由免疫效应细胞（淋巴细胞、单核巨噬细胞等）及其他体细胞（血管内皮细胞、成纤维细胞等）合成和分泌，通常是小分子多肽或并有不同程度的糖基化。按其细胞来源，细胞因子分为淋巴细胞产生的淋巴因子（包括 IL-2、IL-3、IL-4、IL-5、IL-6、IL-9、IL-10、IL-12、IL-13、IL-14、IFN-γ、TNF-β、GM-CSF 等）、单核巨噬细胞产生的单核因子（包括 IL-1、IL-6、IL-8、TNF-α、G-CSF、M-CSF 等）和其他细胞（上皮细胞、血管内皮细胞、成纤维细胞等）产生的细胞因子（如 EPO、IL-7、IL-11、SCF、IL-8、IFN-β 等），但不包括免疫球蛋白、补体及一般的生理性细胞产物。按其主要功能，细胞因子分为白细胞介素（interleukin，IL）、干扰素（interferon，IFN）、肿瘤坏死因子（tumor necrosis factor，TNF）、集落刺激因子（colony stimulating factor，CSF）、转化生长因子-β（transforming growth factor-β，TGF-β）、趋化因子家族（chemokine family）和其他细胞因子。

细胞因子具有以下共同特征。①由激活的细胞合成分泌，正常静息状态细胞极少储存。②产生具有多元性，即单一刺激可使同一细胞分泌多种细胞因子，一种细胞因子可由多种细胞产生。③作用呈现多效性。④大多通过自分泌或旁分泌方式短暂地产生并在局部发挥作用。⑤需与靶细胞上的高亲和性受体特异结合发挥生物学效应。⑥主要通过信号传递方式影响免疫反应。⑦生物学效应极强。

细胞因子治疗肿瘤的作用机制主要是通过非特异方式激发宿主的免疫反应引起整体免疫功能的加强，同时体内本来存在的肿瘤特异免疫的组分也受到了免疫激发，表现为特异性抗肿瘤免疫反应能力的加强。另外，细胞因子还具有控制肿瘤细胞生长、促进细胞分化、抗肿瘤血管生成、刺激造血及直接杀伤肿瘤细胞的功能。

目前，应用于肿瘤生物治疗取得较好疗效的细胞因子主要有 IL-2、IFN-α 和 TNF-α 等。

（1）白细胞介素-2（IL-2）。又名 T 细胞生长因子（TCGF），是由单个核细胞和 T 细胞系（主要是 Th 细胞）在致分裂原或同种抗原刺激下产生的。人 IL-2 为含 133 个氨基酸残基的糖蛋白，分子质量为 15 420 kDa。IL-2 具有多种生物学功能，在免疫调节中起中心作用。①刺激活化的 T 细胞生长和分化，增强 T 细胞的杀伤活性。②刺激 B 细胞的增殖和产生免疫球蛋白，促进 B 细胞表达 IL-2 受体。③刺激单核巨噬细胞的细胞毒性。④促进 NK 细胞的增殖，增强 NK 细胞的杀伤活性。⑤扩增和激活 LAK 细胞和 TIL 的必需因子。⑥对少突神经胶质细胞也有促进增生和分泌细胞因子的作用。因此，IL-2 通过激活 CTL、巨噬细胞、NK 细胞、LAK 细胞和 TIL 的细胞毒作用及诱导效应细胞分泌 TNF 等细胞因子而杀伤肿瘤细胞，也可通过刺激抗体的生成而发挥抗肿瘤的作用。

自 Rosenberg 首先报道 IL-2 用于治疗各种常规治疗无效的晚期肿瘤以来，IL-2 已在国内外广泛应用于肿瘤治疗。临床资料表明，大剂量 IL-2 治疗恶性黑色素瘤和肾癌效果较好，有效率达 20% 左右。目前多主张局部应用 IL-2，不仅疗效较为显著，而且所需剂量较低，毒副作用较轻。特别是小剂量瘤内注射，刺激特异性免疫反应，是有希望的治疗手段。例如，淋巴管周围注射 IL-2 治疗头颈部肿瘤、胸腔内注射治疗原发性肺癌和恶性胸腔积液，肝动脉内灌注治疗肝癌等。此外，IL-2 和 LAK 细胞或

TIL 联合过继性免疫治疗，或与化疗药物或其他细胞因子如 TNF-α、IFN-γ、IL-4 等联合应用，可进一步提高抗肿瘤的效果。

（2）干扰素（interferon，IFN）。是由细胞对病毒感染或双链 RNA、抗原、丝裂原的刺激产生反应而诱导生成的一组蛋白，主要由 IFN-α、IFN-β、IFN-γ 三类分子及其亚型组成，具有广泛的调节作用，其生物活性主要有诱导细胞抗病毒、调节免疫系统和细胞生长分化等作用。

IFN 具有较强的抗肿瘤作用，其抗癌途径与多种因素有关，如 IFN 的类型及剂量、肿瘤的类型、宿主的状况等。IFN 的作用机制多种多样，对肿瘤细胞的直接作用如下。①减缓细胞增殖速度，抑制鸟氨酸脱羧酶的合成，从而减少多巴胺的生物合成，并通过调控原癌基因的表达影响细胞生长调节的途径，抑制细胞的 DNA 合成和分化。②细胞毒作用，直接杀伤癌细胞。③促进细胞分化，诱导肿瘤细胞向正常分化。④改变肿瘤细胞表面性质，增加 MHC-Ⅰ 和 Ⅱ 抗原在肿瘤细胞的表达等。其对肿瘤细胞的间接作用表现为活化单核巨噬细胞、活化 T 细胞和 NK 细胞、调控抗体生成等。

IFN 是最早用于癌症治疗的细胞因子。3 种 IFN 中，以 IFN-α 的使用最多。20 世纪 80 年代初，Guesada 等用 IFN 治疗毛细胞性白血病，其有效率（CR + PR）竟高达 90% 以上。之后的临床研究表明，IFN 对十多种肿瘤（包括实体瘤和血液肿瘤）有效，尤其是在肿瘤负荷较小时作用更为明显。除毛细胞性白血病外，疗效显著的还有慢性粒细胞白血病、恶性淋巴瘤、肾癌、恶性黑色素瘤、多发性骨髓瘤等。

（3）肿瘤坏死因子（TNF）。是一种直接的肿瘤细胞杀伤因子，可导致肿瘤细胞的坏死，包括 TNF-α 和 TNF-β 两种。TNF-α（又名恶病质素）由激活的单核巨噬细胞产生；TNF-β（又名淋巴毒素，LT）由激活的 T 细胞产生。TNF 是一种多功能蛋白，具有抗肿瘤、调节免疫效应细胞、调节机体代谢、诱导细胞分化、刺激细胞生长、诱导细胞抗病毒等多种生物学活性。TNF 通过巨噬细胞、NK 细胞、CTL 和 LAK 细胞的细胞毒作用杀伤肿瘤细胞或抑制其增殖，引起肿瘤坏死、体积缩小乃至消退；也可通过阻断肿瘤的血液供应、促进宿主炎症反应、刺激产生肿瘤特异性细胞毒抗体等途径间接起作用。然而，TNF 也可参与恶病质的形成，促进肿瘤细胞有丝分裂，促使肿瘤细胞抵抗 TNF 的细胞毒活性，通过破骨作用促进肿瘤播散。因此，在制订治疗方案时应全面考虑 TNF 对肿瘤生长的有利与不利作用。一般认为，TNF 全身应用疗效很差，而且毒副作用明显，局部注射或瘤体内直接注射疗效较好（尤其是皮肤恶性肿瘤、黑色素瘤、卡波西肉瘤），毒副作用较轻。

第三章

肿瘤内科治疗

第一节　肿瘤内科治疗的原则和地位

一、在综合治疗中的合理应用

根据肿瘤的综合治疗原则，肿瘤的内科治疗应遵循全面的综合治疗计划，有计划地、合理地在特定的阶段进行。内科治疗是全身性治疗手段，而手术和放疗则为局部治疗手段。根据肿瘤的病理类型、遗传和细胞分子生物学特征、临床分期、病变范围、发展趋势和患者机体状况等因素的综合特点，在综合治疗的合适时机采取内科治疗，以达到最好的治疗效果。内科治疗在综合治疗中的作用和应用阶段包括：根治性治疗，术前新辅助治疗，术后辅助治疗，与放疗联合治疗和晚期患者的姑息性治疗等。

二、肿瘤内科的治疗水平

肿瘤内科治疗已经从单纯的姑息性治疗手段向根治性治疗过渡，配合综合治疗的其他手段，可以提高近 20 种肿瘤的治愈率，在这些肿瘤的综合治疗中占有相当重要的地位。肿瘤内科治疗水平可分为以下 4 类。①可根治的肿瘤（治愈率 >30%），主要有滋养叶细胞肿瘤、睾丸生殖细胞肿瘤、霍奇金淋巴瘤、部分非霍奇金淋巴瘤、儿童急性淋巴细胞白血病、儿童成神经细胞瘤和维尔姆斯（Wilms）瘤等。②少数患者可能根治的肿瘤（治愈率 <30%），包括急性粒细胞白血病、成人急性淋巴细胞白血病、骨肉瘤、小细胞肺癌、乳腺癌和卵巢癌等。③有姑息疗效的肿瘤，肾癌、肝癌、黑色素瘤、子宫内膜癌、前列腺癌、慢性白血病、多发性骨髓瘤、头颈部癌和胃肠道肿瘤等。④配合手术或放疗可以提高治愈率的肿瘤，乳腺癌、大肠癌、骨肉瘤、软组织肉瘤、非小细胞肺癌、视网膜母细胞瘤和成神经细胞瘤等。表 3-1 为不同肿瘤的内科治疗水平。

表 3-1　内科治疗可能治愈的肿瘤类型

肿瘤类型	治疗模式	5 年生存率（%）
儿童急性淋巴细胞白血病	化疗	75 ~ 90
成人急性淋巴细胞白血病	化疗	30 ~ 50
急性早幼粒细胞白血病	化疗	70 ~ 80
急性粒细胞白血病	化疗	20 ~ 40
睾丸生殖细胞肿瘤	化疗 + 手术 ± 放疗	70 ~ 80
妊娠性绒毛膜细胞癌	化疗 ± 生物治疗	80 ~ 90
霍奇金淋巴瘤	化疗 ± 放疗	70 ~ 90
弥漫大 B 细胞淋巴瘤	免疫化疗 ± 放疗	50 ~ 60
肾母细胞瘤	化疗 + 手术 ± 放疗	70 ~ 90
儿童成神经细胞瘤	化疗 + 手术 ± 放疗	50 ~ 80
尤文肉瘤	化疗 + 手术 + 放疗	50 ~ 80
小细胞肺癌	化疗 + 放疗	15 ~ 25

三、肿瘤内科的治疗领域

随着肿瘤内科治疗水平的提高，治疗的领域不断拓宽和发展，大致可以归纳为以下 7 个方面。

（一）根治性治疗

血液、淋巴和生殖细胞系统肿瘤属于化疗药物高度敏感性肿瘤，部分可以通过药物获得根治，内科治疗在这类肿瘤的综合治疗中占据主要位置。

（二）姑息性治疗

姑息性治疗是指对于药物治疗无法根治的部分晚期上皮或结缔组织来源的肿瘤，如晚期的乳腺癌、肺癌、大肠癌、胰腺癌、肾癌、恶性黑色素瘤和胃肠间质肿瘤等，内科治疗可以改善生活质量或延长生存期。

（三）辅助治疗

辅助治疗是指根治手术后的化疗、内分泌治疗等全身治疗。术后化疗的优势在于：手术可以有效降低体内肿瘤负荷，从而可能降低耐药细胞的发生率，提高化疗敏感性，并达到提高治愈率的目的。已证实的通过术后辅助化疗可以提高治愈率的肿瘤有乳腺癌、结直肠癌、非小细胞肺癌、卵巢癌和骨肉瘤等。

（四）新辅助治疗

新辅助治疗是指手术前的化疗等全身治疗。新辅助化疗的作用主要包括以下 3 点。①降低临床分期，提高手术切除率及减少手术损伤。②减少手术过程中的肿瘤细胞播散机会。③体内药物敏感实验。为进一步的药物治疗提供重要指导。新辅助化疗策略已广泛地应用于局部晚期的乳腺癌、骨肉瘤、头颈鳞癌、结直肠癌和胃癌等。除了可提高局部晚期肿瘤的切除率，新辅助化疗还可以在不影响治愈率的前提下，提高乳腺癌、骨肉瘤和头颈鳞癌患者的器官保全率和患者的生活质量。

（五）同步放化疗

同步放化疗是指同时进行化疗和放疗，一方面可以通过化疗药物的增敏作用，提高放疗对肿瘤的局部控制效果；另一方面可以发挥化疗的全身治疗作用，减少远处转移的发生率。同步放化疗可以提高疗效的肿瘤主要有小细胞肺癌和头颈部鳞癌。

（六）支持治疗

肿瘤内科的支持治疗主要包括化疗相关不良反应的预防和处理、肿瘤相关并发症的预防和治疗、止痛治疗、营养支持和心理治疗等。支持治疗领域的主要进展包括：恶心呕吐的预防性治疗、化疗相关骨髓抑制的造血生长因子治疗、骨转移患者的双磷酸盐治疗以及癌痛患者的三阶梯止痛治疗等。

（七）控制癌症发生的预防性治疗

控制癌症发生的预防性治疗是指针对病因明确的某些恶性肿瘤采取针对病因的干预措施，以阻断癌症的发生，如人乳头状瘤病毒（human papilloma virus，HPV）疫苗预防此类病毒的感染，从而阻断子宫颈癌的发生。

第二节　肿瘤化疗的基础理论

一、肿瘤细胞增生动力学

肿瘤细胞增生动力学是研究肿瘤细胞群体生长、增生、分化、丢失和死亡变化规律的学科。和正常体细胞相同，肿瘤细胞由 1 个细胞分裂成 2 个子代细胞所经历的规律性过程称为细胞增生周期，简称细胞周期，这一过程始于一次有丝分裂结束时，直至下一次有丝分裂结束。经历一个细胞周期所需的时间称为细胞周期时间。细胞周期时间短的肿瘤，单位时间内肿瘤细胞分裂的次数更多。处在细胞周期中的肿瘤细胞依次经历 4 个时相，即 G_1 期、S 期、G_2 期和 M 期。部分细胞有增生能力而暂不进行分裂，称为静止期（G_0 期）细胞。G_0 期的细胞并不是死细胞，它们不但可以继续合成 DNA 和蛋白质，完成某一特殊细胞类型的分化功能，还可以作为储备细胞，一旦有合适的条件，即可重新进入细胞周期。这一期的细胞对正常启动 DNA 合成的信号无反应，对化放疗的反应性也差。G_0 期细胞的存在是肿瘤耐药的原因之一。

处于细胞增殖周期的肿瘤细胞占整个肿瘤组织恶性细胞的比值称为肿瘤的生长分数。恶性程度高，生长较快的肿瘤一般生长分数较高，对化放疗的反应较好；而恶性程度低，生长缓慢的肿瘤的生长分数较低，对化疗不敏感，反应性差。

二、生长曲线分析

细胞增殖是肿瘤生长的主要因素，内科治疗通过杀灭肿瘤细胞或延缓其生长而发挥作用。生长曲线分析通过数学模型描述肿瘤细胞在自然生长或接受治疗时数量随时间变化的规律。

1. Skipper-Schabel-Wilcox 生长模型　20 世纪 60 年代，Skipper 等为肿瘤细胞增殖动力学做出了影响深远的开创性工作，建立了肿瘤细胞的指数生长模型和 Log-kill 模型（对数杀伤模型）。他们对小鼠 L1210 白血病移植瘤进行研究，观察到几乎所有肿瘤细胞都在进行有丝分裂，并且细胞周期时间是恒定的，细胞数目以指数形式增长，直至 10^9（体积约为 $1cm^3$）时引起小鼠死亡。在 L1210 白血病细胞的生长过程中，无论其大小如何，倍增时间是不变的。假设 L1210 白血病细胞的细胞周期时间为 11 小时，则 100 个细胞变为 200 个细胞大约需要 11 小时，同样用 11 小时，10^5 个细胞可以增长至 2×10^5 个，而 10^7 个细胞可以增长至 2×10^7 个。类似地，如果 10^3 个细胞用 40 小时增长到 10^4 个细胞，则用同样的时间 10^7 个细胞可以增长为 10^8 个细胞。

在 Skipper-Schabel-Wilcox 模型中，肿瘤细胞数目呈指数增长，其生长分数和倍增时间恒定，不受细胞绝对数和肿瘤体积大小的影响。如果用图形表示肿瘤细胞数目随时间的变化，在半对数图上是一条直线（图 3-1A）；而纵坐标取肿瘤细胞绝对数时，得到的是一条对数曲线（图 3-1B），这条对数曲线形象地说明了恶性肿瘤细胞在相对短的时间内迅速增殖的巨大潜力。

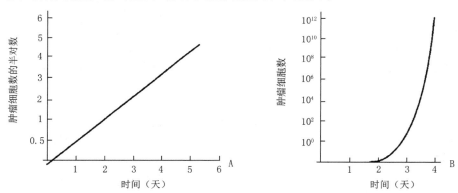

图 3-1　**Skipper-Schabel-Wilcox 模型**

Log-kill 模型提示，对于呈指数生长的肿瘤，细胞毒类药物的细胞杀伤是按照一级动力学进行的，即对于特定的肿瘤，一定的药物剂量能够杀死细胞的比例是个常数，而无论肿瘤负荷大小如何。如果一周期药物治疗能将肿瘤细胞数目由 10^6 减少至 10^4，则同样的治疗能够使肿瘤负荷从 10^5 变成 10^3。研究还表明，对数杀伤的比例与药物的剂量相关（图 3-2）。

2. Goldie-Coldman 模型　Log-kill 模型提示，只要给予足够周期的化疗，肿瘤细胞的数目终将降到 1 个以下而治愈肿瘤。但实际上，很多肿瘤不能治愈。这是由于肿瘤细胞存在异质性，部分细胞对化疗耐药。

肿瘤细胞具有遗传不稳定性，在增殖过程中可以自发突变，由对特定剂量的某种药物敏感变为不敏感。Goldie 和 Coldman 对基因突变和耐药发生之间的关系做出了定量的阐释，提出耐药发生率与肿瘤大小（或肿瘤细胞数）以及肿瘤细胞自发突变率呈一定的函数关系。Goldie-Coldman 模型指出了肿瘤负荷对于疗效的重要性，为体积大的肿瘤难以治愈提供了生物学解释。

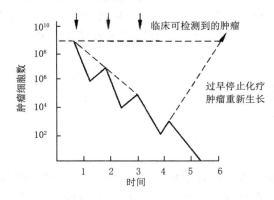

图 3-2　Log-kill 模型，化疗杀伤恒定比例的肿瘤细胞

注：图中每周期化疗细胞杀伤 3 个对数级细胞，化疗间期肿瘤细胞增殖 1 个对数级。虚线表示每周期化疗净杀伤 2 个对数级细胞。

3. Gompertzian 生长模型　实验数据和临床观察表明，多数人类肿瘤的生长并不符合指数生长模型，而符合 Gompertzian 生长曲线（图 3-3）。这一曲线的起始端近于指数增长，但随着时间的推移和细胞数量的增加，其生长分数减小，倍增时间变长，最终细胞数量达到平台。在 Gompertzian 的起始端，肿瘤体积小，虽然生长分数高，肿瘤倍增时间短，但肿瘤细胞绝对数量增加较少；在曲线的中部，尽管总的细胞数和生长分数都不是最大的，但是它们的乘积达到最大，因此肿瘤数量增长的绝对值最大；在曲线的末端，肿瘤细胞数量很大，但是生长分数很小。

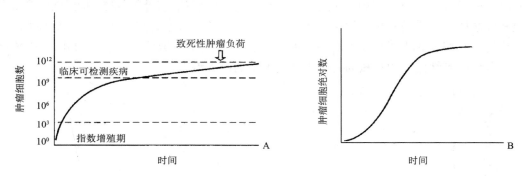

图 3-3　Gompertzian 生长曲线

注：Gompertzian 生长曲线显示当早期肿瘤数量少的情况下，肿瘤细胞呈指数性快速生长，随着肿瘤体积的增大，生长速度相对变慢，出现相对的平台期。

A. 纵坐标为对数；B. 纵坐标为绝对数

在 Gompertzian 模型中，肿瘤细胞的生长速度与肿瘤负荷相关。当有效治疗使肿瘤负荷减小后，肿瘤细胞的生长会加速。

4. Norton-Simon 模型　根据 Norton-Simon 模型，化疗杀伤肿瘤细胞的比例是随时间变化的，与此时 Gompertzian 生长曲线上的生长速率成正比。在 Gompertzian 生长曲线中，生长速率随着肿瘤的长大而逐渐变小，因此在 Norton-Simon 模型中，化疗对大肿瘤的杀伤比例低于小肿瘤，大肿瘤的缓解率较低。当肿瘤负荷减小后，分裂较慢的细胞将加速增殖，对化疗将更加敏感。

5. 动力学模型研究的新领域　上述动力学模型对于理解肿瘤生长规律和探索有效治疗方案具有重要意义，但并未涵盖所有肿瘤的生长特性，也不能指导所有药物的使用。例如，生物治疗不是成比例杀伤肿瘤细胞，而是定量杀伤，这样，如果残留的细胞数量较少，则可以通过免疫治疗提高抗肿瘤效应，达到治愈。

前述模型都是在研究细胞毒类药物的过程中建立起来的。细胞毒类药物对肿瘤细胞有一定的杀伤作用，并且对处于有丝分裂中的细胞效果更好。而分子靶向药物可以通过信号调控使细胞稳定发挥作用，不一定需要杀灭肿瘤细胞，这为肿瘤细胞增殖动力学研究提出了新的课题。

三、肿瘤内科治疗的原则和策略

1. 联合化疗　联合化疗是肿瘤内科治疗最重要的原则之一。目前大多数肿瘤的标准化疗方案中都包括两种或多种抗肿瘤药。

联合化疗的依据如下。①由于肿瘤细胞的异质性，在治疗开始前就存在对某种化疗药物耐药的细胞，单一药物对这些耐药细胞是无效的，这些细胞会继续生长，成为肿瘤进展的根源。②根据 Goldie-Coldman 模型，随着肿瘤细胞的增生，由于基因的不稳定性，会产生随机突变，使得原来对某种药物敏感的肿瘤细胞产生耐药，并且肿瘤负荷越大，耐药的发生率越高。因此治疗时应及早应用多种有效药物，尽快减少肿瘤负荷，降低或延缓对一种药物耐药的肿瘤发展为对其他药物耐药的肿瘤，以提高治愈率，延长生存期。

设计多药联合方案时，需要遵循一定的原则。这些原则如下。①选择的药物已证实在单独使用时确实有效。②联合使用的药物具有不同的作用机制。③联合使用的药物之间毒性尽量不相重叠。④联合使用的药物疗效具有协同或相加效应，而不能相互拮抗。⑤联合化疗方案经临床试验证实有效。

2. 多周期治疗　根据对数杀伤理论，化疗按比例杀灭肿瘤细胞，鉴于目前化疗药物的有效率，即使对于较小的肿瘤，单个周期的化疗也很难将肿瘤细胞数目减少到可治愈的数量级，并且化疗后残存的细胞将继续增殖。通过定期给予的多次用药，实现肿瘤细胞数目的持续逐级递减，可以提高疗效。

3. 合适的剂量、时程和给药途径　化疗药物的毒性明显，多数情况下治疗窗狭窄，因此必须十分注意剂量的确定。临床研究确定了化疗方案中各种药物推荐的标准剂量，在治疗前和治疗过程中还需要根据患者的耐受性进行调整。在患者能耐受的前提下，应给予充足剂量的治疗，随意减少剂量会降低疗效。

在应用药物时，需要注意药物给药的持续时间、间隔时间和不同药物的先后顺序。细胞周期非特异性药物的剂量反应曲线接近直线，药物峰浓度是决定疗效的关键因素；对于细胞周期特异性药物，其剂量反应曲线是一条渐近线，达到一定剂量后，疗效不再提高，而延长药物作用时间，可以让更大比例的细胞进入细胞周期中对药物敏感的时相，提高疗效。因此，细胞周期非特异性药物常常一次性静脉推注，在短时间内一次给予本周期内全部剂量；而细胞周期特异性药物则通过缓慢滴注、肌内注射或口服来延长药物的作用时间。

4. 不同化疗周期的合理安排　序贯、交替、维持和巩固治疗，如前所述，根据 Goldie-Coldman 模型，避免肿瘤细胞发生耐药的最佳策略是尽早给予足够强度的多药联合治疗，最大程度地杀灭肿瘤细胞。交替化疗是将非交叉耐药的药物或联合化疗方案交替使用。序贯化疗指先后给予一定周期数的非交叉耐药的药物或化疗方案。维持治疗和巩固治疗都是在完成初始化疗既定的周期数并达到最大的肿瘤缓解疗效后，继续进行的延续性治疗，其中维持治疗采用初始治疗中包括的药物，而巩固治疗采用与初始治疗不同的药物。

第三节　肿瘤药物的疗效评价

在使用抗肿瘤药单药或联合化疗方案治疗后，须予以疗效评价，以评估它们在治疗中的价值。为了便于国际和地区间的交流，应该使用统一的疗效评价标准，目前国内外均采用世界卫生组织（WHO）制定的疗效评价标准。

一、肿瘤病灶的种类

1. 可测量病灶　临床或影像学可测双径的病灶。

2. 临床单径可测病灶　如肺内病灶，可扪及的腹块或软组织肿块，仅可测 1 个径者。

3. 可评价，不可测量病灶　细小病灶无法测径者，如肺内粟粒状或点片状病灶、溶骨性转移病灶。

4. 不可评价病灶　包括成骨性病灶；胸腔、腹腔和心包腔积液；曾经放射过的病灶且无进展者；皮肤或肺内的癌性淋巴管炎。

二、WHO 疗效测量指标

1. 可测量病灶

（1）完全缓解（complete remission，CR）：所有可测病灶完全消失，而且病灶完全消失至少维持 4 周后复测证实者，才能评定为 CR。

（2）部分缓解（partial remission，PR）：双径可测病灶，各病灶最大两垂直径之乘积总和减少 50% 以上，并在至少 4 周后复测证实。单径可测病灶，各病灶最大径之和减少 50% 以上，并在至少 4 周后复测证实。

（3）无变化（no change，NC）或稳定（stable disease，SD）：双径可测病灶，各病灶最大两垂直径之乘积总和增大 <25%，或减少 <50%，并在至少 4 周后复测证实；单径可测病灶，各病灶直径的总和增大 <25%，或减少 <50%，并在至少 4 周后复测证实。

（4）进展（progressing，PD）：至少有 1 个病灶，双径乘积或在单径可测病灶时单径大于 25%，或出现新病灶。新出现胸、腹腔积液，且癌细胞阳性，也评定为 PD，新出现病理性骨折或骨质压缩，不一定评为 PD。必须经 6 周以上治疗才能评为 PD，如在 6 周内出现病情进展，则称为早期进展（early progression）。脑转移的出现，如新出现脑转移，即使其他部位病灶有所消失，也应认为是肿瘤进展。

2. 可评价、不可测量病灶

（1）CR：所有可见病灶完全消失，并至少维持 4 周以上。

（2）PR：肿瘤总量估计（estimate）减少 50% 以上，并维持 4 周以上。

（3）NC：至少经 2 周期（6 周）治疗后，病灶无明显变化，包括病灶稳定，估计肿瘤减少 <50%，估计肿瘤增加 <25%。

（4）PD：出现新病灶，或原有病灶估计增加 >25%。

3. 溶骨性或成骨性病灶

（1）CR：溶骨性病灶消失，骨扫描恢复正常，至少维持 4 周以上。

（2）PR：溶骨性病灶部分缩小、钙化，或成骨性病灶密度降低，至少维持 4 周以上。

（3）NC：病灶无明显变化，因骨病灶改变缓慢，故至少在治疗开始后 8 周以上方可评定为 NC。

（4）PD：经 X 线、CT、MRI 或骨扫描发现新病灶，或原有骨病灶明显增大，但出现骨压缩、病理性骨折或骨质愈合，不作为疗效评定的唯一依据。

4. 不可评价病灶

（1）CR：所有可见病灶完全消失，持续 4 周以上，在成骨性病灶，骨显像也须恢复正常，并不少于 4 周。

（2）NC：病灶无明显变化，至少持续 4 周，而成骨性病灶无变化须持续 8 周以上，包括病灶稳定，估计病灶减少 <50% 或增加 <25%。

（3）PD：出现任何新病灶，或病灶估计增加 25% 以上，而腔内积液时，如不伴有其他进展病灶，只是单纯积液增多，则不能评价为 PD。

5. 远期疗效指标

（1）缓解期：自出现达 PR 疗效之日起至肿瘤复发不足 PR 标准之日为止的时间为缓解期，一般以月计算，亦有以周或日计算的。将各个缓解病例的缓解时间（月）列出，由小到大排列，取其中间数值（月）即为中位缓解期，或按统计学计算出中位数。

（2）生存期：从化疗开始之日起至死亡或末次随诊之日为止的时间为生存期或生存时间，一般以月或年计算，中位生存期的计算方法与中位缓解期的计算方法相同。

（3）生存率：如 5 年生存率 = 生存 5 年以上的病例数/随诊 5 年以上的总病例数 ×100。

6. **患者生活质量的评价** 生活质量通常以一般状况评分（performance status，PS）或体能评分来表达，常用的评分方法和标准如下。

（1）卡氏评分（Karnofsky 评分，KPS 评分）

100 分：能进行正常活动，无症状和体征。

90 分：能进行正常活动，有轻微症状和体征。

80 分：勉强可进行正常活动，有一些症状和体征。

70 分：生活可自理，但不能维持正常生活或工作。

60 分：有时需人扶助，但大多数时间可自理。

50 分：常需人照料。

40 分：生活不能自理，需特殊照顾。

30 分：生活严重不能自理。

20 分：病重，需住院积极支持治疗。

10 分：病危，临近死亡。

0 分：死亡。

（2）Zubrod-ECOG-WHO 评分（简称为 ZPS 评分或 ECOG 评分）

0 分：能正常活动。

1 分：有症状，但几乎可完全正常活动。

2 分：有时卧床，但白天卧床时间不超过 50%。

3 分：需要卧床，白天卧床时间不超过 50%。

4 分：卧床不起。

5 分：死亡。

第四章

肿瘤的放射治疗

第一节　放射治疗的基础

一、概述

如前所述，放射肿瘤科是一个临床学科，放射肿瘤医师是一位临床医师，他直接接触患者，进行诊断及治疗，因此必须具有一般的临床知识及经验，并能处理放射治疗前、中、后的临床问题。

二、肿瘤学

放射治疗主要用于治疗恶性肿瘤，所以放射肿瘤医师必须具有一般的肿瘤学知识，如肿瘤流行病学、病因、发病机制以及肿瘤分子生物学等，特别是应熟悉临床肿瘤学，要了解不同肿瘤的生物学行为、转归，每一个肿瘤的分期以及不同期别的治疗，放射治疗在各种肿瘤不同期别治疗中的作用等。

三、临床放射物理学

放射治疗是用射线治疗肿瘤，因此必须具有射线的物理知识，如熟悉各种设备的性能、各种射线的特点及其应用、剂量及临床剂量学，了解剂量计算等，这对放射肿瘤医师来讲是十分重要的。

四、肿瘤放射生物学

肿瘤放射生物学的最基本目的是解释照射以后所产生的现象并建议改善现在治疗的战略，也就是从三个方面为放射治疗提供了发展，即提供概念，治疗战略以及研究方案（protocol）。①概念：首先是放射治疗基本知识，照射后正常组织及肿瘤效应的过程及机制，它将有助于我们了解照射后发生的现象，如有关乏氧、再氧合、肿瘤细胞再增殖以及 DNA 损伤后的修复。②治疗战略：协助我们研究放射治疗的新方法，如乏氧细胞增敏剂、高 LET 放射治疗、加速分割及超分割放射治疗。③研究方案：可为临床放射治疗研究方案提供意见，如为不同的分次治疗及剂量率提供转换因子，在治疗过程中何时应用增敏剂，将来进一步建议个体化治疗方案。综上所述放射肿瘤医师必须具备肿瘤放射生物知识，吴桓兴教授曾生动地形容说，肿瘤放射生物学就是肿瘤放射治疗的药理学。

五、放射治疗过程

放射肿瘤医师、放射物理师、放射技师等，在放射治疗过程中各有不同的任务，如表 4-1 所述。

表4-1　放射治疗过程

过程	操作者
临床检查及诊断 （明确诊断，判定肿瘤范围，做出临床分期，了解病理特征）	放射肿瘤医师
确定治疗目的 根治、姑息、综合治疗（与手术综合，术前，术中或术后放射治疗，与化疗综合） 或单一放射治疗	放射肿瘤医师
确定放射源	放射肿瘤医师
（体外照射——常规照射、三维适形照射、调强放射治疗等，近距离照射） 制作患者固定装置与身体轮廓	模拟机技师
模拟机下摄片或 CT 模拟	模拟机技师
确定靶区体积	放射肿瘤医师
确定肿瘤体积及剂量	
确定危险器官及剂量	
制订治疗计划	放射物理师
设计照射野并计算选择最佳方案	
制作铅挡块	模室技师
确定治疗计划	放射肿瘤医师
	放射物理师
验证治疗计划	放射肿瘤医师
	模拟机技师
签字	放射肿瘤医师
	放射物理师
第一次治疗摆位	放射肿瘤医师
	放射物理师
	放射治疗技师
摄验证片	放射治疗技师
	放射肿瘤医师
每周摄验证片	放射治疗技师
	放射肿瘤医师
每周核对治疗单	放射肿瘤医师
	放射物理师
每周检查患者（必要时更改治疗计划）	放射肿瘤医师
治疗结束时进行总结	放射肿瘤医师
随诊	放射肿瘤医师

六、放射治疗前的准备工作

1. 患者及患者亲友的思想准备　包括病情、治疗方案、预后、治疗中及治疗后可能发生的反应及晚期反应等，并取得同意，签订知情同意书。

2. 医疗上的准备　如纠正贫血、脱水、控制感染等；头颈部照射时保持口腔清洁、洁牙，拔除照射野内残牙等。

第二节　放射治疗技术

一、临床剂量学原则

（1）肿瘤剂量要准确，放射治疗时，照射野一定要对准肿瘤组织，同时给以足够的剂量，使肿瘤组织受到最大的杀伤。

（2）治疗的肿瘤区域内剂量分布要均匀，剂量梯度变化不能超过±5%，即90%的等剂量曲线要包括整个靶区。

（3）照射野设计应尽量提高肿瘤治疗区域内剂量，同时，降低周围正常组织受量。

（4）保护肿瘤周围重要器官，如食管癌治疗时保护脊髓免于照射，至少不能使其接受超过其耐受剂量的范围。

治疗比（therapeutic ratio，TR）为正常组织的耐受剂量与肿瘤致死剂量之比。治疗比（TR）>1有可能治愈肿瘤；TR<1，放射治疗治愈肿瘤的可能性很小。

二、分次放射治疗的类型

1. 常规分割治疗（conventional fractionation）　每周5次照射，每次2Gy。此为目前最常用的放射治疗方案。

2. 超分割治疗　每日照射次数较常规分割多，超过1次，每次剂量较常规剂量少。如每周5日，每日2次，两次间隔6小时以上，日剂量超过常规分割15%~20%，疗程与常规放疗相似。

3. 加速治疗（accelerated fractionation）　通过增加每周照射次数或每次剂量使整个疗程缩短，总剂量不增加。

4. 加速超分割治疗（accelerated hyper fractionation）　每日照射次数超过1次，次剂量和日剂量高于超分割治疗，总疗程缩短。

5. 减少分割治疗　减少每周照射次数，每次剂量相应增加。

6. 分程间歇治疗（split-course fractionated radiation therapy）　分割方法同常规治疗，疗程中间有休息，总疗程延长。

三、立体定向适形放疗的几个基本概念

（一）立体定向（位）

立体定向（stereotaxy）是利用现有的影像技术，如CT、MRI、DSA、血管造影、X线等，借助计算机的特殊软件得到病变在体内精确三维空间位置的一种技术。

（二）立体定向放射外科（SRS）

1. 定义　立体定向放射外科是借助于立体定向装置和影像设备准确定出靶区的空间位置，经计算机优化处理后通过γ线（γ刀）或X线（X刀）聚焦照射，使靶区接受高剂量照射而周围组织受量很低，达到控制或根除病变的目的。由于高剂量集束在靶，周围正常组织剂量很小，形成了像刀割一样的效应边界故称放射手术。

2. SRS特点　小野、集束、大剂量照射。

3. 立体定向放射外科照射后病理过程的特点

（1）坏死期：一次性接受200Gy剂量照射后3~4周。

（2）吸收期：病灶边缘还可见到慢性炎性反应、新生毛细血管形成和血管内充血、细胞增生。此期大约持续1年以上。

（3）晚期：此期的特点是永久性瘢痕形成，病灶处于稳定状态，炎性反应消退。

（三）立体定向放射治疗（SRT）

立体定向放射治疗是利用立体定向技术进行病变定位，用小野分次照射靶区的放射治疗技术。

SRT 分次放射治疗基本原理如下。①恶性肿瘤内部分细胞乏氧。有氧细胞和乏氧细胞的放射敏感性差别很大，即使单次剂量很高（大于 25Gy），也不能将含有 1% ~2% 乏氧细胞的肿瘤全部控制，因而只能用分次放疗的方法，使其乏氧细胞不断再氧化，逐步灭之。②早期和晚期反应组织的 X（γ）线的剂量反应曲线存在较大的差别。小剂量分次有利于避免晚期组织的损伤，而加大单次剂量对控制肿瘤有利。

由此得出结论：即使肿瘤的体积很小，分次放疗也能得到较好的治疗增益比。立体定向放疗的分次剂量一般在 2 ~5Gy 的范围。

（四）立体适型放疗

立体适型放疗（3 dimensional conformal radiation therapy，3DCRT）是在立体定向照射技术的基础上，通过对照射野的控制，使高剂量分布的形状在三维（立体）方向与被照病变的形状一致，靶区获得高剂量，而靶区周围的正常组织和重要器官也得到保护。

3DCRT 使用多野同心照射，放射野设置在同一平面或多个平面，各个放射野的几何形态必须和肿瘤在该射野视观的形状一致，在和射野线束垂直的平面上，放射的强度是均匀的。

（五）束流调强立体适形放疗

所谓束流调强立体适形放疗（intensity modulated radiation therpy，IMRT）就是把一个射野分割成若干个小射野，每个小射野的照射强度，应根据需要实施调节，即在一个射野内的照射剂量是不均匀的。

IMRT 是 3DCRT 的高级阶段，从 3DCRT 到 IMRT 的过程中，一个重要的发明是动态楔形滤片技术。该技术在放疗进程中通过动态移动直线加速准直器中的一个铅门，控制其移动速度来调节所给予的剂量，最终形成与楔形滤片一样的等剂量分布。根据治疗的需要可形成任何角度楔形滤片所产生的等剂量分布。这种动态移动铅门的方法是现代动态 IMRT 技术的基础，即在计算机控制下用固定野或旋转野放疗的过程中动态移动 MLC 的一对叶片，从而进行束流调强。

四、计划设计中的有关概念

1. 巨检肿瘤体积（gross tumor volume，GTV）　又称肿瘤区，指肿瘤的临床灶，为一般的诊断手段能够诊断出的可见的具有一定形状和大小的恶性病变的范围，包括原发肿瘤、淋巴结的转移和其他转移。

2. 临床靶体积（clinical target volume，CTV）　指按一定的时间剂量模式给予一定剂量的肿瘤的临床灶（肿瘤区）、亚临床灶以及肿瘤可能侵犯的范围（淋巴引流区）。

3. 内靶区（internal target volume，ITV）　在患者坐标系中，由于呼吸或器官运动引起的 CTV 外边界运动的范围。

4. 计划靶体积（planning target volume，PTV）　计划靶区指包括临床靶区 CTV 本身、照射中患者器官运动和由于日常摆位、治疗中靶位置和靶体积变化等因素，需扩大照射的组织范围，以确保临床靶区 CTV 得到规定的治疗剂量。由 CTV 及外面的安全边界所组成的体积被定义为计划靶体积。

5. 治疗体积（treatment volume，TV）　对一定的照射技术及射野安排，某一条等剂量线面所包括的范围。通常选择 90% 等剂量线包括的范围作为治疗区的下限。一个好的治疗计划，应该使其剂量分布的形状与计划靶区的形状相一致。

6. 照射体积（irradiation volume，IV）　对一定的照射技术及射野安排，50% 等剂量线面所包括的范围。照射区的大小，直接反映了治疗方案设计引起的体积积分剂量即正常组织剂量的大小。

7. 靶区最大剂量　计划靶区内最高剂量值。当面积大于或等于 $2cm^2$ 时，临床上才认为有意义；面积小于 $2cm^2$ 时，临床上不考虑其影响。

8. 剂量热点　指内靶区 ITV 外大于规定的靶剂量的热剂量区。与靶区最大剂量一样，当剂量热点

的面积大于或等于 $2cm^2$ 时临床上才考虑，但对较小器官，如眼、视神经、喉等，小面积也必须给予注意。

五、放射治疗的质量保证（QA）

放射治疗的 QA 是指经过周密计划而采取的一系列必要措施，保证整个放射治疗过程中的各个环节按国际标准，准确安全地执行。

1. 质量保证组织　从放射治疗的全过程看，执行 QA 是一个组织问题。放射治疗医师负有治疗方针的制订、治疗计划的评定、监督治疗计划执行等责任。物理师主要任务是进行治疗机和其他辅助设备特性的确定及定期检查，射线剂量的定期校对，参与治疗计划的设计等。放疗技师是放疗计划的主要执行者，治疗计划能否被忠实执行的关键取决于放疗技师对具体治疗计划的理解程度、对机器性能的掌握。

2. 靶区剂量的确定　靶区剂量定义为得到最大的肿瘤局部控制率而无并发症所需要的剂量。该剂量一般通过临床经验的积累和比较分析后得到。对不同类型和期别的肿瘤，应该有一个最佳的靶区剂量。ICRU 第 24 号报告总结了以往的分析，研究后指出"已有的证据证明，对一些类型的肿瘤，原发灶的根治剂量的精确性应好于 ±5%"。

3. 放射治疗过程及其对剂量准确性的影响　放射治疗主要分为治疗计划的设计和治疗计划的执行。目标是在患者体内得到较好的或较佳的靶区及其照射周围的剂量分布。

（1）在靶区剂量的总不确定度为 ±5%，计划设计模体中处方剂量不确定度为 2.5%；剂量计算（包括使用的数学模型）为 3.0%；靶区范围的确定为 2%。

（2）在治疗摆位过程中，可能产生两类误差：随机误差和系统误差。随机误差会导致剂量分布的变化，进而导致肿瘤局部控制率减少或正常组织并发症的增加。

（3）物理技术方面的质量保证。主要包括 4 个方面内容。①治疗机和模拟机的机械几何参数的检测与调整。②加速器剂量监测系统和钴^{60}计时系统的检测与校对。③治疗计划系统。④腔内组织间治疗和治疗安全。各项内容的 QA 必须包括建立定期检查常规，使其各项技术指标达到机器安装验收时的标准值。定期和常规检查的所有数据必须记录，并留意观察机器运行状态的变化情况，即时分析比较。

4. 照射野特性的检查

（1）灯光野与射野的一致性：灯光源或其虚光源的位置，应位于准直器的旋转轴上与放射源相同的位置。灯光野大小对应于实际射野的 50% 等剂量线的范围，两者的符合性应小于 ±2mm。通常用胶片法用剂量仪检查两者的符合性。

（2）射野平坦度和对称性：射野均匀性、平坦度和对称性是射野剂量分布特性的重要指标。射野的对称性和平坦度的变化不应超过 ±3%，钴^{60}治疗机应每月检查 1 次，加速器（X 射线和电子束）应每月检查 2 次。

（3）射野输出剂量的检测：模体内射野中心轴上参考点（一般在最大剂量点）处的输出剂量的准确性应不大于 ±2%，加速器每日或至少每周 2 次，并对所有能量进行校对；而钴^{60}治疗机，应每月测量一次，并与衰变计算的结果进行比较。如果两者之差超过 ±2% 时，应该找出原因，首先应检查使用的剂量仪，确认剂量仪无误之后再查治疗机本身。

（4）楔形板及治疗附件质量保证：楔形板、射野挡块和组织补偿器是影响剂量分布和剂量输出的重要的治疗附件，对楔形因子和挡块托架因子必须每年校测一次，变化不能超过 ±2%。

5. 剂量测量和控制系统　在整个治疗过程中，剂量不准确性包括以下 7 个方面。①物理剂量的不准确性。②处方剂量测定时的不准确性。③照射部位解剖结构的差异，包括肿瘤的位置、大小和形状以及身体外轮廓和组织不均匀性等方面确定的不准确性。④剂量计算方法的不精确，包括对组织剂量进行校正和补偿过程中所产生的不准确性。⑤照射时患者摆位和给予处方剂量时的不准确性。⑥治疗机发生故障。⑦上述各步骤中工作人员的操作失误等。

上述各项中，①、②项决定了处方剂量的误差，③至⑥项决定了从处方剂量到靶区剂量转换过程中可能产生的误差。要求靶区剂量的不准确性不超过 5%。

6. 治疗计划系统　治疗计划系统的应用，有助于治疗计划的改进和治疗精度的提高。为保证系统的正常运行，必须建立完整的质量保证体系。它包括系统文档、用户培训、验收、常规质量保证和患者治疗计划的检查等内容。影响剂量准确性的因素，即剂量误差的来源有4个方面。①基本剂量学数据测量误差。②根据CT、MRI图像确定患者或测试模体几何尺寸时引入的误差，由CT值计算电子密度时引入的误差。③剂量算法的局限性，射线与物质相互作用过程很复杂，为保证能实时交互地设计治疗计划，系统采用的算法在模拟这个作用过程时往往需要做某些假设或近似，对假设或近似成立条件的满足程度越低，误差越大。④硬件输入输出设备空间位置准确性，应要求准确性优于1mm。

第三节　放射治疗的生物学概念

一、放射敏感性与放射治愈性

早在1906年，Bergonie及Tribondeau基于他们的照射大鼠睾丸实验，提出了关于放射敏感性的定律。"放射对有较大繁殖能力，较长期分裂，形态及功能尚未固定的细胞更有效"。从中可以看出放射可以破坏肿瘤细胞而很小损伤正常组织，但是这一定律经后来的实践证实并不完善。肿瘤的放射敏感性取决于它们的组织来源、分化程度、肿瘤的大体类型以及患者的一般状况，如是否贫血、肿瘤有无感染等。

放射治疗是一种局部及区域治疗的手段，放射治愈是指治愈了原发及区域内转移的肿瘤，因此可能与患者的最终结果不一致。

放射敏感性是指放射效应，按放射治疗肿瘤的效应把不同肿瘤分成放射敏感、中等敏感及放射抗拒的肿瘤。放射敏感的肿瘤常常是分化程度差、恶性程度高的肿瘤，它们易转移，放射治疗局部疗效虽好，但由于远地转移而患者最终未能治愈。但是，目前有了较强的全身治疗，其生存率较高，如小细胞肺癌、淋巴瘤等。放射抗拒的肿瘤经过放射治疗难以治愈。中等敏感的肿瘤由于有一定敏感性且远处转移相对少，放射治疗疗效好，如子宫颈癌、头颈部鳞状上皮细胞癌等。

放射敏感性的4个主要因素是肿瘤细胞的固有敏感性、是否乏氧细胞、乏氧克隆细胞所占的比例以及肿瘤放射损伤的修复等。

二、肿瘤控制概率

已得到公认的是，放射治疗剂量高其肿瘤局部控制率高，所以从很早的文献就开始报道剂量效应的资料。1934年Miescher发表了放射治疗皮肤癌的剂量效应资料，10年以后，Strandqvist发表了著名的放射治疗皮肤癌的剂量效应曲线，以后又出现了NSD、TDF等公式。Fletcher指出只有在一些均一的肿瘤放射治疗时，才能应用这些公式说明剂量与肿瘤控制概率的关系。肿瘤控制概率（tumor control probability，TCP）诸如肿瘤的敏感性、肿瘤的大小等的很多因素，如亚临床病灶45~50Gy则可能控制>90%，显微镜下残存的癌需要较高的剂量如60~65Gy，临床检查出的肿瘤则需更大的剂量，如T_1期的肿瘤需60Gy，T_4期则需75~80Gy甚至更高（上述剂量是指常规照射方案，即每日1次2Gy，每周照射5天）。

三、正常组织并发症概率

工作中，我们不仅考虑TCP，而更主要的是考虑正常组织并发症概率（normal tissue complication-probablity，NTCP）。控制肿瘤的同时不能给患者造成不可接受的放射损伤。放射诱发的正常组织改变取决于放射治疗的总剂量，单次剂量以及照射体积。放射治疗的早期反应与晚期反应常常是不平行的，因此结果不一。例如，照射膀胱50~60Gy，会产生非常痛苦的急性膀胱炎（反应），但消退后无明显后遗症。低剂量照射全肾不会产生明显的早期反应，但肾实质可产生进行性萎缩，导致肾功能丧失，脊髓也是这样。这些晚期反应是不可逆的，有时是致命的，因此我们更应重视放射的晚期损伤，这也就二次线性方程式取代NSD、TDF的重要原因。

晚期正常组织损伤可以将不同的器官按其次级功能单位（functional subunits，FSUs）的排列方式来划分。次级功能单位可分为串形排列，平行排列还是两者均有。串形排列的器官如脊髓、肠道，当其中一部分受损时，可能导致整个器官功能丧失。平行排列的器官如肺、肝等，当其中一部分受损时，不会导致整个器官功能丧失。

需要指出的是，照射肿瘤的剂量取决于正常组织的耐受量及肿瘤控制剂量的平衡而主要考虑正常组织耐受剂量。NTCP影响因素很多，故仅能参考。

Andews 根据 Shukovsky 放射治疗舌腭沟癌的材料发表的图可以清楚地看出肿瘤控制率与正常组织损伤概率的关系，最佳剂量的范围是很小的（图4-1）。

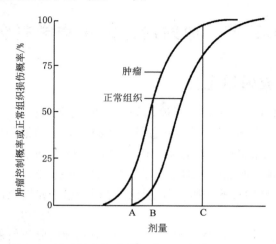

图4-1 肿瘤控制概率及正常组织损伤概率的关系

四、正常组织的耐受剂量（表4-2）

表4-2 正常组织的耐受量
剂量单位：cGy

器官	损伤	1%~5% (TD5/5)*	25%~30% (TD50/5)*	照射面积或长度
皮肤	溃疡，严重纤维化	5 500	7 000	100cm²
口腔黏膜	溃疡，黏膜发炎	6 000	7 500	50cm²
食管	食管炎，溃疡，狭窄	6 000	7 500	75cm²
胃	溃疡，穿孔，出血	4 500	5 500	100cm²
小肠	溃疡，穿孔，出血	5 000	6 500	100cm²
结肠	溃疡，狭窄	4 500	6 500	100cm²
直肠	溃疡，狭窄	6 000	8 000	100cm²
涎腺	口腔干燥	5 000	7 000	50cm²
肝脏	急性，慢性肝炎	2 500	4 000	全肝
		1 500	2 000	全肝条状照射
	肝功能衰竭、腹腔积液	3 500	4 500	全肝
肾脏	急、慢性肾炎	2 000	2 500	全肾
		1 500	2 000	全肾条状照射
膀胱	挛缩	6 000	8 000	整个膀胱
输尿管	狭窄	7 500	10 000	5~10cm
睾丸	永久不育	100	400	整个睾丸
				（5cGy/d，散射）
卵巢	永久不育	200~300	625~1 200	整个卵巢

器官	损伤	1%~5% （TD5/5）*	25%~30% （TD50/5）*	照射面积或长度
子宫	坏死，穿孔	>10 000	>20 000	整个子宫
阴道	溃疡，瘘管	9 000	>10 000	全部
乳腺　儿童	不发育	1 000	1 500	全乳
成人	萎缩，坏死	>5 000	>10 000	全乳
肺	急、慢性肺炎	3 000	3 500	100cm²
		1 500	2 500	全肺
毛细血管	扩张，硬化	5 000~6 000	7 000~10 000	
心脏	心包炎，全心炎	4 500	5 500	60%
骨及软骨　儿童	生长受阻，侏儒	1 000	3 000	整块骨或10cm²
成人	坏死，骨折，硬化	6 000	10 000	整块骨或10cm²
脑	梗死，坏死	6 000	7 000	全脑
	梗死，坏死	7 000	8 000	15%
脊髓	梗死，坏死	4 500	5 500	10cm
眼	全眼炎，出血	5 500	10 000	全眼
视网膜				全眼
角膜	角膜炎	5 000	>6 000	整个角膜
晶体	白内障	500	1 200	整个或部分晶体
耳（中耳）	严重中耳炎	6 000	7 000	整个中耳
前庭	梅尼埃综合征	6 000	7 000	整个前庭
甲状腺	功能低下	4 500	15 000	整个甲状腺
肾上腺	功能低下	>6 000		整个肾上腺
垂体	功能低下	4 500	20 000~30 000	整个垂体
肌肉　儿童	萎缩	2 000~3 000	4 000~5 000	整块肌肉
成人	纤维化	6 000	8 000	整块肌肉
骨髓	再生不良	200	450	全身骨髓
		3 000	4 000	局部骨髓
淋巴结及淋巴管	萎缩，硬化	5 000	>7 000	整个淋巴结
胎儿	死亡	200	400	整个胎儿
外周神经	神经炎	6 000	10 000	10cm²
大动脉	硬化	>8 000	>10 000	10cm²
大静脉	硬化	>8 000	>10 000	10cm²

注：* TD5/5 为最小耐受剂量，指在标准治疗条件下，治疗后 5 年内小于或等于 5% 的病例发生严重并发症的剂量。TD50/5 为最大耐受剂量，指在标准治疗条件下，治疗后 5 年，50% 的病例发生严重并发症的剂量。此处标准治疗条件是指超高压治疗（1~6MeV），1 000cGy/周，每日 1 次，治疗 5 次，休息 2 天。整个治疗根据总剂量在 2~8 周完成。

五、时间—剂量

在 20 世纪初就已知道，相同的剂量分次照射比一次照射的生物效应小，当时只是每日照射一次，还不了解疗程中分次的关系。Strandvist 1944 年首次建立了总治疗时间与放射效应的数学模式，根据 1933~1937 年治疗的 97 例皮肤癌，15 例复发，14 例发生并发症，Strandvist 建立了著名的散布图（scattergram）。Cohen 1949 年对其进行了仔细研究及修正。Ellis 1969 年根据 Cohen 的观察及 Fowler 的照射猪皮肤的实验提出了 NSD（nominal standard dose）公式。这个公式沿用了多年，其主要缺点是低估了正常组织的晚期并发症。二次线性方程式（LQ 模式）不但考虑了正常组织的晚反应，同时还适用于总等效剂量与分次剂量从每次 1Gy 到单次很大的剂量照射，被认为是近年来肿瘤放射生物学对治疗最大的贡献。值得提出的是，总剂量影响晚反应组织，而分次剂量影响早反应组织。

分割照射的基础是正常组织的修复，肿瘤细胞再氧合以及肿瘤细胞的再增殖。目前常用的分割方案有：超分割、加速超分割、后程加速超分割等，前者的目的是保护正常组织，后两者是克服肿瘤细胞再增殖。

（一）疗程延长对疗效的影响

目前已证实延长放射治疗疗程将导致局部控制率下降，复发率升高。中国医学科学院肿瘤医院放射治疗 $T_1N_0M_0$ 声门癌 223 例，对于疗程≤42 天、疗程为 43~49 天以及疗程≥50 天，局部控制率分别为 94%、76.9% 以及 66.2%。放射治疗鼻咽癌疗程延长时复发率上升（表 4-3）。表 4-4 报告了头颈部癌放射治疗疗程延长对局部控制率的影响，非小细胞肺癌也获得同样的结论。

表 4-3　放射治疗鼻咽癌疗程延长与复发

疗程延长天数	复发例数/总例数	复发率（%）
0	9/45	20.0
1~4	38/124	30.7
5~10	20/44	45.5
>10	14/17	82.3

表 4-4　放射治疗头颈部癌疗程延长与局部控制

肿瘤部位	例数	延长时间（天）	对局部控制影响（%）
喉	473	7	15~25
头、颈	161	14	35
喉	310	20	50
口咽	140	11	16~34
喉	92	28	40~50
扁桃体	466	10	29
舌	31	10	13~20
喉	52	21	13~45
喉	1 012	14	17
声门上	468	10	4
头	203	14	7~12

（二）超分割放射治疗

总剂量与常规放射治疗相同，只是把每日照射一次改为两次，每次 1.1~1.2Gy，两次照射间隔 4~6 小时，其目的是保护正常组织。因此，大多数放射治疗医师用它来增加总的剂量而不增加正常组织并发症。例如，EORTC 22791 下咽癌研究，超分割放射治疗组：80.5Gy/70 次/7 周（1.15Gy 每日两次）。常规放射治疗组：70Gy/35 次/7 周。结果是超分割放射治疗组提高了局部控制率及生存率，而不增加并发症。RTOG 83~113 超分割放射治疗Ⅲ期非小细胞肺癌的研究，每日照射两次，每次 1.2Gy，两次照间隔 4 小时，848 例入组，分为 60Gy、64.8Gy、69.6Gy、74.4Gy 及 79.0Gy 共 5 组，其 2 年生存率分别为 18%、18%、29%、19% 及 22%，急性反应 64.8Gy 组以上各组都一样，晚期反应各组都一样说明超分割放射治疗保护了正常组织。

（三）加速超分割放射治疗

Saunder 1997 年报道了连续加速超分割放射治疗（continuous hyperfractionation accelerated radiation therapy，CHART) Ⅲ期非小细胞肺癌的结果，英国 13 个中心参加，随机分组研究，共 563 例入组。CHART 组，1.5Gy，每日照射 3 次，8am，2pm 及 6pm，总剂量 54Gy/（36 次·12 天），其中大野照射 37.5Gy，小野照射 16.5Gy；常规放射治疗组每日照射 1 次，每次 2Gy，每周照射 5 天，总剂量 60Gy/30 次/6 周，其中大野照射 44Gy/22 次，小野照射 16Gy/8 次。2 年生存率 CHART 组为 29%，常规放射治疗组为 20%，$P=0.004$，其中鳞状上皮细胞癌 2 年生存率 CHART 组 33%，常规放射治疗组为 19%，$P<0.001$。当然，CHART 组正常组织反应大，只能进流质饮食的急性放射性食管炎 CHART 组为 19%，常规放射治疗组为 3%。

（四）后程加速分割放射治疗

考虑照射后肿瘤细胞加速增殖，复旦大学附属肿瘤医院施学辉报告后程加速超分割放射治疗食管癌的结果，85 例入组，随机分常规分割组及后程加速超分割组，常规分割组 42 例，1.8Gy/（次·d），每周照射 5 次，总剂量为 68.4Gy/7.6 周；后程加速超分割组 42 例，常规分割 41.6Gy/4.6 周，然后每日照射 2 次，每次 1.5Gy，总剂量 68.4Gy/6.4 周。1 年、3 年及 5 年生存率常规分割组分别为 47.7%、19.0% 及 14.3%，后程加速超分割组分别为 72.1%、41.9% 及 32.6%。Fu 1999 年报道晚期头颈部鳞癌各种分割照射随机分组研究结果，其中包括口腔、口咽、下咽及声门上癌共 1 073 例，915 例随访 2 年以上，分为标准分割组（SFX）2Gy/（次·d），5 天/周，总量 70Gy/（35 次·7 周），超分割组（HFX）1.2Gy/次，2 次/天，间隔 6 小时，5 天/周，总量 81.6Gy/（68 次·7 周），加速超分割 + 分段组（AFX-S1）2Gy/次，2 次/天，间隔 6 小时，5 天/周，总量 67.2Gy/（42 次·6 周），在 38.4Gy 时休息 2 周，加速超分割 + 小野加量组（AFX-C）标准分割照射 36Gy 后大野 1.8Gy/（次·d），小野照射 5Gy/（次·d），5 天/周，2 次照射间隔 6 小时，结果见表 4-5，说明后程加速组疗效好，能耐受，晚期反应大但为短暂的。需要注意的是，每日照射超过 1 次，其间隔时间应不小于 6 小时。

表 4-5　头颈部鳞癌各种分割照随机分组研究结果

组别	例数	LRC（%）	Dss（%）	DFs（%）	Os（%）	3 级以上急性反应（%）	3 级以上晚反应（%）
SFX	231	45	55	31	45	36	26
HFX	229	53	61	37	54	55	28
AFX-S	228	47	56	33	46	52	27
AFX-C	227	54	61	39	51	59	37

（五）分段照射

RTOG 曾报道，在头颈、宫颈、肺及膀胱癌行分段治疗未获得好处。佛罗里达大学报道分段治疗头颈部、子宫颈及前列腺癌其肿瘤控制率及生有率均较低，我国过去曾用于治疗鼻咽癌，疗效不好，已不再使用。现仅用鼻咽癌分段与连续放射治疗的结果来说明（表 4-6、表 4-7）。

表 4-6　鼻咽癌分段或连续放射治疗后的复发比较

组别	例数	复发部位			
		鼻咽或颅底		颈淋巴结	
		例数	百分比（%）	例数	百分比（%）
分段	56	18	32.1	11	19.6
连续	51	6	11.8	6	11.0
P		<0.05		<0.05	

表 4-7　鼻咽癌分段或连续放射治疗后的 5 年、10 年生存率及 5 年无癌生存率的比较

组别	例数	5 年生存率		10 年生存率		5 年无癌生存率	
		例数	百分比（%）	例数	百分比（%）	例数	百分比（%）
分段	56	12	21.4	7	12.5	9	16.1
连续	51	21	41.2	15	29.4	20	39.2
P			<0.05		<0.05		<0.05

第四节　放射治疗原则与实施

一、根治性治疗

1. 根治性放疗　指应用放疗方法全部而永久地消失恶性肿瘤的原发和转移病灶。通过此法治疗，患者可望获得长期生存。

2. 根治性放射治疗的主要适应证　①病理类型属于放射敏感或中度敏感肿瘤；②临床 Ⅰ 期、Ⅱ 期及部分 Ⅲ 期；③患者全身状况较好，重要腔器无明显功能损害；④治疗后不会出现严重并发症或后遗症，患者自愿接受。

3. 根治放射治疗剂量　也就是达到肿瘤致死剂量。根据病理类型和周围正常组织的耐受有很大差异。如淋巴网状内皮系统肿瘤一般为（20～40）Gy/（2～4）周，鳞状细胞癌为（60～70）Gy/（6～7）周；腺癌一般为（70～80）Gy/（7～8）周。

二、姑息性放疗

对病期较晚、治愈可能性较小的患者，以减轻患者痛苦、改善生存质量、尽量延长生存期为目的的放射治疗，称姑息性放射治疗。又可分为高姑息和低姑息治疗两种。

姑息性放疗的适应证如下。①止痛，如恶性肿瘤骨转移及软组织浸润所引起的疼痛。②止血，由癌引起的咯血、阴道流血等。③缓解压迫，如恶性肿瘤所引起的消化道、呼吸道、泌尿系统等梗阻。④促进癌性溃疡的清洁、缩小甚至愈合，如伴有溃疡的皮肤癌、乳腺癌等。⑤改善器官功能和患者的精神状态，尽管肿瘤已广泛播散，但当患者看到肿瘤在缩小，症状在缓解或消失，其精神状态就会获得很大的改善。

治疗技术相对简单，剂量也是根据需要和具体情况而定。高姑息治疗用于一般情况尚好的晚期病例，所给的剂量为全根治量或 2/3 根治量。低姑息治疗用于一般情况差或非常晚期的病例。照射方法可采用常规照射，也可使用大剂量少分割方式。

三、综合治疗

（一）与手术结合综合治疗

1. 术前放疗　术前放射治疗的目的是抑制肿瘤细胞的活性，防止术中扩散；缩小肿瘤及周围病灶，降低分期提高手术切除率；减轻肿瘤并发症，改善患者状况，以利于手术治疗。

2. 术后放疗　术后放疗的适应证主要有：①术后病理证实切缘有肿瘤细胞残存者；②局部淋巴结手术清扫不彻底者；③因肿瘤体积较大或外侵较严重，手术切除不彻底者；④原发瘤切除彻底，淋巴引流区需预防照射；⑤手术探查肿瘤未能切除时，需给予术后补充放疗。

3. 术中放疗　很少应用。

（二）与化疗结合综合治疗

1. 化疗和放疗综合治疗的目的　①提高肿瘤局控率。②降低远处转移。③器官结构和功能的保存。

2. 化疗和放疗综合治疗的生物学基础　①空间联合作用。②化疗和放疗独自的肿瘤杀灭效应。③提高杀灭肿瘤的效应。④正常组织的保护作用。⑤阻止耐药肿瘤细胞亚群出现。⑥降低放疗剂量。

3. 放疗化疗结合综合治疗的基本方法　主要有序贯疗法、交替治疗和同步治疗。

四、急症放疗

1. 脊髓压迫症（spinal cord compression，SCC）　是指肿瘤或非肿瘤病变压迫侵犯脊髓、神经根或血管，从而引起脊髓水肿、变性及坏死等病理变化，最终导致脊髓功能丧失的临床综合征。由癌骨转移引起症状的病例，早期放疗效果比晚期放疗效果好。照射剂量应根据肿瘤的敏感情况而定，一般为 40～50Gy，不宜超过 55Gy，然后给予或直接给予椎管内肿瘤放射性粒子植入治疗。

2. 上腔静脉综合征（superior vena cava syndrome，SVCS）　是上腔静脉或其周围的病变引起上腔静脉完全或不完全性阻塞，导致经上腔静脉回流到右心房的血液部分或全部受阻，从而表现为上肢、颈和颜面部瘀血水肿，以及上半身浅表静脉曲张的一组临床综合征。源于恶性肿瘤的上腔静脉综合征，尤其是对放疗敏感的肿瘤，一般首选放射治疗。一般开始剂量用 4Gy，每日 1 次，连续 3 天后改为 2Gy，每周 5 次，病灶总剂量在（40～50）Gy/（3～5W）周，精确放疗剂量甚至可达 75Gy，国产伽马刀 50% 等剂量曲线上剂量可根据肿瘤病理类型而定，中度敏感或不敏感肿瘤可达 65Gy，中心剂量达 100Gy 以上，但热点要避开血管壁或其他敏感组织、器官。

第五节　放疗反应及处理

放疗引起的全身反应程度不完全一样，一般来说，照射野大，分次剂量大，总剂量大，患者发生不良反应的概率就高。

一、急性反应

1. 疲劳、恶心和呕吐　常见，尤其是脑照射时更易发生，是局部水肿的结果，结合脱水治疗可明显减弱症状；胃的照射可致上腹不适恶心甚至呕吐，可给予消除恶心呕吐的药物，劝患者吃易消化食物。

2. 皮肤反应　早晚及轻重程度与所用射线的物理特性及治疗计划的设计有关。可表现为放射性色素沉着、干性皮炎、红斑样皮炎、湿性脱皮，甚至放疗后多年皮肤纤维化等。多发生在易潮湿的腋下、会阴部等，治疗预防感染，保持局部干燥，关键是局部皮肤制动，防牵张，活动导致损伤、渗出。

3. 放射性黏膜炎　颈部肿瘤放疗时，常引起口腔或咽喉黏膜炎，放疗前口腔牙病应进行处理，放疗中注意口腔卫生。嘱咐患者戒烟、戒酒、避免辛辣刺激性食物。出现反应时不要应用抗生素，可用碱性液体漱口或大量清水漱口，防止白色念珠菌感染。

4. 放射性食管炎　食管癌接受 15Gy 以后，可引起放射性食管炎。表现为轻度吞咽难及食管疼痛。口服利咽痛合剂，防感染也可适量口服抗生素。

5. 放射性肠炎　腹腔和盆腔放疗时，放射量达到 20～30Gy 时，常发生腹部不适或腹泻。嘱咐患者吃易消化食物，消炎或止泻药。

6. 放射性尿道炎　盆腔或会阴部放疗常引起尿频、尿痛或排尿困难，如患者有全身症状伴有发热。多饮水或抗生素治疗。

7. 中枢神经系统放射反应　常伴有疲劳、嗜睡，头痛、呕吐等。

二、后期反应

后期损伤少见，常发生在放疗后 6 个月或 6 个月以上生存的患者。影响皮肤损伤、器官萎缩和纤维化，与照射体积和分割剂量密切相关。

1. 后期皮肤改变　表皮变薄、萎缩、毛细血管扩张，皮下发生纤维化。

2. 肺反应　常规照射 20Gy 即可发生肺纤维化。X 线片表现为照射区的组织永久性肺纤维化。

3. 迟发性肠道反应　盆腔放疗后可有腹泻、腹痛、大便带血或便血，多发生在放疗后 10 个月左右。嘱少食粗纤维食物，给口服肠道消炎药，中药或氢化可的松保留灌肠可减轻症状。

4. 肾及膀胱后期反应　主要是盆腔放疗引起，后期反应多发生在放疗后的 2~7 年不等，主要症状尿血、尿频，膀胱纤维化导致膀胱容量减少。可采取一般消炎、止血保守治疗，有时持续。如有严重放射损伤，行膀胱切除。

5. 中枢神经系统反应　有两个阶段：第一阶段发生在早期，常出现在放疗后的 4~6 周，甚至发生在相当低的剂量时，这种表现多为暂时的脱髓鞘反应，即低头弯曲时上肢或下肢有短暂的电休克样麻痛，这是可逆的；第二阶段是伴功能减低的神经组织坏死，多发生在脊髓放射量为 45Gy 以上，神经坏死及功能的丧失反应是不可逆的，因此唯一可行的方法是预防。

第五章

头颈部肿瘤

第一节　甲状腺癌

甲状腺癌（thyroid carcinoma）是头颈部常见的恶性肿瘤，也是内分泌系统最常见的恶性肿瘤，其病理类型较多，不同类型的肿瘤在临床表现、治疗方法及预后等方面差异较大。甲状腺乳头状癌最常见，占甲状腺癌的 60% 以上，其治疗以手术为主，预后较好。

一、解剖与生理

（一）形态位置

甲状腺为红棕色质软的腺体，呈"H"型，由左、右两侧叶和峡部构成。约半数存在于锥体叶，多起于峡部。侧叶位于喉与气管的两侧，其上极的高度多在环状软骨上方，下极位于第 5~6 气管软骨环，峡部位于第 2~4 气管软骨环的前面（图 5-1）。

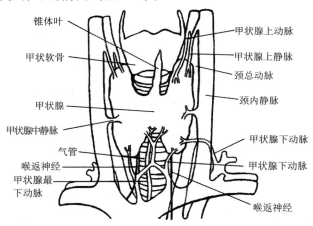

锥体叶　　　　　　　　　　甲状腺上动脉
甲状软骨　　　　　　　　　甲状腺上静脉
　　　　　　　　　　　　　颈总动脉
甲状腺　　　　　　　　　　颈内静脉
甲状腺中静脉
气管　　　　　　　　　　　甲状腺下动脉
喉返神经　　　　　　　　　甲状腺下动脉
甲状腺最
下动脉
　　　　　　　　　　　　　喉返神经

图 5-1　甲状腺的解剖和血供

甲状腺侧叶的背面有甲状旁腺，它产生的激素具有调节钙、磷代谢的重要功能。腺叶内侧与喉、气管、下咽和食管相邻，外侧与颈总动脉相邻。喉返神经行于腺叶后内侧的气管食管沟内。

（二）甲状腺的被膜

甲状腺有真假两层被膜，真被膜直接附于腺实质表面，并发出许多小隔伸入腺实质，将甲状腺分隔成许多小叶。假被膜又称外科被膜，为气管前筋膜的延续，假被膜使腺体连于喉和气管上，故甲状腺及其中的肿物可随吞咽运动而上、下移动。真假被膜之间为甲状腺间隙，其中有疏松的结缔组织，甲状腺手术时，从真假被膜之间分离较为容易，而且出血较少。

（三）甲状腺的血管

甲状腺的血液供应很丰富，主要有甲状腺上、下动脉，有时还有甲状腺最下动脉（图 5-1）。甲状腺上动脉多数起源于颈外动脉起始部，也可起自颈总动脉分叉处，该动脉发出后，伴喉上神经喉外支行至甲状腺侧叶上极处分为前、后支进入腺体。甲状腺下动脉起自甲状颈干，经过颈动脉鞘后方至侧叶的外后方进入甲状腺。10%左右的人有甲状腺最下动脉，多数起自头臂干，经气管前方上行，分布于峡部附近。

甲状腺的静脉在腺体内形成网状，然后汇合成甲状腺上静脉、中静脉和下静脉。甲状腺上静脉沿甲状腺上动脉外侧上行，汇入颈内静脉，甲状腺中静脉横行注入颈内静脉，有时缺如，甲状腺下静脉一般注入头臂静脉。两侧甲状腺下静脉，在颈段气管前常形成静脉丛。

（四）甲状腺的淋巴引流

甲状腺的淋巴管起源于甲状腺滤泡周围，在腺体内形成丰富的淋巴网，首先注入气管前、喉前和气管旁（Ⅵ区）淋巴结，再流入颈内静脉淋巴结链（Ⅱ、Ⅲ和Ⅳ区）或上纵隔（Ⅶ区）淋巴结。

（五）甲状腺的生理

甲状腺是人体内最大的内分泌腺，成人甲状腺的质量一般为25~30g。甲状腺滤泡是甲状腺代谢的基本功能单位。甲状腺滤泡上皮细胞具有摄取碘以合成和释放甲状腺素的功能。甲状腺素对调节人体的新陈代谢，维持机体各个系统、器官和组织的正常功能具有重要的作用。

二、流行病学

甲状腺癌的发病率具有地区差异。美国2008年癌症统计预测甲状腺癌在女性中的发病率排在第6位，占所有恶性肿瘤的4%。

三、病因学

甲状腺癌的病因尚未明确，一般认为甲状腺癌的起病与多种因素有关，包括放射线、遗传易感性、碘异常、性激素和甲状腺良性疾病等。

1. 放射线　甲状腺癌和放射线暴露之间的相关性早已被提出。其后，许多类似的报道均支持放射线致癌的观点。特别是在儿童和青少年，放射线暴露是导致甲状腺癌的一种终生的危险因素。有学者认为，放射线接触是目前唯一被证明的甲状腺致癌因素。很多研究表明在暴露于X线和γ射线的人群中，乳头状和滤泡性甲状腺癌的发病率较高。甲状腺乳头状癌特征性的RET和TRK重排可能与放射线诱发的双股DNA链断裂有关。

2. 遗传易感性　众所皆知，部分甲状腺髓样癌有家族遗传性。大约20%的髓样癌属于家族性甲状腺髓样癌（FMTC）或者为多发性内分泌肿瘤综合征（MEN2A或MEN2B）中的一种类型。近来研究显示，小部分乳头状和滤泡性甲状腺癌也有家族遗传性，称为家族性非甲状腺髓样癌，其中大部分为乳头状癌。随着分子生物学的发展，对与甲状腺癌发病相关的基因的认识逐渐增加，甲状腺乳头状癌特征性基因突变包括 *RET* 和 *TRK* 重排等。近年来的研究提示，缺乏这些重排的乳头状癌可能存在 *BRAF* 基因的点突变，从而形成了另一个不同的肿瘤发生的通路。研究表明，3号染色体短臂中的基因缺失或重排是甲状腺滤泡性癌中最常见的分子遗传学缺陷。滤泡性癌常伴有 *RAS* 基因突变和 *PAX8-PPARγ* 基因重排。*RET* 基因的种系突变与遗传性甲状腺髓样癌的发生有关。未分化癌最常见的分子学特征是 *TP53* 突变。

3. 碘异常　碘缺乏一直被认为与甲状腺肿瘤包括甲状腺癌的发生有关，因为在严重缺碘的山区，甲状腺癌发病率较高。但流行病学资料显示，即使在沿海高碘地区，甲状腺癌也较常有发生。值得注意的是，甲状腺癌的两种主要类型（乳头状和滤泡性）可能分别与高碘和缺碘饮食有关，即缺碘地区发生的多为甲状腺滤泡性癌，而高碘地区则多为乳头状癌。

4. 性激素　甲状腺癌的发病性别差异较大，女性发病率大约是男性的3倍。性激素可能在病因学中起作用。有研究发现甲状腺组织中存在雌激素受体（ER）及孕激素受体（PR），且甲状腺癌中ER、PR的阳性表达率高于正常甲状腺组织和良性甲状腺病变，因此认为ER、PR可能是影响女性甲状腺癌发病率的一个重要因素。

5. 甲状腺良性疾病 甲状腺的一些良性增生性疾病，如结节性甲状腺肿、甲状腺腺瘤和桥本氏甲状腺炎等，可恶变为癌。腺瘤恶变与病理类型有关，胚胎型及胎儿型滤泡性腺瘤较易恶变。

四、病理

（一）病理类型

甲状腺癌常见的病理类型包括乳头状癌、滤泡性癌、髓样癌和未分化癌，其中乳头状癌和滤泡性癌合称为分化型甲状腺癌（differentiated thyroid carcinoma，DTC）。近年来，不少学者提出在分化型甲状腺癌和未分化癌之间存在另一类的甲状腺癌，称为低分化癌（poorly differentiated carcinoma）。

1. 乳头状癌（papillary carcinoma） 乳头状癌指显示滤泡细胞分化的形态和具有特征性核的恶性上皮性肿瘤，其占甲状腺癌的 60% ~ 80%。

乳头状癌的组织学亚型包括乳头状微小癌、滤泡型、高细胞型、柱状细胞型和弥漫硬化型癌等。甲状腺乳头状微小癌（papillary microcarcinoma，PMC）是指直径小于 1.0cm 的甲状腺乳头状癌，其特点是原发肿瘤隐匿、多灶性，常伴有淋巴结转移，预后极好。

2. 滤泡性癌（follicular carcinoma） 滤泡性癌指具有滤泡细胞分化证据的恶性上皮性肿瘤，但缺少诊断乳头状癌的核特征。其占甲状腺癌的 10% ~ 27.8%。滤泡性癌根据侵袭程度可分为微小侵袭和广泛侵袭两种类型。其组织学亚型包括嗜酸性粒细胞和透明细胞亚型两种。甲状腺滤泡性癌的诊断和分类在甲状腺病理学中是最能引起争论的问题之一。滤泡性癌可显示出不同的形态学变化，从含有胶质的完整滤泡到实性或梁状结构。不管是结构上还是细胞的非典型特征本身都不能作为诊断癌的可靠指标。只有伴包膜、血管侵犯或转移才能诊断滤泡性癌。

3. 髓样癌（medullary carcinoma） 髓样癌来源于滤泡旁细胞（C 细胞），占甲状腺癌的 3% ~ 10%，主要为散发性病例，约占 80%，50 岁左右多见，单侧为主。遗传性髓样癌是一种常染色体显性遗传性疾病，约占 20%，可单独出现或并发其他内分泌肿瘤。甲状腺髓样癌特征性的形态包括片状、巢状或梁状，由多角形、圆形或梭形细胞组成，被不等量的纤维血管间质分隔，呈小叶状或小梁状排列。一些肿瘤可显示类癌的组织学特征。

4. 低分化癌和未分化癌 低分化癌又称分化差的癌，占所有甲状腺癌的 4% ~ 7%。这类滤泡肿瘤细胞显示有限的细胞分化证据，在形态学和生物学行为上介于分化型癌与未分化癌之间，组织学主要包括岛状、梁状和实体性三种形态。

未分化癌又称间变癌，占甲状腺癌的 3% ~ 8%，一般认为较多发生自良性肿瘤或由分化型癌间变而成。组织学表现全部或部分地由未分化细胞构成，免疫组化和超微结构特征表明本型肿瘤是上皮分化性的。大多数未分化癌呈广泛侵袭性，由梭形细胞、多形巨细胞和上皮样细胞混合组成。

（二）扩散与转移

1. 甲状腺内扩散 甲状腺内有丰富的淋巴网，肿瘤可在腺体内扩散。

2. 甲状腺外扩散 肿瘤可突破甲状腺包膜，侵犯甲状腺周围组织，向内、后侵犯气管、食管、喉返神经，向内、上侵犯环状软骨和甲状软骨等。

3. 淋巴结转移 甲状腺癌常可转移至喉前、气管前、气管旁（Ⅵ区）、颈深（上、中、下）组（Ⅱ ~ Ⅳ区）淋巴结，以气管旁和颈深中、下组为常见；此外，还可以转移至锁骨上和前上纵隔（Ⅶ区）淋巴结。

4. 远处转移 甲状腺癌常可发生远处转移，以肺转移最多，其次为骨转移。

五、临床特点

1. 甲状腺肿物或结节 为常见症状，早期可发现甲状腺内有质硬之结节，随吞咽上下移动。

2. 局部侵犯和压迫症状 肿瘤增大至一定程度时，常可压迫气管，使气管移位，并有不同程度的呼吸障碍症状；侵犯气管时可产生呼吸困难或咯血；压迫食管可引起吞咽障碍；侵犯喉返神经可出现声音嘶哑。

3. 颈淋巴结肿大 当肿瘤发生淋巴结转移时，常可在颈深上、中、下（Ⅱ~Ⅳ区）等处扪及肿大的淋巴结。

不同病理类型的甲状腺癌有各自的临床特点。

（1）乳头状癌：最常见，女性和40岁以下患者较多。恶性度较低，病程发展较缓慢，从发现肿块至就诊，病程最长者可达20年以上。肿瘤多为单发，原发灶可以很小。颈淋巴结转移灶发生率高、出现早、范围广、发展慢、可有囊性变。

（2）滤泡性癌：次常见，平均发病年龄较乳头状癌高，多见于中年女性。恶性程度较高，易发生远处转移，以血行转移为主，常转移至肺和骨。原发瘤一般较大，多为单侧。淋巴结转移一般较迟发生，多为较晚期的表现。

（3）髓样癌：较少见，大多数患者以甲状腺肿块来诊，部分患者以颈淋巴结肿大来诊，病程长短不等。大多数患者无特殊不适，部分可有吞咽障碍、声嘶、咳嗽、呼吸困难等症状，少数患者有远处转移症状。由于来源于甲状腺滤泡旁细胞的癌细胞能产生降钙素（CT）、前列腺素（PG）、5-羟色胺（5-HT）和肠血管活性肽（VIP）等，导致部分患者出现顽固性腹泻、面部潮红和多汗等，称为类癌综合征。

（4）低分化癌和未分化癌：低分化癌常见于女性和50岁以上的老年患者。大都表现为实体性的甲状腺肿块，常有较长期甲状腺结节基础上近期增大加快或者分化型甲状腺癌多次术后复发的病史，且常伴有淋巴结转移。其病情发展介于分化型癌和未分化癌之间。未分化癌是一种高度恶性的肿瘤。其平均发病年龄一般在60岁以上，病情进展迅速为其最主要的临床特征。肿块很快累及邻近组织器官并出现声嘶、咳嗽、吞咽困难及颈部疼痛等症状。检查时可见甲状腺区及颈侧部弥漫性巨大实性肿块，质硬、固定、边界不清，广泛侵犯周围组织。

六、诊断与鉴别诊断

（一）诊断

甲状腺肿瘤的评估方法如下。①病史，甲状腺和区域淋巴结的视诊和触诊等。②可借助喉镜评价声带运动情况。③影像检查可显示肿瘤的范围，协助肿瘤的定位和定性诊断，具体方法包括超声、核素扫描、CT、MRT和PET-CT等。④针刺活检、手术活检或冷冻切片可在治疗前协助明确病理诊断。

1. 病史和体格检查 甲状腺肿物或结节的检出并不难，重要的是如何鉴别结节的性质。

通过病史和体格检查对甲状腺肿物进行评估是最基本的步骤。病史采集中应重点注意：患者的年龄、性别，有无头颈部放射线接触史，颈前肿物的大小及增大速度，有无局部压迫和侵犯症状，有无类癌综合征表现，有无甲状腺腺瘤、嗜铬细胞瘤、甲状腺髓样癌或多发性内分泌肿瘤家族史等。

体格检查中应重点注意：甲状腺肿物的数目、大小、形态、质地、活动度，表面是否光滑、有无压痛、能否随吞咽上下活动、局部淋巴结有无肿大及声带活动情况等。如有下列情况者，应警惕或考虑为甲状腺癌。①男性与儿童患者，癌的可能性较大，儿童期甲状腺结节50%为癌。②短期内突然增大。甲状腺腺瘤、结节性甲状腺肿等恶变为甲状腺低分化癌或未分化癌时，肿物可短期突然增大。但甲状腺腺瘤等并发囊内出血，也可表现为短期内突然增大，应注意鉴别。③产生压迫症状，如声嘶或呼吸困难。④肿瘤质地硬实，表面粗糙不平。⑤肿瘤活动受限或固定，不随吞咽上下移动。⑥颈淋巴结肿大，某些病例淋巴结穿刺可抽出草绿色液体。

在无局部侵犯和压迫症状及无颈淋巴结肿大的情况下，对甲状腺肿物术前的定性诊断较为困难。在治疗前可进行如下检查以明确甲状腺功能情况、病变的范围及有无侵犯周围器官和组织等，并争取能够定性诊断。

2. 辅助检查

（1）血清学检查：主要包括甲状腺功能检查、血清降钙素等。所有甲状腺肿物患者都应行甲状腺功能检查，包括血清 TSH、T4、T3 测定等。甲状腺癌患者的甲状腺功能绝大多数是正常的，但高水平的 TSH 被认为与分化型甲状腺癌风险相关。甲状腺髓样癌患者的血清降钙素水平常有明显升高，有甲状腺髓样癌家族史或多发性内分泌肿瘤家族史者，应检测基础和刺激状态下的血清降钙素水平，以明确是否患有甲状腺髓样癌。甲状旁腺增生或甲状旁腺瘤常常导致甲状旁腺素水平升高，检测甲状旁腺素水平有助于排除部分甲状旁腺疾病。

（2）超声检查：是评价甲状腺肿物的大小和数目较为敏感的方法，可显示甲状腺结节的存在、囊实性及有无钙化等。彩超目前已是临床诊断甲状腺结节最常用的诊断手段，彩超可了解肿物及肿大淋巴结内的血流情况，对鉴别良恶性病变很有帮助。超声检查有甲状腺癌可能性的影像学特点如下。①有沙砾样钙化。②结节的回声低。③富血管。④结节边界不规则，并向周围浸润。⑤横截面前后径大于左右径。对有经验的超声医师，其鉴别甲状腺良恶性的准确率可达 80% ~ 90% 。

（3）核素扫描：大多数分化型甲状腺癌都有摄碘功能，表现为温结节，如有囊性变，则可全部或部分表现为凉结节或冷结节，如临床检查、B 超和 CT 检查等均认为是实性肿物，核素扫描为凉结节或冷结节者应考虑到癌的可能性。另外，核素扫描有助于远处转移灶的定性和定位诊断。

（4）X 线检查：包括气管正侧位片、食管吞钡和胸片等。气管正侧位片能显示甲状腺肿瘤内钙化灶、气管受压移位、变窄的情况及椎前软组织影，也可显示肿物下缘向胸骨后及纵隔延伸情况；食管吞钡可了解食管是否受压、侵犯；胸片可了解纵隔及双肺情况。

（5）CT 检查：可显示肿物的位置、数目、有无钙化、内部结构情况、边界是否规则等，对甲状腺肿物的定位和定性诊断很有帮助。甲状腺癌在 CT 上表现为不规则或分叶状的软组织肿物影，大多密度不均，边界不清，可伴有钙化，增强后呈不规则强化。CT 检查对病变较大的甲状腺癌的显示较佳，但对于较小病变的定位诊断相对较差。

（6）MRI 检查：能行冠状、矢状及横断面多层显像，对软组织肿瘤的显示效果较 CT 强，虽无定性诊断作用，但对甲状腺癌的定位诊断及其与周围器官、血管和组织的关系显示良好。

（7）PET-CT 检查：分化型甲状腺癌细胞分化较好，其摄取 ^{18}F-DG 的能力有限，所以在 ^{18}F-DG-PET 显像中 SUV 值升高不明显，且 PET-CT 对较小癌灶的检出率不高，因此 PET-CT 的假阴性率高，对分化型甲状腺癌的临床诊断指导意义不大；但 PET-CT 在髓样癌、未分化癌的诊断价值较高。

（8）细针穿刺细胞学（fine needle aspiration cytology，FNAC）检查：FNAC 是目前甲状腺结节术前定性诊断最常用的方法，其优点是安全、方便、便宜和准确性较高。因为乳头状癌细胞具有较为特异的细胞核特征，FNAC 对于乳头状癌的诊断准确性较高，可达 90% 以上。对于甲状腺结节较小或位置较深在、体表不易定位的病例，可在超声引导下行细针穿刺细胞学检查或活检，提高诊断准确率。

对伴有颈淋巴结肿大的病例可行颈淋巴结细胞学检查或活检。

（二）鉴别诊断

1. 结节性甲状腺肿 很常见，多见于中年以上妇女，病程可长达十几年至数十年，可为单结节或多结节，病变常累及甲状腺双侧叶，结节大小不一，表面光滑，病程长者，可伴有囊性变或钙化，可压迫甲状腺周围器官或侵入胸骨后间隙。

2. 甲状腺腺瘤 多见于 20 ~ 40 岁的年轻人，女性较多，多数为生长缓慢的颈前肿块，肿物较小时，无任何症状；有时肿块突然增大并伴有痛，常为囊内出血所致。检查多为单结节，边界清，表面光滑，无颈淋巴结转移和远处转移灶，一般无神经损害症状。

3. 亚急性甲状腺炎 较常见于中壮年妇女，多认为是由于病毒感染所引起，病期数周或数月，发病前常有呼吸道感染病史，伴有轻度发热和其他全身症状，约经数周的病程，可自愈。局部表现为甲状腺的肿大和触痛。

4. 慢性淋巴细胞性甲状腺炎（桥本甲状腺炎） 又称自身免疫性甲状腺炎，多发生于 40 岁以上的妇女，为慢性进行性甲状腺双侧或单侧叶肿大，橡皮样硬实，表面有结节感，临床上与癌难于鉴别，血清学显示抗甲状腺球蛋白抗体（TGAb）和抗甲状腺微粒体抗体（TMAb）阳性。桥本甲状腺炎的治疗原则是内科保守治疗，本病对肾上腺糖皮质激素治疗较敏感，但在并发癌症、气管压迫、发展迅速等情况下要行外科处理。有学者认为桥本甲状腺炎并发癌症发生率达 10% 以上，建议桥本甲状腺炎并发甲状腺结节者应积极外科治疗。

5. 纤维性甲状腺炎（慢性木样甲状腺炎） 为慢性纤维增殖性疾病，常发生于 50 岁左右的妇女，病史较长，平均病期 2～3 年，甲状腺呈弥漫性增大，质硬如木样，常保持甲状腺的外形。有进行性发展的倾向，常与周围组织固定并出现压迫症状。确诊依赖手术活检，可行手术探查并切除峡部，以缓解或预防压迫症状。

七、分 期

参考 2010 年国际抗癌联盟（UICC）和美国抗癌协会（AJCC）的甲状腺癌分期病理分期需要应用在临床分期中和手术切除标本的组织学检查中所获得全部信息。对肉眼可见的未完全切除的残留肿瘤还必须包括外科医师的评估。

（一）TNM 分期

1. 原发肿瘤（T）

所有的分类可以再分为孤立性肿瘤和多灶性肿瘤（其中最大者决定分期）。

T_x：原发肿瘤无法评估。

T_0：无原发肿瘤证据。

T_1：肿瘤最大径 ≤2cm，局限于甲状腺内。

T_2：肿瘤最大径 >2cm，但 ≤4cm，局限于甲状腺内。

T_3：肿瘤最大径 >4cm，局限于甲状腺内或任何肿瘤伴有最小程度的甲状腺外侵犯（如胸骨甲状肌或甲状腺周围软组织）。

T_{4a}：肿瘤无论大小，超出甲状腺包膜，侵及皮下软组织、喉、气管、食管或喉返神经。

T_{4b}：肿瘤侵犯椎前筋膜、纵隔血管或包绕颈动脉。

所有的未分化癌属 T_4 肿瘤。

$T_{4a'}$：局限于甲状腺腺体内的未分化癌——手术可切除。

$T_{4b'}$：甲状腺外侵犯的未分化癌——手术不可切除。

2. 区域淋巴结（N）

区域淋巴结为颈部正中部、颈侧和上纵隔淋巴结。

N_x：区域淋巴结无法评估。

N_0：无区域淋巴结转移。

N_1：区域淋巴结转移。

N_{1a}：Ⅵ组转移（气管前、气管旁和喉前/Delphian 淋巴结）。

N_{1b}：转移至同侧、双侧、对侧颈部或上纵隔淋巴结。

3. 远处转移（M）

M_x：远处转移无法评估。

M_0：无远处转移。

M_1：有远处转移。

（二）临床分期

1. 乳头状癌或滤泡癌

（1）45 岁以下：

Ⅰ期：任何 T，任何 N，M_0。

Ⅱ期：任何 T，任何 N，M_1。

（2）45 岁或 45 岁以上：

Ⅰ期：$T_1N_0M_0$。

Ⅱ期：$T_2N_0M_0$。

Ⅲ期：$T_3N_0M_0$，$T_1N_{0a}M_0$，$T_2N_{1a}M_0$，$T_3N_{1a}M_0$。

ⅣA期：$T_{4a}N_0M_0$，$T_{4a}N_{1a}M_0$，$T_1N_{1b}M_0$，$T_2N_{1b}M_0$，$T_3N_{1b}M_0$，$T_{4a}N_{1b}M_0$。

ⅣB期：T_{4b}，任何 N，M_0。

ⅣC期：任何 T，任何 N，M_1。

2. 髓样癌

Ⅰ期：$T_1N_0M_0$。

Ⅱ期：$T_2N_0M_0$。

Ⅲ期：$T_3N_0M_0$，$T_1N_{1a}M_0$，$T_2N_{1a}M_0$，$T_3N_{1a}M_0$。

ⅣA期：$T_{4a}N_0M_0$，$T_{4a}N_{1a}M_0$，$T_1N_{1b}M_0$，$T_2N_{1b}M_0$，$T_3N_{1b}M_0$，$T_{4a}N_{1b}M_0$。

ⅣB期：T_{4b}，任何 N，M_0。

ⅣC期：任何 T，任何 N，M_1。

3. 间变癌

所有间变癌都属Ⅳ期。

ⅣA期：T_{4a}，任何 N，M_0。

ⅣB期：T_{4b}，任何 N，M_0。

ⅣC期：任何 T，任何 N，M_1。

八、治疗

甲状腺癌的治疗包括手术治疗和非手术治疗。

（一）手术治疗

除了未分化癌外，甲状腺癌的治疗以外科手术为主。根据不同的病理类型和侵犯范围，其手术方式也有所不同。应根据原发肿瘤的大小、病理类型、对周围组织的侵犯程度、有无转移及转移的范围来决定具体的术式。

1. 原发癌的处理

（1）单侧腺叶加峡部切除：国内多数专家推荐对于肿瘤主要局限于单侧腺体（没有向腺叶外的浸润）、无颈部淋巴结转移、没有颈部放疗史或辐射史的病变可行单侧腺叶加峡部切除。对性质不明的甲状腺内的实质性肿块至少要行单侧腺叶次全加峡部切除术。怀疑甲状腺癌的病例应行单侧腺叶加峡部切除术。

行单侧腺叶切除时应显露并注意保护喉返神经，常规探查气管前和喉返神经旁（Ⅵ区）是否有肿大的淋巴结，若有则清扫该区域的淋巴结。

（2）甲状腺全切除：当甲状腺病灶累及双侧腺叶或甲状腺癌已有远处转移等情况时，需要在手术后行放射性核素治疗时，应先切除甲状腺。行甲状腺全切除术时，应尽量保留至少1个甲状旁腺。

（3）甲状腺扩大切除术：指将甲状腺和受侵犯的组织器官一并切除的术式，当肿瘤侵犯腺体外组织或器官如喉、气管、食管和喉返神经等时，只要患者情况允许，应争取行扩大切除术。有资料显示手术切除彻底与否影响患者的预后。

2. 区域淋巴结的处理　甲状腺癌的区域淋巴结转移包括颈部和上纵隔的淋巴结转移，临床上颈淋巴结转移较为常见。因为大多数的文献显示颈淋巴结转移对患者的生存无显著性影响，因此对于临床颈淋巴结阴性的病例，一般不主张行选择性颈淋巴结清扫术；而对于临床颈淋巴结阳性的病例，应行治疗性颈淋巴结清扫术。在临床颈淋巴结阴性的甲状腺癌的初次手术中，应常规探查气管前和气管旁（Ⅵ区）是否有肿大的淋巴结，若有则行Ⅵ区淋巴结清扫术，但应注意保护喉返神经和甲状旁腺。新近的研究发现转移淋巴结包膜外侵犯是影响患者预后的一个不良因素，提示早期发现并处理甲状腺癌的区域淋巴结转移可提高其预后。

分化型甲状腺癌的恶性程度较低，颈清扫的术式以功能性清扫为主，一般清扫范围为Ⅱ～Ⅵ区。对肿瘤侵犯范围大、转移性淋巴结广泛，甚至侵及周围组织、器官者，则应考虑行经典性或者范围更为广泛的颈淋巴结清扫术。

对于有上纵隔淋巴结转移的病例，可采用颈部切口或行胸骨劈开入路行上纵隔淋巴结清扫。

（二）非手术治疗

甲状腺癌的非手术治疗包括内分泌治疗、碘^{131}（^{131}I）治疗、放射治疗和药物治疗等。

1. 内分泌治疗　内分泌治疗又称为 TSH 抑制治疗。目前的观点仍然认为分化型甲状腺癌是一种激素依赖型肿瘤。垂体分泌的促甲状腺素（TSH）是甲状腺滤泡细胞合成、分泌甲状腺素和甲状腺滤泡细胞增殖、分化的主要因素。自 1957 年 Crile 报道了甲状腺素对部分分化型甲状腺癌病例的显著治疗效果后，分化型甲状腺癌术后行 TSH 抑制治疗（服用甲状腺素）基本上成了常规做法，其理论基础是甲状腺素可抑制 TSH 的分泌从而减少分化型甲状腺癌细胞的增殖和转移，但该治疗方法是否有效，目前尚缺乏有力的临床试验证据。目前推荐用法：术后服用左甲状腺素，对于有癌灶残留或中高危患者将 TSH 抑制在 <0.1mU/L 水平，而无病灶残留证据且低危患者将 TSH 控制在 0.1～0.5mU/L，左甲状腺素的具体用量根据血清 TSH 水平调整。

2. ^{131}I 治疗　大部分的分化型甲状腺癌具有摄取^{131}I 的功能，^{131}I 发出的射线具有破坏甲状腺滤泡细胞的作用，因此临床上常采用^{131}I 来治疗分化型甲状腺癌。根据治疗目的，^{131}I 治疗可分为甲状腺切除术后的消融（ablation）治疗和远处转移灶的内照射治疗两种。消融治疗是指分化型甲状腺癌行甲状腺近全切除术后，应用^{131}I 摧毁残留的正常甲状腺组织，达到甲状腺全切除的目的，对于分化型甲状腺癌的远处转移灶和不能手术的原发病灶，只要病变能摄碘均可采用^{131}I 行内照射治疗。目前比较公认的^{131}I 治疗指征包括：具有远处转移者、肿瘤未完全切除或难以完全切除等患者适合^{131}I 治疗。

3. 放射治疗　放射治疗即外照射治疗，分化型甲状腺癌对常规放疗不敏感，而且甲状腺邻近器官如甲状软骨、气管、脊髓等对放射线的耐受性较低，因此，一般情况下不主张单纯行外照射或术后常规辅助放疗。一般认为放射治疗的适应证包括未分化癌、分化型甲状腺癌术后不摄取^{131}I 的局部肿瘤残留病灶和远处转移灶。

4. 药物治疗　对于分化型甲状腺癌患者，目前尚缺乏有效的化疗药物，因此临床治疗中，化疗仅有选择性地用于一些晚期无法手术或有远处转移的患者，或者与其他治疗方法相互配合应用；相比较而言，未分化癌对化疗则较敏感，临床上多采用联合化疗。分子靶向治疗：目前已进入临床试验的甲状腺癌靶向药物包括范得他尼、舒尼替尼和索拉非尼等，目前研究结果显示以上药物可能有一定的抗肿瘤效果，但其疗效需大规模临床试验验证。

九、预后

不同类型的甲状腺癌预后差别很大，有的发展缓慢，很少致死，有的进展迅速，死亡率很高。对甲状腺癌的预后有显著影响的因素主要包括：病理类型、原发灶大小、分期、远处转移、治疗方式和年龄等。据资料显示，分化型甲状腺癌的 5 年、10 年生存率分别为 93.6% 和 87.5%；髓样癌和未分化癌的 5 年生存率分别为 68.75% 和 16.81%；Ⅰ期、Ⅱ期、Ⅲ期和Ⅳ期甲状腺癌的 5 年生存率分别为 98.98%、88.92%、79.50% 和 41.51%。另外，有些基因的表达情况对甲状腺癌的预后有影响，如 RET、BRAF 和 p53 等是分化型甲状腺癌的常用的分子预后指标。

第二节　舌癌

舌癌（carcinoma of the tongue）为口腔内最常见的恶性肿瘤，大多数为鳞癌，区域淋巴结转移率较高。治疗采取手术为主的综合治疗，早期病例预后较佳。

一、解剖与生理

舌位于口腔底，由横纹肌和表面的黏膜组成，是口腔内的重要器官，参与咀嚼、吞咽、语言和味觉等生理功能。

在舌的中后 1/3 交界处有轮廓乳头形成的界沟，又名 "V" 形沟。"V" 形沟前 2/3 称舌体（活动部），后 1/3 为舌根（舌根部）。舌体上表面称舌背，下表面为舌腹，以舌系带连接于口底前部黏膜上，两侧称舌侧缘，前端狭窄部为舌尖。舌背布满乳头，味蕾分布于轮廓乳头和菌状乳头。舌腹黏膜光滑，向口底移行，在前方与舌系带相连接。舌根较为固定，属口咽范围。

舌肌分舌内肌和舌外肌。舌内肌起止均在舌内，由纵横交错的肌纤维构成，中线的肌间纤维将舌体分为左右两半。舌外肌有颏舌肌、舌骨舌肌、茎突舌肌和腭舌肌，它们均起自同名骨骼而止于舌。

舌体黏膜的一般感觉及味觉受舌神经（三叉神经＋面神经鼓索支）支配。舌根黏膜的感觉及味觉受舌咽神经（咽支）和迷走神经（喉上神经内支）支配。舌肌的运动主要受舌下神经支配。

舌的血液供应主要来自颈外动脉的舌动脉。舌动脉发出舌背动脉、舌深动脉和舌下动脉。舌静脉汇入颈内静脉。

舌的淋巴管丰富，主要流入颏下淋巴结、下颌下淋巴结及颈深淋巴结上群，也可直接流向颈深淋巴结中群（图 5-2）。

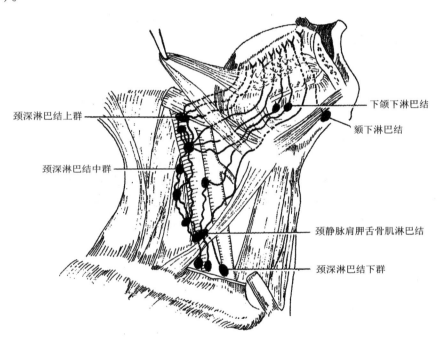

图 5-2 舌的淋巴引流

二、流行病学

舌癌在口腔癌中最多见。据资料显示，舌癌占口腔癌的 39.95%，占全身恶性肿瘤的 0.94%，男女比例为（1.2～1.8）：1。在我国，舌癌发病的中位年龄在 50 岁以前，比欧美偏早。

三、病因

舌癌的病因未明，但至少与下列因素有关。

1. 化学致癌物 槟榔咀嚼物中的添加剂（包括槟榔籽、石灰、丁香和烟叶）已被证实为致癌因素；烟草中的尼古丁有致癌作用，嗜烟的人易患舌癌。在舌癌被治愈后仍嗜烟，发生第 2 原发癌的机会则大大增加；酒可作为致癌物的溶剂，促使致癌物进入舌黏膜。国外资料显示，烟酒均嗜好者口腔癌的发病率是不吸烟、不喝酒者的 15.5 倍。

2. 物理致癌因素 不良口腔卫生习惯、放射线损伤、机械性损伤，如不合适的牙托、义齿、龋齿、残缺的牙嵴、骨刺等异物与舌体摩擦引起癌变。

3. 生物致癌因素　梅毒螺旋体感染、人类乳头状瘤病毒与某些类型舌癌的发病有一定关系。遗传、个体易感性、营养代谢障碍、种族亦与舌癌的发生有关。鼻咽癌患者放疗后，舌癌发生率增高。

四、病理

1. 病理类型　舌癌多发自舌体正常黏膜上皮，部分由被称为癌前病损的白斑或红斑癌变而成。早期舌癌多数只表现为局部黏膜增厚。在病理上，这些黏膜往往表现为不典型增生，但是病变可发展成舌癌。目前已知一些特定基因片段的缺失及基因突变，如 p53 基因突变可导致黏膜的癌变。典型舌癌的大体类型有菜花型、溃疡型、浸润型和结节型。镜下观察，舌癌大多数是分化好的鳞状细胞癌。据统计，662 例舌癌中，95.5%是鳞状细胞癌，其他有小唾液腺来源的腺癌等。其余如淋巴瘤、恶性黑色素瘤及肉瘤则比较少见。

2. 生长与扩展　舌癌较其他口腔癌恶性度高，早期即可侵犯肌层。舌侧缘癌向后可侵犯舌腭弓；舌腹癌则多向口底扩展并可累及下颌骨。晚期舌癌可越过中线，甚至累及全舌。

3. 转移　舌癌易发生区域淋巴结转移，文献报道可高达84%，肿瘤医院的统计为34.9%。常见转移淋巴结依次为颈Ⅱ区、Ⅰa区、Ⅲ区、Ⅰb区及Ⅳ区。舌癌的远处转移率约为5%，以肺和肝多见。目前认为舌癌的浸润深度与发生淋巴结转移密切相关。

五、临床表现

舌癌好发于舌侧缘中1/3处，舌腹和舌背次之，舌尖最少。舌癌较一般口腔癌恶性度高，病程短，发展快。典型表现如下。

1. 舌部肿块　继而出现溃疡灶。

2. 疼痛　因肿块侵犯或感染坏死引起，可伴有放射性耳痛。

3. 舌活动受限　表现为语音不清、吞咽障碍、流涎，系因肿瘤侵犯口底（舌外肌）、舌系带。晚期病灶，肿瘤广泛浸润使舌处于固定状态，肿瘤坏死、溃烂、出血。病变进一步发展还可侵犯翼内肌、颌下腺及下颌骨，引起张口困难。

4. 咀嚼困难　机体营养障碍，消瘦。

5. 颈淋巴结肿大　30%～40%的舌癌患者就诊时已有区域淋巴结转移，多为同侧颈淋巴结肿大。原发于舌背、舌尖或侵犯中线的舌癌可发生双侧淋巴结转移。

六、诊断与鉴别诊断

（一）诊断

舌癌的诊断要求包括定性与范围判断。依据症状及体征，舌癌不难诊断。但对早期舌癌，特别是浸润型舌癌要提高警惕。舌有硬结、溃烂，特别是伴有白斑或红斑，短期消炎治疗无效时，应进行活检以排除舌癌。双合诊检查十分重要，因可触及的肿瘤范围总是大于视诊所见。按照触诊情况详细记录肿瘤的部位、大小、外形、表面情况；距舌尖、中线及"V"形沟的距离；有无侵犯口底、舌系带，舌活动是否受限等。舌癌的确诊，最终有赖于病理组织学诊断，最常用的手段是钳取舌肿物进行活检，此法损伤小，简单易行。黏膜完整的浸润型舌癌可采用细针吸取细胞学检查或手术切取肿物活检。

舌癌颈淋巴结是否转移的临床诊断标准应根据淋巴结的部位、大小、表面情况及质地来确定，若淋巴结质硬、表面不平、形态饱满，不论大小均应考虑有转移。

影像学包括 CT 和 MRI 检查用于评价病变范围，帮助进行临床分期。MRI 检查对局部软组织侵犯可提供更好的评价。PET/CT 则对早期病灶的检测、远处转移及预后随访有一定帮助。

（二）鉴别诊断

1. 创伤性溃疡　创伤性溃疡多见于老年人，患者常因不合适的牙托、假牙或齿缘过利等导致舌侧缘损伤，损伤部位与刺激部位相吻合。溃疡深浅不一，但无硬结。刺激去除后短期内可自愈。如经处理

1 周后还不愈合，则应做病理活检以确诊。

2. 炎症性溃疡　患者多有结核、梅毒病史。病灶多在舌背，偶尔在舌侧缘和舌尖。常为疼痛而不硬的盘状溃疡，边缘可呈堤围状。必要时以活检确诊。

3. 舌白斑与红斑　舌白斑与红斑为舌黏膜鳞状上皮的不典型性增生和过度角化。舌白斑常见，根据轻重可分为三度：Ⅰ度白斑呈浅白色或灰蓝色云絮状，质软。Ⅱ度白斑的病变黏膜增厚，表面粗糙，有浅裂沟及糜烂。Ⅲ度白斑表面粗糙加重，出现深裂沟，易出血。临床观察难以确定白斑转变为原位癌的时间，需切除活检。红斑呈红色斑块状，可分为颗粒型和平滑型两种，镜下检查病变常发现早期浸润癌。对早期的可疑白斑，利用化学免疫发光系统照射涂布了乙酸的口腔黏膜，可以检测出早期病灶。

4. 舌乳头状瘤　舌乳头状瘤常为慢性刺激引起，多在舌背或舌侧缘的乳头状突起，边界清楚，可有蒂。

5. 其他　需鉴别的疾病还有颗粒细胞瘤、血管瘤、淋巴管瘤等。

七、分期

目前采用美国抗癌协会（AJCC）和国际抗癌联盟（UICC）建议的统一分期法。

1. 原发癌（T）

T_x：原发肿瘤无法估计。

T_0：原发灶隐匿。

T_{is}：原位癌。

T_1：肿瘤最大直径≤2cm。

T_2：肿瘤最大直径＞2cm，≤4cm。

T_3：肿瘤最大直径＞4cm。

T_{4a}：肿瘤侵及骨皮质、深层舌肌或舌外肌、上颌窦、面部皮肤。

T_{4b}：肿瘤侵犯磨牙后间隙、翼板、颅底、颈内动脉。

2. 区域淋巴结（N）

N_x：区域性淋巴结转移无法评估。

N_0：无区域性淋巴结转移。

N_1：同侧单个淋巴结转移，最大直径≤3cm。

N_2：淋巴结转移。

N_{2a}：同侧单个淋巴结转移，最大直径＞3cm，但≤6cm。

N_{2b}：同侧多个淋巴结转移，其中最大直径≤6cm。

N_{2c}：同侧或对侧淋巴结转移，其中最大直径≤6cm。

N_3：转移淋巴结最大直径＞6cm。

3. 远处转移（M）

M_x：远处转移无法评估。

M_0：无远处转移。

M_1：有远处转移。

4. pTNM 病理分期

pN_0：病理检查分区颈清扫淋巴结 6 个以上，或全颈清扫淋巴结 10 个以上均为阴性。

pN：分期应测量转移灶的大小，而不仅是淋巴结的大小。

5. TNM 临床分期

0 期：$T_{is}N_0M_0$。

Ⅰ期：$T_1N_0M_0$。

Ⅱ期：$T_2N_0M_0$。

Ⅲ期：$T_3N_0M_0$，$T_{1\sim3}$，N_1M_0。

Ⅳ期：T_4，任何 N，M_0/任何 T，N_2，M_0/任何 T，任何 N，M_1。

八、治疗

舌癌治疗的原则应在根治癌症的基础上尽可能重建口腔功能，尽可能做到个体化。舌癌最有效的治疗方法是手术切除和放射治疗。辅助化疗配合手术或放疗颇有发展前途。早期舌癌手术切除，中晚期舌癌则趋向手术、化疗和放射的综合应用。颈淋巴结转移灶对放疗不敏感，故以外科治疗为主。舌癌治疗方法的选择既要彻底治愈肿瘤，又要考虑口腔颌面部的功能和美容。

（一）原发癌的处理

（1）T_1 期舌癌：选择单纯手术治疗。

（2）$T_{2~3}$ 期病灶：多采用手术或辅助化疗/辅助放疗加手术的综合治疗方案。若原发灶较大者可以考虑进行诱导化疗后再手术治疗。

（3）T_4 病灶：多采用化疗、手术和（或）放疗之综合治疗。肿瘤广泛侵犯舌外肌及邻近解剖结构，无手术指征，而患者一般情况良好，可予以外放射，辅以化疗，能达缓解症状、缩小肿瘤的姑息性治疗目的。

（二）常用的舌癌切除术

1. 部分舌切除术　适用于治疗直径不超过 2cm 的表浅病灶，而且没有颈部转移。

2. 半侧舌体切除术　适用于舌体的癌肿已侵及肌层，但病变范围不超过中线和"V"形沟且未达口底者。

3. 舌癌联合根治术　适应证：直径大于 2cm 未达中线、未超过"V"形沟的舌癌；癌肿侵犯下颌骨，颈部淋巴结转移灶为 $N_{1~2}$ 或可疑者。患者一般情况较好，心、肝、肺、肾检查无异常，可耐受手术。

（三）修复重建手术

舌癌的手术治疗经常需要切除舌体、口底、舌的肌肉，甚至颌骨及牙齿，因此不可避免要影响口腔功能。根治术后的修复重建是癌症治疗中必须考虑的要素。目前临床上采用血管化的游离组织瓣移植修复已成为主要的重建方式。供区常选用前臂皮瓣、股外侧皮瓣及腓骨皮瓣。在重建口腔软组织和骨组织的基础上进一步恢复缺失的牙齿可使患者获得更好的术后功能。

（四）颈淋巴结转移癌的处理

舌癌的颈淋巴结转移率高，而且对放射治疗不敏感，故以手术治疗为主。当临床出现 $N_{1~2}$ 期转移灶时，应行根治性颈清扫术（RND），术后可予以颈野放疗治疗。T_2 期的手术后患者大约有 40% 会出现颈部转移，颈部淋巴结的预防性治疗更显重要。因此，除有条件定期复诊的 T_1N_0 病例外，$T_2 \sim T_4$ 期患者，即使临床未触及肿大淋巴结，也应行选择性颈清扫术（END）。对于任何 $T_3 \sim T_4$ 患者均应将 RND 作为初次外科治疗的一部分。

（五）舌癌的放射治疗

1. 放疗前的准备　舌癌放疗前，必须做好口腔卫生。洁齿或拔除及补好蛀齿，预防和清除牙源性感染，防止放疗后出现放射性骨损伤。

2. 放疗方式方法

（1）组织间插植内照射为主，辅以体腔管或外照射。病灶小于 2cm，无论原发灶在舌尖、舌侧缘还是舌腹，均可应用近距离后装^{192}Ir 针插植治疗。组织间照射用 γ 射线高剂量率，一般一次或两次即可。治疗后局部瘢痕少，全身反应较轻，又能保全舌的功能。单纯组织间插植放疗只适用于浅表小病灶，否则必须加外照射治疗。

（2）以外照射为主，辅以体腔管或组织间插植内照射治疗。适用于体积较大的肿瘤。双侧放疗野包括颏下、颌下及颈深上区。采用 X 线、^{60}Co、电子束治疗。放疗剂量 40~60Gy/（4~6）周，再行组织间插植内照射。

（3）单纯外照射：对于无法手术的患者，可行姑息性外照射，总剂量在 70Gy/7 周。控制脊髓受量在 40Gy 以下，以预防放射性脊髓炎。

（六）舌癌的化疗

近年来，诱导化疗在舌癌综合治疗中的应用越来越广泛，常用的化疗药物有：taxotere、DDP、5-FU、BLM-A5、MTX 等。常用方案如下。

1. TPF 方案　第一天 taxotere 70mg/m^2 静脉注射，水化后 DDP 90~100mg 静脉注射；第 1 到第 5 天 5-FU 4.5~5.0 持续 24 小时静脉灌注。每 3 周为 1 个疗程。治疗中注意骨髓抑制情况。

2. DBF 方案　DDP 50mg 第 1、3、5 天用；BLM-A5 8mg 第 1、3、5 天用；5-FU 500mg 连用 5 天；休息 10~14 天后重复，共用 2~3 段。

九、预后

舌癌的预后主要取决于病期的早晚。中山大学附属肿瘤医院统计，临床 Ⅰ 期、Ⅱ 期、Ⅲ 期、Ⅳ 期的 5 年生存率分别为 77.3%、60.2%、47.3%、44.8%；病理分化程度越差预后越差；淋巴结有转移者的 5 年生存率仅及无转移者的一半；在舌体各部位中，舌腹癌的 5 年生存率最高。目前，有效的综合治疗手段扩大了舌癌的手术适应证，改善了患者的外形和功能，提高了晚期患者的生存率。

第三节　涎腺肿瘤

涎腺亦称唾液腺，是分泌唾液的腺体，分为大小两类：大涎腺有三对，即腮腺、颌下腺和舌下腺；成百上千的小涎腺则主要分布在口腔、鼻旁窦及气管等处的黏膜下。

一、局部解剖

腮腺属浆液性腺体，颌下腺、舌下腺及唇颊等小腺体为混合性腺体。

1. 腮腺解剖　腮腺位于面侧部，为单一腺体，但常以面神经为界分为深、浅两叶。浅叶较大，形状不规则，位于咬肌后份的浅面，上至颧弓，下达下颌骨下缘；深叶较小，上邻外耳道软骨，并绕下颌骨升支后缘向内延伸，与咽旁间隙相邻。腮腺总导管位于咬肌肌膜浅面，在咬肌前缘几乎呈直角向内穿过颊肌而开口于颊黏膜。

面神经主干出茎乳孔后，在相当于外耳道软骨和二腹肌后腹之间，耳后动脉的深面，乳突尖上方 1cm 处，越过茎突根部浅面，自腮腺后方深面进入腮腺。在腺实质内面神经主干分为颞面及颈面两大干。颞面干较粗，向上行；颈面干较细，大致与下颌骨升支后缘平行，在面后静脉后向前下行。自两大干发出五组分支，即颞支、颧支、颊支、下颌缘支和颈支。

2. 颌下腺解剖　颌下腺位于颌下三角中，分深浅两部：浅部较大；深部起自浅部内侧，经下颌舌骨肌与舌骨舌肌的裂隙至舌下区，与舌下腺的后端相连。颌下腺导管自腺体内侧发出，开口于舌下肉阜。颌外动脉经二腹肌后腹及颌下腺深面向上行，绕过下颌体下缘，在咬肌前缘到达面部。舌神经自外向内绕过颌下腺导管下方入舌。舌下神经经二腹肌后腹深面、舌骨舌肌浅面，向前上行入舌。面神经下颌缘支自颈面干分出后，在腮腺下方，颈阔肌的深面越过面后静脉，约在下颌角下 1cm 处前行，跨越面前静脉和颌外动脉而分布于下唇。

3. 舌下腺解剖　舌下腺形状扁长，由多数小腺构成，位于舌下区，后端与颌下腺延长部相接。输出管有大小两种。多数为小管，开口于舌下区黏膜，大管沿腺体内侧与颌下腺导管伴行，二者多并发开口于舌下肉阜。

二、流行病学及病因学

不同国家的涎腺肿瘤患病率有明显的差异，国外文献报道为（0.15~10.6）/10 万。目前我国尚缺乏全国性涎腺肿瘤发病统计资料。涎腺肿瘤中腮腺肿瘤的发生率最高，约占80%，颌下腺肿瘤占10%，舌下腺肿瘤占1%，口内小涎腺肿瘤占9%。而在小涎腺肿瘤中，最常见是腭腺（57.8%），其次为唇腺（12.6%）、舌腺（10%）、颊腺（8%）。

发生肿瘤的唾液腺体积越小，恶性肿瘤所占比例越高。腮腺肿瘤中，良性占大多数，恶性肿瘤只占少数，约为20%，颌下腺肿瘤中良恶性发病情况近似，约50%的颌下腺肿瘤为恶性。舌下腺肿瘤中，恶性肿瘤比例高，良性肿瘤少，而80%的小涎腺肿瘤为恶性。沃辛（Warthin）瘤（淋巴乳头状囊腺瘤或腺淋巴瘤）、嗜酸性粒细胞腺瘤几乎仅发生在腮腺；管状腺瘤好发于上唇。良性肿瘤以多形性腺瘤（混合瘤）发病率最高，其次为沃辛瘤；恶性肿瘤中以黏液表皮样癌的发病最高，其次为腺样囊性癌。

三、病理

涎腺肿瘤的发生主要来自导管的腺上皮细胞或肌上皮细胞，或二者同时参与，而浆液性或黏液性腺泡很少发生肿瘤。涎腺肿瘤类型繁多，目前对其病理分类国内外尚不完全一致。世界卫生组织（WHO）提出了涎腺肿瘤病理组织学新分类。

（1）腺瘤。

1）多形性腺瘤（混合瘤）。

2）肌上皮瘤（肌上皮腺瘤）。

3）基底细胞腺瘤。

4）沃辛瘤（腺淋巴瘤）。

5）嗜酸性粒细胞腺瘤。

6）管状腺瘤。

7）皮脂腺瘤。

8）皮脂和非皮脂淋巴腺瘤。

9）导管乳头状瘤：①内翻型导管乳头状瘤。②导管内乳头状瘤。③乳头状涎腺瘤。

10）囊腺瘤：①乳头状囊腺瘤。②黏液状囊腺瘤。

（2）癌。

1）腺泡细胞癌。

2）黏液表皮样癌。

3）腺样囊性癌。

4）多形性低度恶性腺癌（终末导管癌）。

5）上皮—肌上皮细胞癌。

6）非特异性透明细胞癌。

7）基底细胞腺癌。

8）恶性皮脂腺癌：a. 皮脂腺癌。b. 皮脂淋巴腺癌。

9）乳头状囊腺癌。

10）黏液腺癌。

11）嗜酸性粒细胞癌。

12）涎腺导管癌。

13）非特异性腺癌。

14）恶性肌上皮细胞瘤（肌上皮细胞癌）。

15）癌在多形性腺瘤中（恶性混合瘤）。

16）鳞状细胞癌。

17）小细胞癌。

18）大细胞癌。

19）淋巴上皮癌。

（3）非上皮细胞瘤。

（4）恶性淋巴瘤。

（5）继发肿瘤。

（6）未分类肿瘤。

（7）肿瘤样疾病。

1）涎腺良性肥大。

2）嗜酸性粒细胞增生症。

3）坏死性涎腺化生（涎腺梗阻）。

4）良性淋巴上皮病。

5）涎腺囊肿。

6）慢性硬化性颌下腺炎。

7）艾滋病的囊性淋巴样增生。

本节仅对常见的几种良性肿瘤病理类型和恶性肿瘤病理类型加以叙述。

（一）多形性腺瘤

多形性腺瘤亦称混合瘤，是涎腺肿瘤中最常见的一种。在 3 对大涎腺中以腮腺最多见，颌下腺次之，舌下腺极少见，也可发生于小涎腺。

1. 大体形态　肿瘤大小不等，表面光滑或呈结节状，周界清楚，具有包膜，厚薄不均，包膜常不完整。肿瘤质地软硬不一，需视黏液、软骨样和胶原纤维成分的多少而定。切面实质性，有时含有囊腔，实质部分呈灰白色、淡粉红色，常见软骨样、黏液样区域，也可见出血、坏死及囊性变等。

2. 镜下所见　肿瘤由包膜、上皮成分、间质所组成。上皮细胞可表现为多种形式。间质化生也很明显，有黏液软骨样组织、骨组织、胶原纤维和玻璃样变等，因而构成了多形性腺瘤的复杂多样的组织学形态。

多形性腺瘤因有上皮、黏液软骨样等成分而被命名，其实纯属上皮性肿瘤。实质上应归于临界性肿瘤，即介于良、恶性肿瘤之间的一种肿瘤。

（二）沃辛瘤

沃辛瘤几乎全部发生在腮腺内，好发于腮腺下极；极少数见于颌下腺，发生在口腔内小涎腺则十分罕见。多发生于男性，占 85% ~ 90%；以 50 ~ 60 岁的老年人为多。

1. 大体形态　肿瘤呈圆形或椭圆形，表面光滑，有完整包膜，质地较软，有时可压缩。切面见许多囊腔，囊内有乳头状结构及黏稠液体，囊腔间为灰白色组织。

2. 镜下所见　肿瘤由腺上皮细胞及淋巴细胞两种成分组成。上皮形成大小不等的囊腔，部分区域上皮呈简单或复杂的乳头状入囊腔内。囊腔内有红染无结构物质，常见胆固醇结晶。囊壁外层有基膜与间质相隔。囊腔周围有密集的淋巴细胞，有的形成淋巴滤泡，纤维结缔组织较少。

（三）黏液表皮样癌

在大涎腺肿瘤中，占 5% ~ 10%，其中 90% 发生于腮腺，其余发生于颌下腺。在小涎腺肿瘤中，占 4% ~ 20%，以腭腺最多见。本病好发年龄段为 40 ~ 50 岁，女性较男性多见。黏液表皮样癌恶性程度不一，低度恶性者病程较长，生长较局限；中度及高度恶性者呈浸润生长，病程较短。

1. 大体所见　分化较好的黏液表皮样癌可有包膜，但多数不完整，甚至完全无包膜。切面灰白或呈浅粉红色，有时分叶。约半数患者可见大小不等的囊腔，内含透明黏液，有时黏稠呈胶冻状。分化较差的黏液表皮样癌呈浸润性生长，无包膜，与正常组织界限不清。切面灰白色，质地均匀较硬，偶尔呈沙砾状，不分叶，常见出血灶及坏死区，囊腔形成少见。

2. 镜下所见　镜检主要由黏液细胞、表皮样细胞及中间细胞组成。黏液细胞呈柱状或多边形。表皮样细胞分化较成熟者似口腔黏膜的鳞状上皮，分化不成熟者则似鳞状细胞癌的细胞。中间细胞类似口腔黏膜的基底细胞，可向黏液细胞及表皮样细胞演变。

黏液表皮样癌根据组织病理表现可分成 3 种类型：高分化型、中分化型和低分化型。不同类型者预后不同。

（四）腺样囊性癌

腺样囊性癌可发生于颌下腺和腮腺，但更多见于小涎腺。患者以 30～50 岁居多，男女发病无大差别。肿瘤生长缓慢而局部侵袭性强，术后复发率高。

1. 腺样囊性癌大体表现　肿瘤呈圆形、卵圆形，直径多为 2～4cm，周界清楚，包膜多不完整，易浸润周围组织。质较硬而脆，切面质地均匀，灰白色或灰黄色，黏液少见，有时可见出血及小囊腔。

2. 镜下所见　肿瘤由腺上皮细胞及肌上皮细胞所组成。其组织学特点是多个形状不同的囊性间隙，四周被恶性上皮细胞围绕，形成假囊性结构。

（五）恶性混合瘤

恶性混合瘤是指良性和恶性两种成分并存的一类混合瘤。其中的恶性成分可以是原发或来自混合瘤恶变，以后者较常见，有时也可以两种情况都存在。肿瘤的发病年龄以 50 岁左右多见，男性较多，发生在腮腺者约占一半以上。

1. 大体　肿瘤常较大，外形呈不规则结节状，较硬，大部分包膜不完整或无包膜，有不同程度地侵犯周围组织而与之粘连，切面呈灰白色，颗粒状，质较脆，常伴有变性、坏死、出血及囊性变。

2. 镜下所见　良性混合瘤恶变在镜下可在同一肿瘤结构中既能看到混合瘤成分，又见到癌成分，有时还可见到二者的移行部分。这些恶性成分包括腺癌、未分化癌、腺样囊性癌、黏液表皮样癌等。原发性恶性混合瘤在镜下可见混合瘤结构，但细胞丰富、核大小不等，并有较多核分裂和局灶性出血坏死等。

（六）腺泡细胞癌

腺泡细胞癌是一种低度恶性肿瘤，约占涎腺肿瘤的 3%，主要发生于腮腺，少数在颌下腺和小涎腺。患者多为 30～50 岁中年人，男性稍多于女性。肿瘤常生长缓慢，局部破坏性较小，但可局部复发或多次复发，偶可转移。

大体所见，肿瘤大都呈圆形、椭圆形，表面光滑或结节状，多数直径为 2～4cm，常有薄包膜，部分包膜不完整，切面为实性、囊性或囊实性，呈灰白或粉红色，质脆，可见出血，偶有坏死。镜下主要瘤细胞有颗粒细胞、透明细胞、空泡细胞和闰管细胞 4 种。

（七）淋巴上皮癌

涎腺上皮癌罕见，占所有涎腺肿瘤的 1% 以下，有明显的种族分布倾向，如北极地区的因纽特人、中国南方人、日本人的发病率较高。年龄分布广，多数发生在 40～50 岁，男性稍多见。

肿瘤可有清楚边界或直接侵犯周围腺体和腺外软组织。肿瘤鱼肉样、实性，大小在 1～10cm。

肿瘤呈浸润的片、岛和索条，之间为淋巴样间质。肿瘤细胞具有清楚边界，淡染的嗜酸性胞质，椭圆形泡状核，染色质空，明显的核仁。细胞核大小有中等的变异。罕见情况下细胞核可相当一致。核分裂和坏死通常容易见到。有时肿瘤细胞较大，呈梭形，束状排列。局部鳞状分化（表现为嗜酸性胞质增加和含糊的细胞间桥）偶见。

（八）腺癌

目前对腺癌病理组织分类标准尚存在较大分歧。除上述癌肿外，凡是腺体来源的癌肿均归于腺癌。腺癌有管状、乳头状和低分化等不同的组织类型。分化差异较大，预后也不同。

（九）鳞癌

涎腺原发性鳞癌很少见，多发生在腮腺和颌下腺，舌下腺和其他小涎腺极少见。患者多为中、老年男性，恶性度较高，较易发生淋巴结和血行转移，预后甚差。

四、临床特点

涎腺肿瘤发生的部位和病理类型不同，其临床表现也不尽相同。

（一）临床症状

1. 腮腺肿瘤　腮腺肿瘤以发生在面神经浅侧者居多，约占80%以上。绝大多数患者常在无意中发现耳垂下方（或前、后方）无痛性肿块，缓慢增长。病期不定，长者可达30余年。良性混合瘤多呈结节状，硬度不一，活动，病史长者可形成巨大肿块。患者除有局部坠胀感外，一般无其他不适。

发生在腮腺深部的肿瘤，由于位置深，不易被发现；无论良、恶性，活动度均受限。有时肿瘤向咽侧发展，使扁桃体和软腭向内膨出，咽腔变小。

腮腺恶性肿瘤较少见，不少病例临床表现颇似良性肿瘤，但常有不同程度的粘连和固定。恶性肿瘤生长速度一般较快，若侵犯面神经则出现面瘫；局部可出现持续性疼痛；累及咀嚼肌群可致开口障碍；部分还可出现区域淋巴结的转移肿大。

腮腺转移瘤虽少见，但当腮腺区出现肿块时，也应考虑到有转移瘤的可能。以鳞癌和恶性黑色素瘤转移最多。

2. 颌下腺肿瘤　良性肿瘤发生在颌下腺者比腮腺略少，仍以混合瘤最常见。颌下区缓慢生长的肿块是颌下腺肿瘤最常有的主诉症状。局部情况与腮腺相似，无痛者多为良性，恶性者常有疼痛，增大较快，质硬而活动度较差。恶性肿瘤以腺样囊性癌、恶性混合瘤和腺癌居多。腺样囊性癌病程较长，临床上可出现邻近神经受累症状。

3. 舌下腺肿瘤　良性肿瘤较少，几乎皆为恶性，并以腺样囊性癌居多。患者多因患侧舌痛、耳部放射性疼痛或舌麻木等症状而来诊。部分患者可出现舌下神经瘫痪的症状（患侧舌肌萎缩，伸舌歪向患侧）。细小的肿块易误诊为颌下腺导管结石。

4. 小涎腺肿瘤　良性以混合瘤最多，恶性以腺样囊性癌为最多，其次为恶性混合瘤。部位以腭部最多见，常发生于软硬腭交界处，肿块较硬。由于硬腭部组织致密，黏膜下结缔组织较少，即使是良性肿瘤，活动性也差。肿块生长缓慢，无痛性，表面黏膜光滑，多为良性症状，有时可产生较表浅的溃疡。恶性肿瘤发展较快，常有溃破、疼痛及肿瘤所处部位的相应症状。

（二）病理类型与临床特点

沃辛瘤几乎全部位于腮腺，肿块表面光滑，周界清楚，质地较软，有柔性。可有双侧腮腺受累和多原发灶的特点，若手术处理不当，可以局部再发。

黏液表皮样癌多发生于腮腺。分化好的黏液表皮样癌，其临床表现与多形性腺瘤相似，一般病史较长，表现为渐进性无痛性增大的肿块。分化差的黏液表皮性癌病史较短，生长迅速，肿瘤与周围组织粘连而固定，并可伴疼痛及溃疡。

恶性混合瘤，初发即为恶性者，一般生长较快，局部常伴有疼痛或麻木感，肿物较硬，常向深部组织浸润或与皮肤粘连固定。另一种从良性混合瘤恶变者，一般病程较长，近期肿瘤生长加快增大，临床表现为体积较大的肿块。

腺样囊性癌多见于小涎腺和大涎腺中较小的腺体，临床主要表现为肿块和受累的神经症状，本病发展缓慢，淋巴结转移较少见，有报道称其发生率为10%；而血行转移较多见，文献报道的远处转移率为16%～29%；其中肺转移最常见，占67%～88%，且显示肺转移的患者可以长期带瘤生存，肺外转移的患者预后极差。由于腺样囊性癌具有局部侵袭性强及沿神经血管束扩散的特性，手术切缘阳性率高，其术后局部复发率甚高。综合治疗的疗效优于单纯手术，综合治疗中的放射治疗可能提高患者的生存时间。

五、诊断与鉴别诊断

（一）诊断

1. 临床检查　良性肿瘤一般病程较长，恶性肿瘤一般生长较快，病程较短，但低度恶性者病程亦可长达数年。肿块的部位和性质，可作为临床推断肿瘤原发部位和良、恶性的依据。耳垂前、下、后方的肿块，应考虑来自腮腺的肿瘤。肿块与周围组织无粘连、活动，多考虑为良性肿瘤；肿块质硬，与周围组织粘连甚至固定，出现面神经和其他神经受累症状，应考虑恶性肿瘤。恶性者常有疼痛。

2. 影像学检查

（1）超声波检查：其最大优点是可以确定腺内有无占位病变及其大小。肿块病变在 1cm 直径以下都能显示。检查无创无痛，可重复。但其定性诊断性能不足。

（2）计算机控制断层扫描（CT）：良性肿瘤一般边界清楚、密度较高。低度恶性者和良性相似。恶性肿瘤一般界限不清且不规则，常和炎症不易区分。CT 检查能明确显示肿瘤的部位、大小、扩展范围和周围解剖结构的关系，特别是对腮腺深层组织肿瘤，有助于了解其对颞下窝和咽旁间隙的累及情况。

（3）磁共振成像（MRI）：MRI 主要用于诊断颞下咽旁间隙的病变，区分肿瘤是原发于腮腺深叶，抑或原发于该区的其他组织。

3. 肿瘤细胞学检查　针吸细胞学诊断涎腺肿瘤的准确率，国外报道为 83.6% ～92%，国内报道为81% ～90%。诊断误差原因是多方面的，除了肿瘤组织学类型的多样性给分类诊断一定困难外，与诊断技术的熟练程度也有很大关系。

切取活检有可能造成瘤细胞种植、播散及面神经损伤，一般不主张术前活检，必要时可在术中做冷冻切片检查。

（二）鉴别诊断

1. 涎腺淋巴结结核　较常见于腮腺和颌下腺，肿块有时呈囊性感，常伴急性炎症。应参照病史，仔细分析。细胞学检查有助于诊断。

2. 下颌骨升支肿瘤　原发于下颌骨升支或其他原发部肿瘤转移至下颌骨者，有时以腮腺区肿块为主诉来就诊，应拍下颌骨片加以鉴别。

3. 良性淋巴上皮病变（Mikulicz 病）　本病多数患者有涎腺、泪腺受累，较常侵犯腮腺，偶见于颌下腺。可单侧性，也可双侧性，中年及老年妇女多见。临床上为无痛性缓慢生长的肿块，少数患者仅有发热和局部酸痛及口干等症状。

4. 颌下腺导管结石　涎腺结石多见于颌下腺导管，可单发或多发，引起颌下腺炎，使颌下腺慢性增大。压迫腺体可见管口有脓液溢出，有时沿导管双合诊可触及结石。应 X 线摄片辅助诊断。

5. 嗜伊红细胞淋巴肉芽肿　常见于腮腺及其附近区域。多发生于男性，肿块可单发或多发，边界欠清，生长缓慢。肿块区皮肤常有瘙痒，因常搔抓致受累区皮肤增厚，色素沉着，皮肤干而粗糙。末梢血常规可见嗜酸性粒细胞增多。本病对放射线很敏感，故放射效果甚佳。

6. 颞下窝原发性肿瘤　颞下窝原发性肿瘤的典型症状是下颌神经分布区的持续性疼痛或感觉异常、开口偏向患侧或开口困难，以及耳咽管受压而产生的耳部症状。腮腺深层组织发生的肿瘤体积增大时也可出现类似症状。CT 检查有助于鉴别，必要时行 MRI 检查。

六、治疗

实施涎腺肿瘤的个体化治疗需要一个完整全面的理解，包括病理多样性、播散方式、涉及面神经的手术熟练度、原发灶的部位，如鼻窦或口咽。综合治疗计划包括：原发灶的处理、危险区域淋巴结处理及必要的重建。外科治疗是涎腺恶性肿瘤的主要治疗方法，放疗作为辅助性治疗，能提高晚期涎腺恶性肿瘤的局部及区域控制率。与传统放疗相比，中子放疗的效果更好，中子束治疗对腺样囊性癌患者有特殊效果。

（一）腮腺肿瘤

1. 治疗原则　良性肿瘤行保存面神经的腮腺浅叶切除术或全腮腺切除术。恶性肿瘤临床上既无面神经受累表现，术中又可与肿瘤分离，则在不影响彻底切除肿瘤的情况下保留面神经，必要时术后辅以放射治疗。恶性肿瘤术前已有面神经麻痹者，应将受累的面神经连同肿瘤一并切除，未受累的面神经分支可予保留。若恶性肿瘤侵及腺体外或下颌骨时，需将受累的组织一并广泛切除。对腮腺癌的颈清除术，不能一概而论，鳞癌、低分化型的黏液表皮样癌和腺癌，可以考虑行选择性颈清除术。

大部分腮腺深叶恶性肿瘤术后需要放疗，因为在切除肿瘤时保留的安全边缘有限。有不良预后因素的肿瘤术后应行放射治疗，也可行同期放化疗。如果有切缘阳性、神经或神经周围侵犯（通常见于腺样囊性癌）、淋巴结转移等不良预后因素，在肿瘤切除后应进行放射治疗。同样对中或高级别肿瘤、淋巴或血管受侵、淋巴结包膜外受侵犯等情况，都应推荐行术后放疗。

2. 术后并发症

（1）面神经麻痹：若非切断面神经，多为暂时性，一般术后 3 个月左右多可恢复。

（2）腮腺瘘：早期表现为耳垂下方有残存腺体分泌的唾液积存，可穿刺吸尽后加压包扎，一般 2 ~ 3 周即愈；如已形成腺瘘，可给予小剂量放射治疗。

（3）耳颞神经综合征：又称味觉出汗综合征。临床表现是当有味觉刺激存在并伴咀嚼动作时，术侧耳前皮肤的某一部分出现潮红及出汗。此症常见，一般术后 3 个月左右即可发生。其原因一般认为是"迷走再生"，即支配涎腺分泌的副交感神经和支配汗腺和皮下血管的交感神经切断后，一些断端再生的神经纤维错位愈合。目前尚无有效的防治方法。

（4）耳垂麻木：是耳大神经被切断所致。

（二）颌下腺肿瘤

良性者应将肿物与颌下腺一并切除。恶性肿瘤累及下颌骨时，应连同患侧下颌骨一并广泛切除。腺样囊性癌累及下颌骨骨膜，尚未见骨质破坏时，亦应广泛切除患者下颌骨及周围软组织。腺样囊性癌术时一般应将舌神经一并切除，至于面神经下颌缘支及舌下神经则视肿瘤与其关系而定。

并发症主要有面神经下颌缘支损伤和舌下神经损伤等。

（三）舌下腺肿瘤

舌下腺内的肿块可行舌下腺切除。如明确诊断为腺样囊性癌且和骨膜粘连或贴近舌侧骨膜，应考虑做下颌骨切除。腺样囊性癌易累及神经，术中应追踪舌神经并做处理。

并发症：主要有舌下神经损伤和术后伤口出血等。

（四）小涎腺肿瘤

术前尽可能明确病理诊断，切除范围应包括肿瘤周围部分正常的组织，必要时术后加放射治疗；若硬腭肿瘤侵犯骨膜者局部骨质应切除，上颌窦受累者应行上颌骨切除。

七、预后

涎腺肿瘤的预后决定于肿瘤部位、侵犯范围、首次治疗方式和病理类型及其分化程度等。除恶性度较高的未分化癌、鳞状细胞癌及腺癌外，一般病程都较长，发展较慢，如治疗得当，常可获得较好的效果。其中腺泡细胞癌和高分化黏液表皮样癌预后最好。

腮腺混合瘤采用剜除术，术后半数复发，其原因主要为手术时肿瘤组织残留或瘤体破裂造成瘤细胞种植所致；做保存面神经的腮腺切除术则复发率极低（0 ~ 2%）。区域性淋巴结转移的风险由肿瘤分期、组织学和恶性程度来决定，腮腺 T_1 期肿瘤约有 7% 的转移风险，而 T_4 期肿瘤转移风险上升为 24%，对于高度恶性肿瘤其风险接近于 50%。黏液表皮样癌的预后、病理类型的分级比临床分期更为重要，有文献报道高分化型复发率在 5% 左右，颈淋巴结转移率为 10%，10 年生存率在 85% 以上。低分化型则预后较差，复发率在 45% 左右，颈淋巴结转移率为 40%，10 年生存率仅 40%。腺样囊性癌病程发展较缓慢，其 5 年生存率相对较高；然而其复发率及转移率高，虽仍可带瘤生存若干年，但其 10 年生存率则相对较低。

第六章

胸部肿瘤

第一节 恶性胸膜间皮瘤

恶性胸膜间皮瘤（malignant pleural mesothelioma，MPM）是来源于胸膜间皮组织的一种少见的高度侵袭性肿瘤。其临床表现不典型，诊断困难。文献报道误诊率为 40% ~ 50%，我国误诊率约为 49%，恶性程度高，患者生存期短。因此，MPM 的临床诊断和治疗仍然是一个难题。

一、流行病学

在不同的国家中，MPM 的发病率有较大差异，从每年 7/100 万（日本）到 40/100 万（澳大利亚）不等，这主要与这些国家过去几十年中石棉的消费量有关。流行病学家预期，MPM 的发病高峰会在未来十年内出现，有些国家可能已达到发病高峰（美国和瑞典）。因为 MPM 有较长的潜伏期，且不同国家减少或禁止石棉应用的时间不同，故发病的高峰时间很难精确估计。在我国，MPM 的发病率为 0.3/10 万 ~ 0.5/10 万，占胸膜原发肿瘤的 80%。近几年来的统计发现，MPM 的发病率有上升趋势，且发病率与年龄正相关，其好发年龄为 50 ~ 70 岁，男性发病率高为女性的 2 ~ 3 倍，这可能与男女职业差别有关。

二、病因

（一）石棉

石棉是 MPM 的首要致病因素，主要包括 6 种可形成极细纤维的硅酸盐矿物：纤蛇纹石、青石棉、铁石棉、直闪石、透闪石和阳起石。MPM 主要通过职业暴露石棉而发生，但也可通过间接职业暴露或环境暴露石棉而发生。大多数闪石纤维，特别是青石棉、铁石棉和透闪石，比纤蛇纹石纤维具有更高的致癌力。所有接触石棉的个体均为高危人群。电镜下几乎所有的肺组织及间皮组织内都可以观察到石棉纤维，致病性石棉纤维细长、僵硬，吸入肺内形成含氧化铁的小体，不能被吞噬细胞消化，反可引起反应性多核吞噬细胞增生，多核吞噬细胞增生失控导致间皮细胞变异，最终发生癌变。MPM 的平均潜伏期是石棉暴露后大约 40 年（15 ~ 67 年），潜伏期大于 15 年者占所有病例的 99%。在大多数病例中，胸膜斑是石棉暴露的一个征象，有报告称，其与间皮瘤的危险性也有很大的联系，但也有研究得出两者无相关性的结论。总体来说，尚无明确的证据显示，单独胸膜斑与胸膜间皮瘤危险性增加相关。在男性患者中超过 80% 有石棉接触史，但在女性患者中则很少有石棉接触史。石棉暴露与 MPM 之间有明确的剂量关系，但在小剂量石棉暴露者中，也可发生此种疾病。

（二）其他因素

MPM 的其他潜在致病因素或协同因素包括：电离辐射、接触其他自然纤维（如毛沸石、氟浅闪石）或是人造纤维（耐火陶瓷）。另外，最近发现猿病毒 SV40 感染与该病相关。SV40 皮下注射也确在实验鼠诱发出 MPM。

三、病理分类

胸膜肿瘤组织学分类（WHO，2008）如下。

（1）弥漫性恶性间皮瘤。

①上皮样间皮瘤。

②肉瘤样间皮瘤。

③促结缔组织增生性间皮瘤。

④双相型间皮瘤。

（2）局限性恶性间皮瘤。

四、临床分期

目前较常用的为国际间皮瘤学会（IMIG）1995年提出的TNM分期法（表6-1）。该分期系统是基于肿瘤T、N状态和总生存率之间的相互关系建立起来的，故为AJCC第六版《癌症分期手册》（2002）所采纳，并被UICC所接受。但此系统仅适用于胸膜原发性肿瘤，腹膜和心包原发间皮瘤很少见，不宜用该TNM分期系统。

表6-1 国际间皮瘤学会（IMIG）TNM分期

分期	分期标准
Tx	原发肿瘤无法评估
T_0	无原发肿瘤证据
T_{1a}	肿瘤局限于同侧壁层胸膜，包括纵隔胸膜及膈肌胸膜，脏层胸膜未受累
T_{1b}	肿瘤局限于同侧壁层胸膜，包括纵隔胸膜及膈肌胸膜，脏层胸膜有散在病灶
T_2	同侧胸膜的所有这些部位均可见到肿瘤侵犯：脏层、壁层、纵隔、横膈；并至少有以下一项：①膈肌受侵；②脏层胸膜肿瘤彼此融合（含叶间裂）或脏层胸膜肿瘤直接侵犯到肺
T_3	局部进展但潜在可切除的肿瘤——同侧胸膜的所有这些部位均可见到肿瘤侵犯：脏层、壁层、纵隔、横膈，并至少有以下一项：①胸内筋膜受侵；②纵隔脂肪受侵；③伴有孤立、可完全切除的胸壁软组织病灶；④非透壁性心包受侵
T_4	局部进展，不可切除的肿瘤——同侧胸膜的所有这些部位均可见到肿瘤侵犯：脏层、壁层、纵隔、横膈；并至少有以下一项：①胸壁的弥漫多发病变，伴或不伴有直接的肋骨破坏；②肿瘤穿透膈肌侵犯到腹膜；③肿瘤直接侵犯对侧胸膜；④肿瘤直接侵犯到一个或多个纵隔器官；⑤肿瘤直接侵犯椎体；⑥肿瘤直接侵犯到脏层心包，伴或不伴有心包积液，或肿瘤侵犯心肌
Nx	区域淋巴结无法评估
N_0	无区域淋巴结受侵
N_1	同侧肺门淋巴结受侵
N_2	隆凸下或同侧纵隔淋巴结受侵，包括同侧内乳淋巴结
N_3	对侧纵隔、对侧内乳、同侧或对侧锁骨上淋巴结受侵
Mx	远处转移无法评估
M_1	无远处转移
M_2	伴有远处转移
Ⅰa期	$T_{1a}N_0M_0$
Ⅰb期	$T_{1b}N_0M$
Ⅱ期	$T_2N_0M_0$
Ⅲ期	$T_3N_{0\sim3}M_0$；任何$T_{1\sim4}N_{1\sim2}M_0$
Ⅳ期	$T_4N_{0\sim3}M_{0\sim1}$；$T_{1\sim4}N_3M_{0\sim1}$；M_1

五、诊断

MPM 的临床表现通常不特异且隐匿，因此，即使对于有石棉暴露史的个体，也不应将临床表现作为诊断标准。

（一）影像学诊断

胸部 X 线通常显示一侧的胸腔积液或胸膜增厚，但不能仅凭这一点就诊断 MPM。胸部 CT 扫描不适合用来确诊，但是弥漫性或结节性的胸膜增厚可能具有提示意义，CT 能很好地显示胸膜病变的形态、范围；PET-CT 在肿瘤的分期及治疗中起重要的补充作用。

（二）胸腔镜诊断

当临床和放射学检查怀疑存在间皮瘤时，胸腔镜检查是最好的确诊方法，因其可获得更多的病理学信息。除了有手术禁忌证或是胸膜粘连的患者，均推荐进行胸腔镜检查，以便于明确诊断。

（三）病理学诊断

病理学诊断是胸膜间皮瘤诊断的金标准。然而，诊断依旧是困难的，因为间皮瘤是有多种细胞异型性的癌症，从而产生很多误导组织病理学确诊的陷阱。并且胸膜也是转移性肿瘤的好发部位。不推荐细针穿刺活组织检查作为间皮瘤的首选方法，因其敏感性较低（30%），也不推荐通过冰冻组织切片来对 MPM 进行诊断。MPM 的诊断应基于免疫组化检查，免疫组化方法取决于间皮瘤的肿瘤亚型。

（四）血清标志物

虽然目前尚无理想的血清标志物存在，但联合检测骨桥蛋白、SMRP（soluble mesothelin related proteins）、MPF（megakaryocyte potentiating factor）可提高诊断阳性率。其中骨桥蛋白的敏感度和特异度分别可达 77% 和 85%，其对 MPM 的阳性预测值与 CA125 对卵巢癌类似。SMRP 检测上皮型和混合型 MPM 更有优势，敏感度和特异度分别为 80%~83%、80%~100%，其试剂已被 FDA 批准上市。检测患者血清 MPF 含量的改变，也可作为疗效评价的指标。

六、治疗

通常对于早期（Ⅰ、Ⅱ期）MPM 病例应手术切除，必要时术后再辅助放疗。中期（Ⅲ期）MPM 应以放疗为主，肿瘤缩小后再考虑能否手术切除或辅助化疗。对于晚期（Ⅳ期）MPM 则进行以化疗为主的综合治疗，放疗和手术是姑息性的，主要是为了提高患者的生活质量。目前，无论哪一期 MPM 的非姑息性治疗都在研究中。

（一）手术治疗

MPM 的早期病例应以手术为治疗首选，即使是进展期 MPM 也可以通过手术改善患者的生活质量，为放疗创造条件，以延长生存期。主要包括胸膜外全肺切除术、胸膜剥脱术和胸腔镜下胸膜固定术。这一过程可通过开胸手术或闭合式电视辅助胸腔镜手术来完成，应优先考虑胸腔镜手术。胸膜部分切除术、胸膜剥离术达不到治愈目的，但能缓解症状，特别是对于化学性胸膜固定术无效，且有肺不张综合征的患者。

根治性手术的定义是指从半侧胸廓去除所有肉眼可见的肿瘤。通过胸膜外肺切除术切除整个胸膜、肺、心包膜、膈膜，并进行系统淋巴结清扫，可达到根治的目的。研究显示，根治术后患者中位生存期为 20~24 个月，术后死亡率降至 5%，而复发率较高，约为 50%。

（二）放疗

MPM 对放疗中度敏感，术后辅助放疗能控制肿瘤的局部复发，并延长患者的生存期。单纯放疗仅用于减轻症状及预防有创性诊断后的局部种植。根治性放疗主要用于早期不能手术或局部晚期手术不能切除而又无远处播散的患者。姑息性放疗的主要目的是缓解疼痛，对于因侵及胸壁而引起疼痛的患者，可考虑应用。但预防性放疗仍然存在争议。

目前临床上尚无最佳的放疗技术（包括分次模式及放疗剂量）可以遵循，三维适形调强放疗在保证瘤体得到较高剂量的照射外，又有效地降低了周围重要组织和器官的受量，从而有利于改善 MPM 的放疗效果，前景广阔。

（三）化疗

目前认为可能有效的单药有：ADM、DDP、MMC、GEM、NVB、培美曲塞等。以往的联合化疗方案多局限于蒽环霉素或铂的衍生物，其有效率基本上均不超过 20%。

研究显示，联合化疗包括 DDP 和抗叶酸制剂、培美曲塞或雷替曲塞能改善患者的生存期。DDP 联合培美曲塞组（12.1 个月）或 DDP 联合雷替曲塞组（11.4 个月）的中位生存期比通常文献报告的（7~9 个月）有明显延长。

目前培美曲塞联合 DDP 成为治疗 MPM 标准的一线治疗方案。报道的国际多中心随机Ⅲ期临床研究 MPM 患者 448 例，其中 78% 为Ⅲ或Ⅳ期患者，治疗分两组：①PC 方案治疗组，226 例；②DDP 单药治疗组，222 例。112 例治疗后，以白细胞减少和胃肠毒性来调整方案，所有患者均补充叶酸、维生素 B_{12} 和地塞米松。结果：PC 方案组有效率为 41.3%，而 DDP 单药组有效率为 16.7%，PC 方案组与 DDP 单药组的中位生存期分别为 12.1 个月和 9.3 个月（HR = 0.77，P = 0.020）。完全补充病例中 PC 方案组（168 例）与 DDP 单药组（163 例）的中位生存期分别为 13.3 个月和 10.0 个月（HR = 0.75，P = 0.051）。结果显示，PC 方案较 DDP 单药治疗有效率高，中位生存期显著延长，故推荐 PC 方案为该病治疗的标准方案。此外，补充叶酸和维生素 B_{12} 的治疗可以明显减少不良反应而不影响疗效。

在体外实验，GEM 和 DDP 合并使用对间皮瘤细胞株有协同作用。在Ⅱ期临床试验中 GEM 与 DDP 或 CBP 联合有明确作用，吉西他滨与 DDP 联合有效率为 48%，还有报道有效率为 26%，故 GP 方案亦为治疗 MPM 的推荐方案。虽然培美曲塞同 GEM 单药都显示了一定的疗效，但是两者联合治疗 MPM，相比培美曲塞联合顺铂的效果略差，中位生存期分别为 8.08 个月和 10.12 个月。培美曲塞联合 CBP 的疗效略差于联合 DDP，但毒性反应发生率较低。有报道贝伐珠单抗与培美曲塞或 NVB 联合治疗对于 MPM 有较好的效果。

常用的联合化疗方案如下。

1. PC 方案　培美曲塞 500mg/m²，静脉滴注超过 10 分钟，第 1 天；DDP 75mg/m²，静脉滴注超过 2 小时，第 1 天；预处理：地塞米松 4mg，口服，每日 2 次，第 1、第 2 天，于培美曲塞前 1 天开始，连用 3 天；叶酸每次 1 000μg，口服，每日 1 次，开始于培美曲塞前 7 天，结束于最后 1 次培美曲塞给药后 21 天；维生素 B_{12}：每次 1 000μg，肌内注射，开始于培美曲塞前 7 天，以后每 3 周，肌内注射 1 次，贯穿全疗程；21 天为 1 周期。

2. CAP 方案　环磷酰胺 500mg/m²，静脉注射，第 1、第 8 天；ADM 20mg/m²，静脉注射，第 1、第 8 天；DDP 30mg/m²，静脉滴注，第 2~4 天；21 天为 1 周期。

3. GP 方案　DDP 30mg/m²，静脉滴注，第 1 天；GEM 500mg/m²，静脉滴注，第 1、第 8、第 15 天；28 天为 1 周期。

4. TC 方案　CBP AUC = 6，静脉滴注，第 1 天；PTX 200mg/m²，静脉滴注；21 天为 1 周期。

（四）生物治疗

在恶性间皮瘤的生物治疗中，干扰素和白细胞介素是主要的试验性药物。目前，这两种药物的单药疗法未发现疗效，也不推荐在临床试验之外使用。各个临床试验的剂量、给药方法（胸膜内、皮下、肌内和静脉）、药物类型和疾病分期各不相同，故对这些研究结果的解释需要谨慎。

（五）靶向治疗

虽然近年来以铂类为基础的化疗方案联合抗代谢药如培美曲塞已经成为 MPM 一线治疗的标准方案，但对于其能否真正延长患者的生存期，以及如何选择二、三线治疗目前仍不明确。因此，越来越多的研究者将目光投向了分子靶向治疗。目前，分子靶向治疗研究的热点主要集中在 EGFR、VEGF/VEG-FR、PI13K/AkT/mTOR 旁路、间皮素等方面。虽然一些靶向治疗的Ⅰ期和Ⅱ期临床研究带来了令人鼓舞的结果，但仍需要更多的多中心、Ⅱ期随机对照研究以进一步明确其疗效。因此，今后需致力于通过从间皮瘤细胞的分裂发展至侵袭性间皮瘤的过程中，发现更多的相关靶点，并鼓励患者积极参与到各项临床试验中。

（六）腔内治疗

MPM 常合并恶性胸腔积液，该治疗方式可增加局部药物浓度，降低全身吸收及药物毒性，还能引起胸膜化学粘连，具有较高的减症作用，常用药物有：生物制剂（如白介素 2）或化疗药物（如 BLM）等。

七、预后

影响预后的因素很多，最主要的是分期，其他经过前瞻性研究证实的不良因素包括一般状况差、非上皮型组织学类型。此外，肿瘤伴有血管生成，肿瘤坏死，EGFR、cox-2 及基质金属蛋白酶 MMPs 的表达也与不良预后有关。

第二节 原发性支气管肺癌

一、概述

原发性支气管肺癌（primary bronchogenic carcinoma）简称肺癌（lung cancer），是最常见的肺部原发性恶性肿瘤，是一种严重威胁人类健康和生命的疾病。半个世纪以来世界各国肺癌的发病率和死亡率逐渐上升，尤其在发达国家。世界上至少有 35 个国家的男性肺癌为各癌肿死因中第一位，女性仅次于乳腺癌的死亡人数。本病多在 40 岁以上发病，发病年龄高峰在 60~79 岁。男女患病率为 2.3∶1。种族、家属史与吸烟对肺癌的发病均有影响。在我国肿瘤死亡回顾调查表明，肺癌在男性占常见恶性肿瘤的第四位，在女性中占第五位，全国许多大城市和工矿区近 40 年来肺癌发病率也在上升，北京、上海等大城市肺癌死亡率已跃居各种恶性肿瘤死亡的首位。

二、病因

病因和发病机制迄今尚未明确。一般认为肺癌的发病与下列因素有关。

1. 吸烟　已经公认吸烟是肺癌的重要危险因素。国内外的调查均证明 80%~90% 的男性肺癌与吸烟有关，女性 19.3%~40%。吸烟者肺癌死亡率比不吸烟者高 10~13 倍。吸烟量越多、吸烟年限越长、开始吸烟年龄越早、肺癌死亡率越高。戒烟者患肺癌的危险性随戒烟年份的延长而逐渐降低，戒烟持续 15 年才与不吸烟者相近。吸纸烟者比吸雪茄、烟斗者患病率高。经病理学证实，吸烟与支气管上皮细胞纤毛脱落、上皮细胞增生、鳞状上皮化生、核异形变密切相关。动物实验也证明，吸入纸烟可使田鼠、狗诱发肺癌。纸烟中含有各种致癌物质，如苯并芘（benzopyrene），为致癌的主要物质。

被动吸烟也容易引起肺癌。1979 年第四届国际肺癌会议中报告，女性中丈夫吸烟者其肺癌危险性增加 50%，其危险度随丈夫的吸烟量增加而增高，停止吸烟则减少。上海市进行了人群中发病的 1 500 例配对调查，结果说明肺癌和被动吸烟的危险性只存在于 18 岁以前接触吸烟者，而 18 岁后与被动吸烟的相关不大。

2. 空气污染　空气污染包括室内小环境和室外大环境污染。如室内被动吸烟、燃料燃烧和烹调过程中可能产生的致癌物。有资料表明，室内用煤，接触煤烟或其不完全燃烧物为肺癌的危险因素，特别是对女性腺癌，烹调时加热所释放出的油烟雾也是致癌因素，不可忽视。

城市中汽车废气、工业废气、公路沥青都有致癌物质存在，其中主要是苯并芘。有资料统计，城市肺癌发病率明显高于农村，大城市又比中、小城市的发病率高。上海某橡胶厂调查分析表明，橡胶行业的防老剂虽然是橡胶工人患肺癌增高的一个原因，但不如吸烟危害性大，吸烟和橡胶职业暴露有明显相加作用。云南锡矿中肺癌发病特别高，井下工人肺癌发病率 435.44/10 万，认为与吸烟因素平衡后，吸烟仍为致矿工患肺癌的主要因素。因此，城市大气污染应包括吸烟、职业暴露等因素。

3. 职业致癌因子　已被确认的致人类肺癌的职业因素包括石棉、无机砷化合物、二氯甲醚、铬及某些化合物、镍冶炼、氡及氡子体、芥子体、氯乙烯、煤烟、焦油和石油中的多环芳烃、烟草的加热产物等。约15%的美国男性肺癌和5%女性肺癌与职业因素有关；在石棉厂工作的吸烟工人肺癌死亡率为一般吸烟者的8倍，是不吸烟也不接触石棉者的92倍。可见石棉有致癌作用，还说明吸烟与石棉有致癌的协同作用。

4. 电离辐射　大剂量电离辐射可引起肺癌，辐射的不同射线产生的效应也不同，如日本广岛释放的是中子和α射线，长崎则仅有α射线，前者患肺癌的危险性高于后者。美国1978年报告一般人群中电离辐射的来源约49.6%来自自然界，44.6%为医疗照射，来自X线诊断的电离辐射可占36.7%。

5. 饮食与营养　动物实验证明维生素A及其衍生物β-胡萝卜素能够抑制化学致癌物诱发的肿瘤。一些调查报告认为摄取食物中维生素A含量少或血清维生素A含量低时，患肺癌的危险性增高。维生素A类能作为抗氧化剂直接抑制甲旦蒽、苯并芘、亚硝酸铵的致癌作用和抑制某些致癌物和DNA的结合，拮抗促癌物的作用，因之可直接干扰癌变过程。美国纽约和芝加哥开展前瞻性人群观察而结果也说明食物中天然维生素A类、β-胡萝卜素的摄入量与十几年后癌症的发生呈负相关，其中最突出的是肺癌。

此外，病毒的感染、真菌毒素（黄霉曲菌）、结核的瘢痕、机体免疫功能的低落、内分泌失调以及家族遗传等因素对肺癌的发生可能也起一定的综合作用。

三、肺的应用解剖

1. 肺的形态和位置　肺为呼吸系统的主要器官，左右各一，位于胸腔内。正常状况下的肺，色鲜红，质柔软，呈海绵状，富有弹性，成人中由于吸入空气中的尘埃、炭末等颗粒物质，使肺的颜色变为暗红色或深灰色。

肺近似正中切开的半圆锥形，分为尖、底（膈面）、肋面和纵隔面，以及前缘、后缘和下缘；两肺之间为纵隔，内含心脏及大血管等主要器官、组织。肺的前纵隔面是支气管和肺血管出入肺的门户，称为肺门，右肺门平均长67.4mm，前后宽33.3mm，左肺门平均长60.6mm，前后宽30.6mm，支气管、肺动脉、肺静脉、支气管动脉、肺静脉、神经、淋巴结、淋巴管等借疏松结缔组织连结，被胸膜包绕组成肺根，经肺门出入肺，两侧肺根的长度均为10mm左右；左肺根前方有左膈神经、心包膈血管和左迷走神经肺前丛，上方有主动脉弓跨过，后方有胸主动脉和左迷走神经肺后丛。右肺根前方为上腔静脉、右心房和心包，紧贴上腔静脉右缘有右膈神经和心包膈血管、右迷走神经肺前丛，上方有奇静脉弓跨过，后方为奇静脉和右迷走神经肺后丛。肺根组成的主要成分是支气管、肺动脉和肺静脉，它们在肺根中的位置排列由前至后为上肺静脉、肺动脉、主支气管，从上到下右侧依次为肺动脉、右主支气管、下肺静脉，左侧为肺动脉、左主支气管、下肺静脉。在右肺肺门平面、右肺动脉为一支的占50%，分为两支的占48%，分为三支的占2%；右肺静脉在肺门平面分为两支的占98%，分为三支的占2%。左肺肺门平面、左肺动脉为一支的占98%，两支的占2%；左肺静脉在肺门平面全部分为两支。手术中，右侧要注意肺根与上腔静脉和奇静脉的关系，左侧要注意与主动脉弓和胸主动脉关系，左侧下肺韧带的后内侧紧邻食管，手术中应注意保护。

肺被肺裂分为肺叶。右肺通常被一个斜裂和一个水平裂分为上、中、下三叶，左肺则被一个斜裂分为上、下叶；肺裂可能发育不完全，使肺叶之间有肺实质的融合，一个肺叶的感染可通过融合部进行扩散，并可在肺叶切除时，使肺血管难以剥离。

2. 肺的支气管和血管　肺由肺实质和肺间质组成，表面覆盖脏层胸膜；肺实质包括肺内各级支气管和肺泡，肺间质是肺内血管、淋巴管、神经和结缔组织的总称。

（1）支气管树：

1）气管：气管起自环状软骨下缘，止于气管隆突，平均长10.4cm，男性比女性长0.6cm。气管为椭圆形，后为膜部，前后略扁，左右径平均2.0cm，前后径平均1.9cm，成人气管于第4胸椎体平面分为左、右主支气管。

2）主支气管和肺叶支气管：右侧主支气管长 1.9 ~ 2.6cm，外径 1.2 ~ 1.5cm，管径较粗，与气管有向成角较小，气管异物多进入右侧，后分为上、中、下叶支气管；左侧主支气管长 4.5 ~ 5.2cm，外径 0.9 ~ 1.4cm，后分为上、下叶支气管。叶支气管进一步分为肺段支气管、亚段支气管、终末细支气管以及呼吸性细支气管。

（2）肺血管：分布于肺的血管，有完成气体交换的功能性血管，即肺动、静脉和营养性血管，即支气管动脉、静脉。

1）肺动脉：发自右心室，在主动脉弓下方分为左、右肺动脉；右肺动脉较长，经主动脉弓和上腔静脉后方、奇静脉弓下方进入右肺，向下沿途分支，右肺上叶动脉有 1 ~ 4 支，右肺中叶动脉 2 支居多，然后分为背段动脉和基底动脉干；左肺动脉向左进入左肺门后左上肺动脉一般分有 2 ~ 6 支，向下分为背段动脉和基底动脉干。当肺动脉的心包外段受病变侵犯或出血不易控制时，可切开心包处理，右肺动脉心包内段平均长 4cm，左肺动脉心包内段平均长 0.6cm。

2）肺静脉：两肺的静脉分别汇集为左、右肺上、下静脉，位于肺根的前下部，从两侧穿过心包，进入左心房，其汇集区域与相应肺动脉相当；左右两侧的肺上、下静脉可直接注入左心房，也可先合成肺静脉干再注入左心房，心包内段长约 1cm。

（3）支气管血管：支气管血管变异稍大，大多数有 2 支支气管动脉，支气管动脉在肺门处形成广泛的交通网。

3. 肺的淋巴系统　肺的淋巴管和淋巴结群：肺的淋巴管有浅、深两组，浅组淋巴管在胸膜下汇集成胸膜下集合管，在肺门处与深组集合管合并或单独注入肺门淋巴结；深组淋巴管在肺组织内分为小叶间淋巴管和小叶内淋巴管，汇入支气管、肺动脉和肺静脉周围的淋巴管丛，在肺实质内走向肺门，汇入肺门淋巴结；深、浅淋巴管间具有广泛的交通网。淋巴结群较多，具有临床价值的为：段支气管及其分叉处的肺段淋巴结、肺叶支气管之间的汇总区淋巴结、肺门淋巴结、支气管淋巴结、隆突下淋巴结、气管旁淋巴结、纵隔淋巴结及下肺韧带内淋巴结。

四、肺癌病理分类与临床分期

（一）按解剖学部位分类

1. 中央型肺癌　发生在段支气管以上至主支气管的癌肿称为中央型，约占 3/4，以鳞状上皮细胞癌和小细胞未分化癌较多见。

2. 周围型肺癌　发生在段支气管以下的肿瘤称为周围型，约占 1/4，以腺癌较为多见。

（二）按组织学分类

目前国内外对癌组织学分类仍不十分统一，但多数按细胞分化程度和形态特征分为鳞状上皮细胞癌、小细胞未分化癌、大细胞未分化癌和腺癌。

1. 鳞状上皮细胞癌（简称鳞癌）　是最常见的类型，占原发性肺癌的 40% ~ 50%，多见于老年男性，与吸烟关系非常密切。以中央型肺癌多见，并有向管腔内生长的倾向，常早期引起支气管狭窄，导致肺不张或阻塞性肺炎。癌组织易变性、坏死，形成空洞或癌性肺脓肿。鳞癌生长缓慢，转移晚，手术切除的机会相对多，5 年生存率较多，但放射治疗、化学药物治疗不如小细胞未分化癌敏感。

由于支气管黏膜柱状上皮细胞受慢性刺激和损伤、纤毛丧失、基底细胞鳞状化生、不典型增生和发育不全，最易突变成癌。典型的鳞状上皮样排列。电镜检查：癌细胞间有大量核粒与张力纤维束相连接。

有时偶见鳞癌和腺癌混合存在称混合型肺癌（鳞腺癌）。

2. 腺癌　女性多见，与吸烟关系不大，多生长在肺边缘小支气管的黏液腺，因此，在周围型肺癌中以腺癌为最常见。腺癌约占原发性肺癌的 25%。腺癌倾向于管外生长，但也可循肺泡壁蔓延，常在肺边缘部形成直径 2 ~ 4cm 的肿块。腺癌富血管，故局部浸润和血行转移较鳞癌早。易转移至肝、脑和骨，更易累及胸膜而引起胸腔积液。

典型的腺癌细胞，呈腺体样或乳头状结构，细胞大小比较一致，圆形或椭圆形，胞浆丰富，常含有黏液，核大、染色深，常有核仁，核膜比较清楚。

细支气管—肺泡癌（简称肺泡癌）是腺癌的一个亚型，发病年龄较轻，男女发病率近似，占原发性肺癌的2%～5%，病因尚不明确。有人认为其发生与慢性炎症引起的瘢痕和肺间质纤维化有关，而与吸烟关系不大。其表现有结节型与弥漫型之分。前者为肺内孤立圆形灶，后者为弥漫性播散小结节灶或大片炎症样浸润，可能由于癌细胞循肺泡孔（Kohn孔）或经支气管直接播散引起，亦有认为是多源性发生。它的组织起源多数认为来自支气管末端的上皮细胞。电镜检查发现癌细胞浆内含有似Ⅱ型肺泡细胞内的板层包涵体。典型的本型癌细胞呈高柱状，核大小均匀，无畸形，多位于细胞基底部。胞浆丰富，呈嗜酸染色，癌细胞沿支气管和肺泡壁生长。肺泡结构保持完整，肺泡内常有黏液沉积。单发性结节型肺泡癌的病程较长，转移慢，手术切除机会多，术后5年生存率较高。但细胞分化差者，其预后与一般腺癌无异。

3. 小细胞未分化癌（简称小细胞癌）　是肺癌中恶性程度最高的一种，约占原发性肺癌的1/5。患者年龄较轻，多在40～50岁，多有吸烟史。多发于肺门附近的大支气管，倾向于黏膜下层生长，常侵犯管外肺实质，易与肺门、纵隔淋巴结融合成团块。癌细胞生长快，侵袭力强，远处转移早，手术时发现60%～100%血管受侵犯，尸检证明80%～100%有淋巴结转移，常转移至脑、肝、骨、肾上腺等脏器。本型对放疗和化疗比较敏感。

癌细胞多为类圆形或棱形，胞浆少，类似淋巴细胞、燕麦细胞型和中间型可能起源于神经外胚层的Kulchitiky细胞或嗜银细胞。核细胞浆内含有神经分泌型颗粒，具有内分泌和化学受体功能，能分泌5-羟色胺、儿茶酚胺、组胺、激肽等肽类物质，可引起副癌综合征（paraneoplastic syndrome）。

4. 大细胞未分化癌（大细胞癌）　可发生在肺门附近或肺边缘的支气管，细胞较大，但大小不一，常呈多角形或不规则形，呈实性巢状排列，常见大片出血性坏死；癌细胞核大，核仁明显，核分裂象常见，胞浆丰富，可分巨细胞型和透明细胞型。巨细胞型癌细胞团周围常有多核巨细胞和炎症细胞浸润。透明细胞型易误认为转移性肾腺癌。大细胞癌转移较小细胞未分化癌晚，手术切除机会较大。

（三）临床分期

为了正确观察疗效和比较治疗结果，国际上已制定了统一的肺癌分期，肺癌TNM是一种临床分期系统，T、N、M分别代表原发肿瘤大小状态、区域淋巴转移状态、有无远处转移。根据这三要素的具体情况来给临床肿瘤分期，以确定合理的治疗手段。国际抗癌联盟2009年分期具体如下。

1. 临床分期

隐匿期：$T_x N_0 M_0$。

0期：$T_{is} N_0 M_0$，$T_4 N_0 M_0$，$T_4 N_1 M_0$。

Ⅰa期：$T_1 N_0 M_0$。

Ⅰb期：$T_{2a} N_0 M_0$。

Ⅱa期：$T_1 N_1 M_0$，$T_{2b} N_0 M_0$。

Ⅱb期：$T_{2b} N_1 M_0$，$T_3 N_0 M_0$，$T_{2a} N_1 M_0$。

Ⅲa期：$T_{1\sim3} N_0 M_0$，$T_3 N_{1\sim2} M_0$。

Ⅲb期：$T_{1\sim4} N_3 M_0$，$T_4 N_{2\sim3} M_0$。

Ⅳ期：$T_{1\sim4} N_{0\sim3} M_1$。

2. 原发肿瘤（T）分期

T_x：原发肿瘤大小无法测量；或在痰脱落细胞或支气管冲洗液中找到癌细胞，但影像学检查和支气管镜检查未发现原发肿瘤。

T_0：没有原发肿瘤的证据 T_{is}原位癌。

T_{1a}：原发肿瘤最大径≤2cm，局限于肺和脏层胸膜内，未累及主支气管；或局限于气管壁的肿瘤，不论大小，无论是否累及主支气管，一律分为 T_{1a}。

T_{1b}：原发肿瘤最大径 $>2cm$，$\leqslant 3cm$。

T_{2a}：肿瘤有以下任何情况者：最大直径 $>3cm$，$\leqslant 5cm$，累及主支气管，但肿瘤距离隆突 $\geqslant 2cm$；累及脏层胸膜；产生肺段或肺叶不张或阻塞性肺炎。

T_{2b}：肿瘤有以下任何情况者：最大直径 $>5cm$，$\leqslant 7cm$。

T_3：任何大小肿瘤有以下情况之一者，原发肿瘤最大径 $>7cm$，累及胸壁或横膈或纵隔胸膜，或支气管（距隆突 $<2cm$，但未及隆突），或心包；产生全肺不张或阻塞性肺炎；原发肿瘤同一肺叶出现卫星结节。

T_4：任何大小的肿瘤，侵及以下之一者：心脏、大气管、食管、气管、纵隔、隆突或椎体；原发肿瘤同侧不同肺叶出现卫星结节。

3. 淋巴结转移（N）分期

N_x：淋巴结转移情况无法判断。

N_0：无区域淋巴结转移。

N_1：同侧支气管或肺门淋巴结转移。

N_2：同侧纵隔和（或）隆突下淋巴结转移。

N_3：对侧纵隔和（或）对侧肺门，和（或）同侧或对侧前斜角肌或锁骨上区淋巴结转移。

4. 远处转移（M）分期

M_x：无法评价有无远处转移。

M_0：无远处转移。

M_{1a}：胸膜播散（恶性胸腔积液、心包积液或胸膜结节）。

M_{1b}：原发肿瘤对侧肺叶出现卫星结节；有远处转移（肺/胸膜外）。

五、临床表现

肺癌的临床表现与其部位、大小、类型、发展的阶段、有无并发症或转移有密切关系。有 5% ~ 15% 的患者于发现肺癌时无症状。主要症状包括以下 4 个方面。

1. 肿瘤引起的症状

（1）咳嗽：为常见的早期症状，肿瘤在气管内可有刺激性干咳或少量黏液痰。肺泡癌可有大量黏液痰。肿瘤引起远端支气管狭窄，咳嗽加重，多为持续性，且呈高音调金属音。是一种特征性的阻塞性咳嗽。当有继发感染时，痰量增高，且呈黏液脓性。

（2）咯血：由于癌肿组织血管丰富常引起咯血。以中央型肺癌多见，多为痰中带血或间断血痰，常不易引起患者重视而延误早期诊断。如侵蚀大血管，可引起大咯血。

（3）喘鸣：由于肿瘤引起支气管部分阻塞，约有 2% 的患者，可引起局限性喘鸣音。

（4）胸闷、气急：肿瘤引起支气管狭窄，特别是中央型肺癌或肿瘤转移到肺门淋巴结，肿大的淋巴结压迫主支气管或隆突，或转移至胸膜，发生大量胸腔积液，或转移至心包发生心包积液，或有膈麻痹、上腔静脉阻塞以及肺部广泛受累，均可影响肺功能，发生胸闷、气急，如果原有慢性阻塞性肺病，或合并有自发性气胸，胸闷、气急更为严重。

（5）体重下降：消瘦为肿瘤的常见症状之一。肿瘤发展到晚期，由于肿瘤毒素和消耗的原因，并有感染、疼痛所致的食欲减退，可表现为消瘦或恶病质。

（6）发热：一般肿瘤可因坏死引起发热，多数发热的原因是由于肿瘤引起的继发性肺炎所致，抗生素药物治疗疗效不佳。

2. 扩展引起的症状

（1）胸痛：约有 30% 的肿瘤直接侵犯胸膜、肋骨和胸壁，可引起不同程度的胸痛。若肿瘤位于胸膜附近时，则产生不规则的钝痛或隐痛，疼痛于呼吸、咳嗽时加重。肋骨、脊柱受侵犯时，则有压痛点，而与呼吸、咳嗽无关。肿瘤压迫肋间神经，胸痛可累及其分布区。

（2）呼吸困难：肿瘤压迫大气道，可出现吸气性呼吸困难。

（3）咽下困难：癌肿侵犯或压迫食管可引起咽下困难，尚可引起支气管—食管瘘，导致肺部感染。

（4）声音嘶哑：癌肿直接压迫或转移至纵隔淋巴结肿大后压迫喉返神经（多见左侧），可发生声音嘶哑。

（5）上腔静脉阻塞综合征：癌肿侵犯纵隔，压迫上腔静脉时，上腔静脉回流受阻，产生头面部、颈部和上肢水肿以及胸前部淤血和静脉曲张，可引起头痛或头昏或眩晕。

（6）霍纳（Honer）综合征：位于肺尖部的肺癌称上沟癌（Pancoast 癌），可压迫颈部交感神经，引起病侧眼睑下垂、瞳孔缩小、眼球内陷，同侧额部与胸壁无汗或少汗，也常有肿瘤压迫臂丛神经造成以下腋下为主、向上肢内侧放射的火灼样疼痛，在夜间尤甚。

3. 远处转移引起的症状

（1）肺癌转移至胸、中枢神经系统时，可发生头痛、呕吐、眩晕、复视、共济失调、脑神经麻痹、一侧肢体无力甚至半身不遂等神经系统症状。严重时可出现颅内高压的症状。

（2）转移至骨骼，特别是肋骨、脊椎骨、骨盆时，则有局部疼痛和压痛。

（3）转移至肝时，可有厌食，肝区疼痛，肝大，黄疸和腹腔积液等。

（4）肺癌转移至淋巴结：锁骨上淋巴结常是肺癌转移的部位，可以毫无症状，患者自己发现而来就诊。典型的多位于前斜角肌区，固定而坚硬，逐渐增大、增多，可以融合。淋巴结大小不一定反映病程的早晚，多无痛感，皮下转移时可触及皮下结节。

4. 用于其他系统引起的肺外表现　包括内分泌、神经肌肉、结缔组织、血液系统和血管的异常改变，又称副癌综合征。有下列 6 种表现。

（1）肥大性肺性骨关节病（hypertrophic pulmonary osteoarthropathy）：常见于肺癌，也见于胸膜局限性间皮瘤和肺转移瘤（胸腺、子宫、前列腺的转移）。多侵犯上下肢长骨远端，发生杵状指（趾）和肥大性骨关节病。前者具有发生快、指端疼痛、甲床周围环境红晕的特点。两者常同时存在，多见于鳞癌。切除肺癌后，症状可减轻或消失，肿瘤复发又可出现。

（2）分泌雌二醇：引起男性乳房发育，常伴有肥大骨关节病。

（3）分泌促肾上腺皮质激素样物：可引起库欣（Cushing）综合征，表现为肌力减弱、水肿、高血压、尿糖增高等。

（4）分泌抗利尿激素：引起稀释性低钠血症，表现为食欲不佳、恶心、呕吐、乏力、嗜睡、定向障碍等水中毒症状，称抗利尿激素分泌不当综合征（syndrome of inappropriate antidiuretic hormone secretion，SIADH）。

（5）神经肌肉综合征：包括小脑皮质变性、脊髓小脑变性、周围神经病变、重症肌无力和肌病等。发生原因不明确。这些症状与肿瘤的部位和有无转移无关。它可以发生于肿瘤出现前数年，也可作为一类症状与肿瘤同时发生；在手术切除后尚可发生，或原有的症状无改变。它可发生于各型肺癌，但多见于小细胞未分化癌。

（6）高钙血症：肺癌可因转移而致骨骼破坏，或由异生性甲状旁腺样激素引起。高血钙可与呕吐、恶心、嗜睡、烦渴、多尿和精神紊乱等症状同时发生，多见于鳞癌。肺癌手术切除后，血钙可恢复正常，肿瘤复发又可引起血钙增高。

此外在燕麦细胞癌和腺癌中还可见到因 5-羟色胺分泌过多所造成的类癌综合征，表现为哮鸣样支气管痉挛、阵发性心动过速、水样腹泻、皮肤潮红等。还可有黑色棘皮症及皮肤炎、掌跖皮肤过度角化症、硬皮症、栓塞性心内膜炎、血小板减少性紫癜、毛细血管病性溶血性贫血等肺外表现。

六、辅助检查

（一）胸部 X 线检查

本项检查是发现肺癌的最重要的一种方法。可通过透视，正、侧位胸部 X 线摄片，发现块影或可疑肿块阴影。进一步选用高电压摄片、体层摄片、电子计算机体层扫描（CT）、磁共振（MRI）、支气管或血管造影等检查，以明确肿块的形态、部位范围、与心脏大血管的关系，了解肺门和纵隔淋巴结的肿大情况和支气管阻塞、变形的程度以及肺部有无转移性病灶，以提供诊断和治疗的依据。肺癌的胸部X线检查表现有如下几种主要形式。

1. 中央型肺癌　多为一侧肺门类圆性阴影，边缘大多毛糙、有时有分叶表现，或为单侧性不规则的肺门部肿块，癌肿与转移性肺门或纵隔淋巴结融合而成的表现；也可以肺不张或阻塞性肺炎并存，形成所谓"S"型的典型肺癌的X线征象。肺不张、阻塞性肺炎、局限性肺气肿皆由于癌肿对支气管完全阻塞或部分阻塞引起的间接征象。在体层摄片、支气管造影可见到支气管壁不规则增厚、狭窄、中断或腔内肿物：视支气管阻塞的不同程度可见鼠尾状、杯口状或截平状中断。肿瘤发展至晚期侵犯邻近器官和转移淋巴结肿大，可见有肺门淋巴结肿大，纵隔块状影，气管向健侧移位；隆凸下淋巴结肿大可引起左右主支气管的压迹，气管分叉角度变钝和增宽，以及食管中段局部受压等；压迫膈神经引起膈麻痹，可出现膈高位和矛盾运动；侵犯心包时，可引起心包积液等晚期征象。

2. 周围型肺癌　早期常呈局限性小斑片状阴影，边缘不清、密度较淡，易误诊为炎症或结核。如动态观察肿块增大呈圆形或类圆形时，密度增高、边缘清楚常呈叶状，有切迹或毛刺，尤其是细毛刺或长短不等的毛刺。如癌肿向肺门淋巴结蔓延，可见其间的引流淋巴管增粗呈条索状，也可引起肺门淋巴结肿大。如发生癌性空洞，其特点为壁膜较厚，多偏心，内壁不规则，凹凸不平，也可伴有液平面，易侵犯胸膜，引起胸腔积液，也易侵犯肋骨，引起骨质破坏。

3. 支气管—肺泡癌　有两种类型的表现。结节型与周围型肺癌的圆形病灶不易区别。弥漫型者为两肺大小不等的结节状播散病灶，边界清楚，密度较深，随病情发展逐渐增多和增大。常伴有增深的网织状阴影。表现颇似血行播散型肺结核。应予鉴别。

（二）电子计算机体层扫描（CT）

CT的优点在于能发现普通X线检查不能显示的解剖结构，特别对于位在心脏后、脊柱旁沟和在肺尖、近膈面下及肋骨头部位极有帮助。CT还可以辨认有无肺门和纵隔淋巴结肿大。如纵隔淋巴结直径大于20mm，肿瘤侵入纵隔脂肪间隙或包绕大血管，则基本不能手术。CT还能显示肿瘤有无直接侵犯邻近器官，CT对病灶大于3mm的多能发现。CT对转移癌的发现率比普通断层高。

（三）磁共振（magnetic resonance imaging，MRI）

MRI在肺癌的诊断价值基本与CT相似，在某些方面优于CT。但有些方面又不如CT。如MRI在明确肿瘤与大血管之间关系方面明显优于CT，在发现小病灶（<5mm）方面又远不如薄层CT。在钙化灶显示方面也很困难，且MRI易受呼吸伪影干扰，一些维持生命的设施如氧气瓶、呼吸机等不能带入磁场。因此，病情危重或严重呼吸困难者，一般不宜选用MRI检查。有心脏起搏器者为绝对禁忌证。因此，MRI只适用于如下几种情况：临床上确诊为肺癌，需进一步了解肿瘤部位、范围，特别是了解肺癌与心脏大血管、支气管胸壁的关系，评估手术切除可能性者；疑为肺癌而胸片及CT均为阴性者；了解肺癌放疗后肿瘤复发与肺纤维化的情况。

（四）痰脱落细胞检查

当怀疑肺癌时，胸部X线检查之后的下一个诊断步骤，为获取组织标本进行组织学检查。痰细胞学检查的阳性率取决于标本是否符合要求、细胞学家的水平高低、肿瘤的类型以及送标本的次数（以3~4次为宜）等因素，非小细胞癌的阳性率较小细胞肺癌的阳性率高，一般在70%~80%。

（五）纤维支气管镜检查（简称纤支镜检）

对明确肿瘤的存在和获取组织供组织学诊断均具有重要的意义。对位于近端气道内的肿瘤经纤支镜刷检结合钳夹活检阳性率为90%~93%。对位于远端气道内而不能直接窥视的病变，可在荧光屏透视指导下作纤支镜活检。对于直径小于2cm的肿瘤组织学阳性诊断率为25%，对于较大肿瘤阳性率为65%，也可采用经支气管针刺吸引。对外周病灶可在多面荧光屏透视或胸部计算机体层扫描引导下采用经胸壁穿刺进行吸引，有报道成功率达90%。此外还可以和血卟啉衍化物结合激光或用亚甲蓝支气管内膜染色活检，以提高早期诊断的阳性率。有肺动脉高压、低氧血症伴有二氧化碳潴留和出血体质应列为肺活检禁忌证。

（六）胸腔镜探查和开胸手术探查

若经痰细胞学检查、支气管镜检查和针刺活检均未能确立细胞学诊断，则考虑胸腔镜探查或开胸手术探查，但必须根据患者年龄、肺功能、手术并发症等仔细权衡利弊后决定。

（七）其他检查

癌相关抗原，如癌胚抗原、神经肽类和神经元类等检查对于发现肺癌均缺乏特异性，对判断转移或复发均无肯定的应用价值。

七、诊断与鉴别诊断

（一）诊断

肺癌的治疗效果取决于肺癌的早期明确诊断，一般依靠详细的病史询问、体格检查和有关的辅助检查，进行综合判断，80%～90%的患者可以得到确诊。

肺癌的早期诊断包括两方面的重要因素：其一是患者对肺癌的防治知识应得到普及，对任何可疑的肺癌症状应及时进一步检查；其二是医务人员应对肺癌的早期征象提高警惕，避免漏诊、误诊。对高发癌肿区或有高危险因素的人群宜定期或有可疑征象时，进行防癌或排除癌肿的有关检查。特别对40岁以上长期重度吸烟（吸烟指数＞400）有下列情况者应作为可疑肺癌对象进行有关排癌检查：无明显诱因的刺激性咳嗽持续2～3周，治疗无效；或原有慢性呼吸道疾病，咳嗽性质改变者；持续或反复在短期内痰中带血而无其他原因可解释者；反复发作的同一部位的肺炎，特别是段性肺炎；原因不明的肺脓肿，无中毒症状，无大量脓痰，无异物吸入史，抗感染治疗效果不显著者；原因不明的四肢关节疼痛及杵状指（趾）；X线上的局限性肺气肿或段、叶性肺不张；孤立性圆形病灶和单侧性肺门阴影增大者；原有肺结核、病灶已稳定，而形态或性质发生改变者；无中毒症状的胸腔积液，尤以血性、进行性增加者；尚有一些上述的肺外表现的症状，皆值得怀疑，需进行检查。

（二）鉴别诊断

肺癌常与某些肺部疾病共存，或其影像学形态表现与某些疾病相类似，故常易误诊或漏诊，必须及时进行鉴别，以利早期诊断，应与下列疾病鉴别。

1. 肺结核

（1）肺结核球：多见于年轻患者，多无症状，多位于结核好发部位（上叶后段和下叶背段）。病灶边界清楚，可有包膜，内容密度高，有时含有钙化点，周围有纤维结核灶，在随访观察中多无明显改变。如有空洞形成，多为中心性空洞，洞壁规则、较薄，直径很少超过3cm，常需与周围型肺癌相鉴别。

（2）肺门淋巴结结核：易与中央型肺癌相混淆，应加以鉴别。肺门淋巴结结核多见于儿童或老年，多有发热等结核中毒症状，结核真菌试验多呈强阳性。抗结核药物治疗有效。中央型肺癌其特殊的X线征象，可通过体层摄片、CT、MRI和纤支镜检查等加以鉴别。

（3）急性粟粒性肺结核：应与弥漫性肺泡癌相鉴别。粟粒性肺结核发病年龄相对较轻，有发热等全身中毒症状。X线胸片上病灶为大小一致，分布均匀，密度较淡的粟粒结节。而肺泡癌两肺多有大小不等的结节状播散病灶，边界清楚、密度较深、进行性发展和扩大，且有进行性呼吸困难。根据临床、实验室等资料进行综合判断可以鉴别。

2. 肺炎　应与癌性阻塞性肺炎相鉴别。肺炎起病急骤，先有寒战、高热等毒血症状，然后出现呼吸道症状，抗菌药物治疗多有效，病灶吸收迅速而完全，而癌性阻塞性肺炎炎症吸收较缓慢，或炎症吸收后出现块状阴影，且多为中央型肺癌表现，纤支镜检查、细胞学检查等有助于鉴别。

3. 肺脓肿　应与癌性空洞继发感染相鉴别。原发性肺脓肿起病急，中毒症状明显，常有寒战、高热、咳嗽、咳大量脓臭痰，周围血常规白细胞总数和中性粒细胞分类计数增高。X线胸片上空洞壁薄，内有液平，周围有炎症改变。癌性空洞常先有咳嗽、咯血等肿瘤症状，然后出现咳脓痰、发热等继发感染的症状。胸片可见癌肿块影有偏心空洞，壁厚，内壁凹凸不平。结合纤支镜检查和痰脱落细胞检查可以鉴别。

4. 肺部其他肿瘤

（1）肺部的良性肿瘤：如错构瘤、纤维瘤、软骨瘤等有时需与周围型肺癌鉴别。一般肺良性肿瘤病程长，生长慢，临床上大多无症状。在 X 线片上呈类圆形的块影，密度均匀，可以有钙化点，轮廓整齐，多无分叶。

（2）支气管腺瘤：是一种低度恶性肿瘤。发病年龄较肺癌年轻，女性发病率高。临床表现可以与肺癌相似，常反复咯血。X 线片上的表现，有时也与肺癌相似。经气管镜检查，诊断未能明确者宜尽早剖胸探查术。

（3）纵隔淋巴瘤：可与纵隔型肺癌混淆。纵隔淋巴瘤生长迅速。临床上常有发热和其他部位浅表淋巴结肿大。在 X 线片上表现为两侧气管旁和肺门淋巴结肿大。对放射疗法高度敏感，小剂量照射后即可见到肿块明显缩小。纵隔镜检查有助于诊断。

八、治疗

肺癌的治疗是根据患者的机体状况以及肿瘤的病理类型、侵犯的范围和发展趋向、合理地、有计划地应用现有的治疗手段，以期较大幅度地提高治愈率和患者的生活质量。

治疗的联合方式是：小细胞肺癌多选用化疗和放疗加手术，非小细胞肺癌首先选用手术，然后是放疗或化疗。这种治疗模式并非千篇一律，也要看具体情况，如小细胞肺癌少数 I、II 期患者可选用手术治疗，然后用化疗和放疗，而非小细胞肺癌因肺功能或患者机体情况不允许手术或肿瘤部位或III期部分患者失去手术机会者可先行放疗和化疗，其后争取手术治疗。

1. 手术治疗　局限性肿瘤切除手术可取得相当于广泛切除者的疗效。一般推荐肺叶切除术。肺段切除术和楔形切除等范围更小的手术，一般仅用于外周性病变患者或肺功能不良者。手术方法有传统的开胸手术和胸腔镜下的微创手术。近年来胸腔镜下的肺叶切除术、肺段切除术视为当今肺癌手术治疗的新进展。

非小细胞肺癌 I 期和 II 期患者应行以治愈为目标的手术切除治疗。对以同侧纵隔淋巴结受累为特征的III期患者应行原发病灶及受累淋巴结手术切除治疗。Narke 报告对 819 例 N_2 者采用创造的胸内淋巴结图（LN Map）逐个清除淋巴结，术后 5 年生存率高达 48%，胸壁受侵犯亦行手术治疗，术后 5 年生存率可达 17%～20%。对肺上沟瘤尚无纵隔淋巴结或全身转移者应行手术前放疗及整体手术切除。对 T_4N_2 或 M_1 认为是扩大手术的禁忌证。一般 N_0 者手术后 5 年生存率 33.7%～53.7%，N_1 者为 17.4%～31%，N_2 者为 8.9%～23%，鳞癌比腺癌和大细胞癌术后效果好，肿瘤直径小于 3.5cm 者，术后 5 年生存率为 50% 左右，淋巴结包膜完整的比穿破者效果好。

小细胞肺癌的 90% 以上在就诊时已有胸内或远处转移，在确诊时 11%～47% 有骨髓转移、14%～51% 有脑转移。此外，尚有潜在性血道、淋巴道微转移灶。因此，国内主张先化疗、后手术，5 年生存率 28.9%～51%，而单一手术的 5 年生存率仅 8%～12%。

肺功能为估价患者是否应行手术治疗时需要考虑的另一重要因素，若用力肺活量超过 2L，且第一秒用力呼气量（FEV_1）占用力肺活量的 50% 以上，可考虑行手术治疗。

2. 化学药物治疗（简称化疗）　小细胞肺癌对于化疗有高度的反应性，有较多的化疗药物能提高小细胞肺癌的缓解率，如足叶乙苷（VP-16）、鬼臼噻吩苷（VM-26）、卡铂（CBP）及异环磷酰胺（IFO）等，其单药的缓解率为 60%～77%，还有洛莫司汀（CCNU）、顺铂（DDP）、长春碱酰胺（VDS）、表柔比星（EPI）、甲氨蝶呤（MTX）等也均被认为对小细胞肺癌有效，使小细胞化疗有新的发展，缓解率提高到 50%～90%。因此，化疗成为治疗小细胞肺癌的主要方法，尤其对IV期小细胞肺癌的价值更大。

化疗获得缓解后，25%～50% 出现局部复发。由于小细胞肺癌有 3 个亚型，即纯小细胞肺癌型、小细胞，大细胞型和混合型，后两种因混有非小细胞肺癌，化疗只杀伤小细胞肺癌细胞，剩下的对化疗不敏感的非小细胞肺癌细胞是构成复发的原因之一。因此，化疗缓解后的局部治疗也很重要。

化疗结合局部治疗后，尚残存微转移灶，因此继续全身化疗有其重要性。如一组 59 例小细胞肺癌化疗缓解后作手术切除，术后 11 例未用化疗，均于 13 个月内死亡，而余 48 例术后化疗者 5 年生存率达 33.2%。

对小细胞肺癌有活力的化疗药物，要求它们对未用过化疗患者的缓解率为 20%。已治者要求 > 10%，以往经常采用环磷酰胺（CTX）+ 阿霉素（ADR）+ 长春新碱（VCR）组成的 CAO 方案，其缓解率高达 78.6%，也有用 CAO + VP-16 者，对病变超过同侧胸腔和所有 N_2，即广泛期患者有较好作用。VP-16 取代 CAO 方案的 ADR，广泛期患者的中数缓解期得到改善。对未经治疗的小细胞肺癌患者 CAO + VP-16 + 顺铂［剂量 $20mg/m^2 \times$（3~4）d］较 CAO + VP-16 优先，二者的缓解率分别为 53% 和 48%，近年来国外在研究 VM-26 或 CAP（碳铂）为主的联合治疗方案。

非小细胞肺癌对化疗的反应较差，目前还无任何单一的化疗药物可使非小细胞肺癌的缓解率达到 20% 者。因此，化疗主要用于失去手术及放射性治疗的缓解化疗，或做手术后的辅助化疗或播散性非小细胞肺癌的联合化疗。常用的化疗方案：长春瑞滨 + 顺铂；紫杉醇 + 顺铂；吉西他滨 + 顺铂。近年来，对肺腺癌的化疗应用培美曲塞 + 顺铂方案取得了更高的有效率。

3. 放射治疗（简称放疗）　放射线对癌细胞有杀伤作用。癌细胞受照射后，射线可直接作用于 DNA 分子，引起断裂，射线引起的电离物质又可使癌细胞发生变性，被吞噬细胞吞噬，最后被纤维母细胞所代替，但放疗的生物效应受细胞群的增殖动力学的影响。

放疗可分为根治性和姑息性两种，根治性对于病灶局限、因解剖原因不便手术或患者不愿意手术者，有报道少部分患者 5 年无肿瘤复发。若辅以化疗，则可提高疗效。姑息性放疗目的在于抑制肿瘤的发展，延迟肿瘤扩散和缓解症状。对控制骨转移性疼痛、骨髓压迫、上腔静脉综合征和支气管阻塞及脑转移引起的症状有肯定的疗效，可使 60%~80% 咯血症状和 90% 的脑转移症状获得缓解。

放疗对小细胞肺癌效果较好，其次为鳞癌和腺癌，其放射剂量以腺癌最大，小细胞癌最小。一般 40.0~70.0Gy（4 000~7 000rad）为宜，分 5~7 周照射。常用的放射线有钴^{60}γ 线，电子束 β 线和中子加速器等，精心制定照射方案，严密观察病情动态变化，控制照射剂量和疗程，常可减少和防止放射反应如白细胞减少、放射性肺炎、放射性肺纤维化和放射性食管炎。

对全身症状太差，有严重心、肺、肝、肾功能不全者应列为禁忌。重症阻塞性肺气肿患者，易并发放射性肺炎，使肺功能受损害，宜慎重应用。放射性肺炎可用肾上腺糖皮质激素治疗。

4. 其他局部治疗方法　近年来，用许多局部治疗方法来缓解患者的症状和控制肿瘤的发展。如经支气管动脉和（或）肋间动脉灌注加栓塞治疗、经纤维支气管镜用电刀切割瘤体、激光烧灼及血卟啉衍生物（HPD）静脉注射后，用 Nd：YAG 激光局部照射产生光动力反应，使瘤体组织变性坏死。此外，经纤支镜引导腔内置入放疗作近距离照射也取得较好的效果。

5. 生物缓解调解剂（BRM）　BRM 为小细胞肺癌提供了一种新的治疗手段，如小剂量干扰素（2×10^6 单位）每周 3 次间歇疗法，转移因子、左旋咪唑、集落刺激因子（CSF）在肺癌的治疗中都能增加机体对化疗、放疗的耐受性，提高疗效。

6. 中医药治疗　中医中有许多单方，配方在肺癌的治疗中可以与西药治疗协同作用，减少患者对放疗、化疗的反应，提高机体抗病能力，在巩固疗效，促进、恢复机体功能中起到辅助作用。

7. 分子靶向　近年来，对肺部腺癌患者的癌细胞进行血管内皮生长因子受体（EGFR）的检测，如相应基因的突变者，可以口服分子靶向治疗药物，如吉非替尼、厄洛替尼等，临床治疗效果相当满意。

九、预防

肺癌的预防一方面是减少或避免吸入含有致癌物质污染的空气和粉尘，另一方面对高发患者群进行重点普查，早期发现及时治疗。

十、预后

肺癌的预后取决于早期发现，及早治疗。隐性肺癌早期治疗可获痊愈。一般认为鳞癌预后较好，腺癌次之，小细胞未分化癌较差。近年来采用综合治疗后小细胞未分化癌的预后也有很大改善。

第三节　纵隔及胸壁肿瘤

一、纵隔肿瘤

（一）概述

纵隔是胸部一个重要的解剖部分，包括从胸廓入口至膈肌。纵隔是许多局部疾患发生之处，然而，也与一些系统性疾病有关，局部疾患包括气肿、出血、感染及各种原发性肿瘤及囊肿。系统性疾患包括转移癌、肉芽肿以及其他全身性感染。源于食管、大血管、气管和心脏的疾病均可表现为纵隔块影或引起与压迫或侵蚀邻近纵隔组织相关的症状。

（二）历史回顾

气管内麻醉和胸腔闭式引流技术出现以前，由于手术进入胸膜腔具有一定危险性，主要是气胸和随后的呼吸衰竭，所以很少有人尝试手术介入纵隔。开始是针对前纵隔，通过各种经胸骨的方法来暴露。有报道从一例患纵隔结核年轻人的前纵隔切除了两枚干酪样淋巴结。

随着气管内麻醉的应用，安全的经胸膜手术已成为可能。在 1929 年、1940 年报道了首批病例，验证了经胸膜途径手术治疗各种纵隔疾患的安全性和有效性。在 1936 年报道为一重症肌无力的患者进行了胸腺摘除，后来该患者症状明显缓解。这次手术成功地开创了重症肌无力外科治疗的新途径。

（三）纵隔解剖及分区

纵隔是两侧纵隔胸膜之间、胸骨之后、胸椎（包括两侧脊柱旁肋脊区）之间的一个间隙，上自胸廓入口，下为膈肌。纵隔内有心脏、大血管、食管、气管、神经、胸腺、胸导管、丰富的淋巴组织和结缔脂肪组织。

为了便于标明异常肿块在纵隔内的所在部位，临床常将纵隔划分为若干区。最早的定位将纵隔分为 4 个区域：上纵隔、前纵隔、中纵隔和后纵隔。上纵隔从胸骨角至第四胸椎下缘作一横线至胸廓入口；前纵隔自上纵隔至膈肌及胸骨至心包；后纵隔包括自心包后方的所有组织；中纵隔包含前纵隔至后纵隔内所有的结构。

近年来，Shields 分区法临床也被应用，即将纵隔划分成前纵隔（anterior compartment）、内脏纵隔（visceral compartment）和脊柱旁沟（paravertebral sulci）三个区。所有划区均自胸廓入口至膈肌。前纵隔包括自胸骨后缘至心包及大血管前面。内脏纵隔亦称中纵隔，自胸廓入口，屈曲下延，包括上纵隔的后方至椎体的前方。脊柱旁沟（亦称脊肋区）是脊柱两侧，紧邻肋骨的区域，为一潜在的间隙，与前述的后纵隔相同。

（四）纵隔肿瘤的好发部位

纵隔内组织器官较多，其胎生结构来源复杂，所以纵隔内就可以发生各种各样的肿瘤，并且这些肿瘤都有其好发部位。但是，也有少数例外的情况。譬如，前纵隔内偶尔可看到神经源性肿瘤，而异位甲状腺肿也可在后纵隔发现。同时，由于纵隔划分是人为的，其间没有真正的解剖界线，因此当肿瘤长大时，它可占据一个以上的区域。牢记上述好发部位和了解有少数例外情况，对术前正确的诊断和外科治疗是有很大帮助的。

（五）临床表现

纵隔肿瘤的患者大约 1/3 无症状，系因其他疾病或健康查体时 X 线检查而发现。症状和体征与肿瘤的大小、部位、生长方式和速度、质地、性质以及是否合并感染、有无特殊的内分泌功能及相关的并发症状等有关。良性肿瘤生长缓慢，大多无明显的症状，而恶性肿瘤侵袭程度高，进展迅速，故肿瘤较小时即可出现症状。

1. 常见的症状　有胸痛、胸闷，刺激或压迫呼吸系统、大血管、神经系统、食管的症状。此外，还可出现与肿瘤性质有关的特异性症状。

2. 刺激或压迫呼吸系统　可引起剧烈的刺激性咳嗽、呼吸困难甚至发绀。破入呼吸系统可出现发热、脓痰甚至咯血。

3. 压迫大血管　压迫上腔静脉可出现上腔静脉压迫综合征；压迫无名静脉可致单侧上肢及颈静脉压增高。

4. 压迫神经系统　如压迫交感神经干时，出现霍纳综合征；压迫喉返神经出现声音嘶哑；压迫臂丛神经出现上臂麻木、肩胛区疼痛及向上肢放射性疼痛。哑铃状的神经源性肿瘤有时可压迫脊髓引起截瘫。

5. 压迫食管　可引起吞咽困难。

6. 特异性症状　对明确诊断有决定性意义，如胸腺瘤出现重症肌无力；生殖细胞肿瘤咳出皮脂样物或毛发；神经源性肿瘤出现霍纳综合征、脊髓压迫症状等。

（六）诊断

纵隔肿瘤的诊断除根据病史、症状和体征外，还要结合患者的实际情况选择性地应用以下各项无创或有创检查。

1. 胸部 X 线检查　是诊断纵隔肿瘤的重要手段，也是主要的诊断方法。胸部 X 线片可显示纵隔肿瘤的部位、形态、大小、密度及有无钙化。X 线透视下还可观察块影有无搏动，是否随吞咽动作上下移动，能否随体位或呼吸运动而改变形态等。根据上述特点，多数纵隔肿瘤均可获得初步诊断。

2. CT 扫描　CT 扫描现已成为常规。它能提供许多胸部 X 线片所不能提供的信息。首先能准确地显示肿块层面结构及其与周围器官或组织的关系；其次，在脂肪性、血管性、囊性及软组织肿块的鉴别上，CT 扫描有其优越性；此外，CT 扫描能显示出肿瘤所侵及的邻近结构、胸膜及肺的转移情况，据此可初步判断肿块的性质。

3. 磁共振检查（MRI）　MRI 在肿瘤与大血管疾病鉴别时不需要造影剂；MRI 除横断面外，还能提供矢状面及冠状面的图像。因此，对纵隔内病变的显示较 CT 更为清楚；在判断神经源性肿瘤有无椎管内或硬脊膜内扩展方面，MRI 优于 CT。

4. 同位素扫描　可协助胸骨后甲状腺肿的诊断。

5. 活组织检查　经上述方法无法满足临床诊断的患者，可考虑应用细针穿刺、纤维支气管镜、食管镜、纵隔镜或胸腔镜等进行活组织检查，以明确诊断，确定治疗方案。

（七）治疗

手术可以明确诊断，防止良性肿瘤恶变，解除器官受压和"减负荷"，为放疗、化疗创造条件。因此，除恶性淋巴源性肿瘤适用化放射治疗外，绝大多数原发性纵隔肿瘤只要无其他手术禁忌证，均应首选外科治疗。

总的原则如下。①切口，应选择暴露好、创伤小、便于采取应急措施的切口。一般来说，前纵隔肿瘤采用前胸切口；后纵隔肿瘤采用后外侧切口；位置较高的前上纵隔肿瘤及双侧性前纵隔肿瘤，采用胸正中切口。胸内甲状腺肿可采用颈部切口，必要时劈开部分胸骨。②麻醉，一般采用静脉复合麻醉。③手术操作一定要仔细，纵隔肿瘤所在部位复杂，常与大血管、心包、气管、支气管、食管、迷走神经等器官发生密切关系，所以手术时损伤这些重要脏器的机会较大。因此，操作务必仔细、轻柔。④对于不能完全切除或不能切除的纵隔恶性肿瘤，术后应行放疗或化疗。放疗或化疗后有些患者还可以二次开胸探查，将肿瘤切除。

注意事项：①肿瘤与重要脏器粘连时，应仔细分离，防止损伤，必要时可残留部分瘤或包膜。②术中要确切止血，出血量多者应补充血容量。③对巨大肿瘤剥离时慎防气道和心脏受压，必要时应该由助手托起瘤体，有明显包膜者可先行包膜外快速剥离，取出瘤内容，待改善暴露后再切除包膜。无明显包膜的实质性肿瘤可分次切除，暴露最差的蒂部留作最后处理。④对双侧胸膜腔打开，手术时间长、大量出血及输血，一侧膈神经损伤和重症肌无力者，术后应予呼吸机辅助呼吸。

1. 胸腺肿瘤　胸腺是人体的重要免疫器官，分泌胸腺素，包括几种胸腺多肽类激素，它们作用于淋巴干细胞、较成熟的淋巴细胞及T淋巴细胞亚群，使这些细胞分化成熟为有免疫活性的T淋巴细胞。以前认为，凡是来源于胸腺的肿瘤，统统归类于胸腺瘤，现在它被分为几个临床病侧分类不同的肿瘤，如胸腺瘤、胸腺癌、胸腺类癌、胸腺脂肪瘤、胸腺畸胎瘤等。

（1）胸腺的解剖：胸腺位于前纵隔的大血管前方。胸腺的左右两叶并不融合，并易于解剖分开，两叶并不对称，一般右叶大于左叶。胸腺在青春期最大，重约30g，至成人期胸腺逐渐缩小。胸腺的血液供应，动脉来自胸廓内动脉，同时也可来自上、下甲状腺动脉；静脉回流通过头臂及胸内静脉，并可与甲状腺静脉相交通。淋巴引流入内乳、前纵隔及肺门淋巴结。

（2）胸腺瘤：30~50岁多见，男、女发病率相当，位于前纵隔，右侧多于左侧，双侧少见，少数可异位发生于颈部、肺门、肺、心膈角及气管内。术中如见肿瘤包膜不完整或浸润邻近组织，术后显微镜下见肿瘤浸润包膜均视为恶性表现，有复发可能。临床恶性行为尚表现为肿瘤可有胸内扩散至胸膜、心包种植及肺转移，锁骨上和腋下淋巴结转移，约3%患者有远处转移。有人提出分为皮质型、髓质型和混合型。虽然免疫组化和电镜研究有进展，但细胞学上"良性"表现和临床上恶性生物学行为之间至今找不出肯定的关系。临床上常常根据术中肿块是否有包膜及其生长方式来确定其良恶性。

决定治疗方针和预后的临床病理分期有多种。分期如下。Ⅰ期：包膜完整，无包膜浸润。Ⅱ期：浸润入周围脂肪组织，纵隔胸膜。Ⅲ期：浸润入邻近器官（如心包、大血管和肺）。Ⅳa期：胸膜、心包转移。Ⅳb期：淋巴性或血源性转移。

手术切除为首选治疗。适应证：①Ⅰ期、Ⅱ期病变；②部分Ⅲ期病变，有条件作扩大性切除；③可行减容术，术后加行放、化疗；④合并有重症肌无力；⑤少数完全切除后有局部复发可行再切除；⑥全身情况及心肺功能可以耐受胸部大手术者。

禁忌证：①肿瘤广泛浸润，估计不能切除者；②不能耐受开胸手术者；③已有双侧膈神经麻痹；④Ⅳ期病变。

常用手术径路为正中胸骨劈开行肿瘤及全胸腺切除。少数低位一侧胸内肿瘤可采取前胸切口，后外侧切口适用于一侧胸内巨大肿瘤。对Ⅱ期、Ⅲ期病变（完全或不完全切除）术后均应加放疗，以防复发。对不能手术及局部复发者，放疗也可明显延长生存时间。近年发现以顺铂为主的化疗方案有一定效果，可使胸腺瘤的综合治疗趋向完善。

（3）胸腺癌：指肿瘤细胞有异形、核分裂等恶性表现。文献记录约100例，可分为8个亚型：鳞状细胞癌（最多）、淋巴上皮瘤样癌、Bassloid癌、黏液表皮样癌、肉瘤样癌、小细胞—未分化鳞状细胞混合癌、透明细胞癌和未分化癌。大多数预后差，能完全切除机会少，适合放疗、化疗。

2. 胸腺瘤合并重症肌无力　重症肌无力是神经肌肉接头间传导功能障碍所引起的疾病，主要累及横纹肌，休息或抗胆碱酯酶药物可使肌力恢复到一定程度。现认为是一种自身免疫疾病。

（1）病因与发病机制：重症肌无力是神经肌肉传导的自身免疫疾病，在患者体内产生抗乙酰胆碱受体抗体，破坏了自身神经肌肉接头处的乙酰胆碱受体。这种自身免疫侵袭神经肌肉连接部的机制尚未明确，但知胸腺起了主导作用。首先，文献报道有50%~60%的胸腺瘤患者伴发重症肌无力，10%~25%的重症肌无力患者中经检查可发现胸腺瘤，而无胸腺瘤的重症肌无力患者在切除的胸腺中大多数也可见到滤泡性淋巴样增生改变，约占所有患者的60%。淋巴样滤泡含有B淋巴细胞。对乙酰胆碱受体产生抗体。其次，在肌无力患者的胸腺中观察到有乙酰胆碱抗体。可认为患者自身抗体的抗原来自胸腺的肌样体细胞。最后，胸腺在重症肌无力发病机制的重要性，可在手术切除胸腺后见效所支持，多数患者在胸腺手术切除后，症状缓解率可达60%~80%。

（2）临床表现：重症肌无力可发生于任何年龄，但绝大多数始发于成年期，常在35岁以前，约占90%。少数患者在1岁至青春期内发病（少年型肌无力）。女性发病率高于男性，比例约为3：2。早期表现为运动或劳累后无力，休息后可减轻，常晨轻暮重。累及的肌肉及部位随受累的时间程度轻重不一，临床表现也各不相同。典型症状开始时仅有短暂的无力发作，之后呈渐进性，随时间增长而逐渐加重。开始时受脑神经支配的肌肉最先受累，如眼肌、咀嚼肌。病情进展累及全身肌肉，主要累及近端肌群，并常呈不对称表现。

按改良 Osserman 分型，重症肌无力可分为以下几种类型。

Ⅰ型：主要为眼肌型，症状主要集中在眼肌，表现为一侧或双侧上睑下垂，有复视或斜视现象。

Ⅱ型：累及延髓支配的肌肉，病情较Ⅰ型重，累及颈、项、背部及四肢躯干肌肉群，据其严重程度可分为Ⅱa与Ⅱb型。Ⅱa型：轻度全身无力，尤以下肢为重，登楼抬腿无力，无胸闷或呼吸困难等症状。Ⅱb型：有明显全身无力，生活尚可自理，伴有轻度吞咽困难，有时进流质不当而呛咳，感觉胸闷，呼吸不畅。

Ⅲ型：急性暴发型，出现严重全身肌无力，有明显呼吸道症状。

Ⅳ型：重度全身无力，生活不能自理，吞咽困难，食物易误入气管。症状常呈发作性、缓解、复发和恶化交替出现。若有呼吸道感染、疲劳、精神刺激、月经或分娩，可加剧病情发展，并累及全身。也可短期内迅速恶化，呈暴发性发作，出现严重全身无力，有明显呼吸道症状，治疗效果差。

（3）诊断：除病史和体征外，抗胆碱酯酶药物试验、电生理和免疫生物学检查可帮助诊断重症肌无力。90%以上的患者，乙酰胆碱受体抗体和调节抗体水平升高。部分患者横纹肌抗体水平升高。所有诊断为重症肌无力的患者，均应定期行胸部 X 线和 CT 检查。以确定是否有胸腺瘤或发生了胸腺瘤。

重症肌无力应该与肌无力综合征相鉴别，后者为一种罕见的神经肌肉传导障碍，常并发小细胞肺癌，通常称为兰伯特-伊顿（Lambert-Eaton）综合征，多见于 40 岁以上的男性患者，主要表现为四肢近侧肌群的无力和容易疲劳，不累及眼球肌，可伴有深肌腱反射的减弱或消失。

（4）治疗：重症肌无力的治疗包括给抗乙酰胆碱酯酶药物——新斯的明、溴吡斯的明（吡啶斯的明），免疫抑制疗法，血浆置换和中医中药治疗的内科治疗以及通过胸腺切除的外科治疗。

胸腺切除术治疗重症肌无力的临床效果较肯定，但机制尚不完全清楚，手术死亡率 0~2%，并发症 2%~15%。除Ⅰ型药物治疗可控制者，急性感染、肌无力危象未获控制外，只要全身情况允许胸部大手术的重症肌无力患者均可考虑行胸腺切除术。

术前应用抗胆碱酯酶药和皮质激素 3~8 周，待全身情况稳定后手术。手术当天晨仍需给药。术后按呼吸及肌无力情况决定气管插管辅助呼吸撤除时间。术后用药一般同于术前，一旦出现肌无力危象需重新气管插管辅助呼吸。出院后半年至 1 年开始逐步减少用药直至全停药。围手术期中应特别注意两种危象的鉴别和处理：因抗胆碱酯酶药不足的重症肌无力危象表现为瞳孔不缩小、心率快、口干痰少、腹胀肠鸣音弱和 Tensilon 试验阳性。而因抗胆碱酯酶药过量的胆碱危象则表现以瞳孔缩小、心率慢、眼泪、唾液和痰多、腹痛肠鸣音亢进和 Tensilon 试验阴性。

3. 神经源性肿瘤 神经源性肿瘤是纵隔内常见肿瘤之一，占 18%~30%。女性患者略多于男性。任何年龄都可以发生，但儿童神经源肿瘤恶性率较高，成人在 10% 以下。纵隔神经源肿瘤绝大多起源于脊神经和椎旁的交感神经干，来自迷走神经和膈神经的神经源肿瘤比较少见。更为少见的是副神经节来源的肿瘤，可在主动脉根部、心包甚至心脏本身发现。

大多数成人神经源肿瘤患者没有症状，常常是在常规 X 线查体时发现的。有症状者，表现为咳嗽、气短、胸痛、声音嘶哑或有霍纳综合征，少数患者（3%~6%）有脊髓压迫的表现。儿童神经源肿瘤，不论是良性还是恶性，其症状明显，如胸痛、咳嗽、气短、吞咽困难等。

成人神经源肿瘤在 X 线片上的表现为脊柱旁的块影，可呈圆形、半圆形，有的为分叶状。密度均匀一致，但可以有钙化。肿瘤邻近的骨质可有改变，如肋骨或椎体受侵，椎间孔扩大。骨质改变并不意味着肿瘤为恶性，可以是肿瘤生长过程中局部压迫所致。所有神经源肿瘤患者，无论有无症状，均应行 CT 检查，以确定肿瘤是否侵入椎管内。磁共振检查不仅可以确定椎管内有无受侵，还能了解受侵的程度。

儿童神经源肿瘤的 X 线表现与成人相似。但多数儿童神经源肿瘤的体积常大于成人，少数儿童的肿瘤可占据一侧胸腔。因生长较快，边界多不像成人清晰，而且肿瘤中心供血不足和坏死及由此而造成的钙化，儿童较成人多见。

根据肿瘤分化的程度不同及组成肿瘤的细胞多样性，神经源肿瘤分为以下 3 种类型。

（1）神经鞘细胞起源的肿瘤：良性肿瘤为神经鞘瘤和神经纤维瘤。少见的是有黑色素沉着的神经鞘瘤及粒细胞瘤。恶性肿瘤为恶性神经鞘瘤或神经肉瘤。

1）神经鞘瘤：来自神经鞘的施万细胞，生长缓慢，包膜完整，多见于 30~40 岁成人，偶见于儿童。肿瘤多来自肋间神经，并且可经过椎间孔侵入椎管内，形成哑铃形肿瘤。神经鞘瘤多为单发，少数为多发。大多数神经鞘瘤患者早期无症状，系体查发现，肿瘤较大时，可表现为胸痛、咳嗽、呼吸困难和吞咽困难等。当有神经系统症状时，如脊髓受压、声嘶、霍纳综合征、肋间神经痛或臂丛神经痛，并不意味着其为恶性。X 线胸片可发现位于后纵隔圆形或卵圆形密度均匀边缘锐利的团块影，部分肿瘤影内可见局灶性钙化和囊性变，有时侵犯肋骨或椎骨。胸部 CT 能显示肿瘤大小、部位以及胸壁、纵隔受侵的程度，也可显示其通过肋间隙或椎间隙呈哑铃形的形态。磁共振能从三维方向显示肿瘤与周围脏器的关系，有特殊的价值。

2）神经纤维瘤：神经纤维瘤是由神经细胞和神经鞘两者组成。多见于后纵隔，呈良性生长方式，由于生长缓慢多为体查时偶然发现。其临床表现亦同神经鞘瘤。

3）神经源肉瘤（恶性施万细胞瘤）：成人神经源肿瘤中，神经源肉瘤不超过 10%，多见于 10~20 岁的年轻人或 60~70 岁的老人。肿瘤附近的结构常受侵犯，并能发生远处转移。显微镜下可看到细胞数异常增多，核异型性及有丝分裂。

治疗：有效的治疗为手术切除。可通过后外侧切口开胸完成。小的、无椎管内受侵的肿瘤也可在电视胸腔镜下切除。无论采用哪种途径，首先都要切开肿瘤表面的胸膜，然后钝性及锐性分离肿瘤。有时要切断一根或几根肋间神经或交感神经干。少数情况下要牺牲肋间动脉。对向椎管内生长的哑铃型肿瘤，应同神经外科医师一起进行手术。先打开椎板，游离椎管内肿瘤，然后再游离胸腔内部分。胸腔内的部分可通过标准后外侧切口完成。也可通过小切口、胸膜外径路或电视胸腔镜下完成。对于恶性神经肉瘤术后应行放疗。

术后最常见的并发症是霍纳综合征，特别是后上纵隔的肿瘤。椎管内生长的哑铃型肿瘤术后应注意有无椎管内出血造成的脊髓压迫。手术死亡率为 1%~2%。瘤体很大或恶性肿瘤会增加手术的风险和难度。良性肿瘤预后很好，而肉瘤多半在术后 1 年内死亡。

（2）神经节细胞起源的肿瘤：神经节细胞起源的肿瘤包括节细胞神经瘤、节细胞神经母细胞瘤和神经母细胞瘤。

1）节细胞神经瘤：节细胞神经瘤为良性肿瘤。儿童神经源肿瘤中，节细胞瘤最多。较大的儿童、青壮年也能见到。肿瘤包膜完整，经常与交感神经干或肋间神经干相连。椎管内生长呈哑铃状者也多见。

2）节细胞神经母细胞瘤：节细胞神经母细胞瘤也称部分分化的节细胞神经瘤，最多见于年轻人。因为是恶性肿瘤，故易产生临床症状。

3）神经母细胞瘤：神经母细胞瘤（成交感神经细胞瘤）是高度恶性的肿瘤，好发于儿童，尤其是 3 岁以下的儿童，占儿童纵隔内神经源肿瘤的 50%。胸内神经母细胞瘤又占儿童全部神经母细胞瘤的 20%。成人中少见，肿瘤边界不规整，易侵及邻近结构。向椎管内生长呈哑铃状者也不少见。常发生骨骼及其他脏器的远处转移。临床上可表现为咳嗽、气短、胸痛、霍纳综合征、截瘫、发热、倦怠。部分患儿可出现舞蹈眼、小脑共济失调、斜视眼痉挛和眼球震颤，这可能是抗体产物或免疫反应所致。在肿瘤切除后，婴儿眼睛的异常运动随之消失。少数出现出汗、皮肤发红等症状，尿中儿茶酚胺的降解产物（香草基扁桃酸 VMA 及高香草酸 HVA）升高。这与肿瘤分泌儿茶酚胺、肾上腺素和肾上腺素有关，肿瘤切除后，尿中儿茶酚胺降解产物下降至正常。肿瘤复发时，会再度升高。还可合并腹泻、腹胀综合征，与肿瘤分泌血管活性肠多肽激素有关。

4）影像学诊断：神经节细胞起源的肿瘤 X 线表现因肿瘤分化程度不同而异。良性节细胞瘤表现为脊柱旁沟的实性块影，界线清楚，部分患者可见点状钙化，骨质因肿瘤压迫而有改变。神经母细胞瘤和节细胞神经母细胞瘤 X 线上的肿块影界线不太清楚，多数病例也能见点状钙化。至于肿瘤附近骨质的改变及椎管内侵犯，神经母细胞瘤较节细胞神经母细胞瘤多见。

5）治疗：节细胞神经瘤的治疗为手术切除，与神经鞘瘤和神经纤维瘤相同。神经母细胞瘤和节细胞神经母细胞瘤的治疗随肿瘤浸润范围而有所不同。未越过中线的肿瘤应尽可能地手术切除。越过中线及发生远处转移的肿瘤应予化疗加放疗，偶尔也辅以外科治疗。

（3）副神经节细胞起源的肿瘤：包括嗜铬细胞瘤和化学感受器瘤，发生在纵隔者非常少见，多数发生于有化学感受器的组织部位。

1）嗜铬细胞瘤：纵隔内嗜铬细胞瘤，亦称肾上腺外嗜铬细胞瘤或有功能的副神经节细胞瘤，临床少见。主要症状包括阵发性或持续性高血压、代谢亢进、糖尿病。部分患者可以无症状。由于肿瘤能分泌肽激素，少数患者还有库欣综合征、红细胞增多、高血钙及分泌性腹泻等表现。影像学表现为脊柱旁沟的块影。怀疑本病时，应测定血和尿的儿茶酚胺，24 小时尿的 VMA（香草基扁桃酸）水平。

手术切除纵隔内嗜铬细胞瘤，具有切除其他部位嗜铬细胞瘤相同的危险，应准备好一切药物，以控制剧烈的血压波动。术中操作要小心谨慎，防止过多挤压肿瘤组织，导致高血压危象。良性嗜铬细胞瘤切除术后预后良好，恶性者差。

2）非嗜铬副神经节细胞瘤：此类肿瘤少见。大多为良性，恶性占 10%。多在脊柱旁沟及内脏纵隔主动脉弓附近发现。肿瘤质软并有广泛的血供。治疗为手术切除。如果肿瘤血运十分丰富，以致手术十分危险时，只好简单做一活检。恶性肿瘤术后应行放疗。

4. 生殖细胞肿瘤　纵隔生殖细胞肿瘤主要包括畸胎类肿瘤、精原细胞瘤和内胚窦瘤、胚胎性癌和绒毛膜上皮癌等。临床以畸胎类肿瘤最为多见。

纵隔畸胎类肿瘤是常见的原发性纵隔肿瘤，有些报道占原发性纵隔肿瘤的第一位，以往以实质性者称为畸胎瘤，囊性者称皮样囊肿，实际上大多数肿瘤为实性及囊性成分同时存在，它们都含有外、中、内 3 种胚层来源的组织，只是各胚层组织的构成含量不同，没有本质的区别，现在统称为畸胎类肿瘤。

畸胎瘤是由不同于其所在部位组织的多种组织成分构成的肿瘤，含有 3 种胚层的成分，通常外胚层成分占较大的比例，约占全部畸胎瘤的 70%，可有皮肤、毛发、毛囊、汗腺、皮脂样物、神经胶质组织或牙齿。中胚层成分主要包括平滑肌、软骨和脂肪。内胚层成分主要是呼吸道和消化道的上皮以及胰腺组织等。

大多数畸胎类肿瘤是良性的，少数实质性畸胎瘤可发生恶变，视恶变组织成分产生相应的癌或肉瘤。良性畸胎瘤主要由成熟的上皮、内皮和间皮组织组成，它约占纵隔畸胎类肿瘤的 50%～75%，但也有相当比例的畸胎瘤包含有不成熟的成分或分化不良的组织，含有这些不成熟组织的畸胎瘤有一定的恶性，预后亦差。

畸胎瘤发病的高峰年龄为 20～40 岁，大多见于前纵隔，症状主要由于肿瘤压迫和阻塞邻近器官所致，临床上患者出现咳出毛发和油脂样物，提示畸胎瘤已破入支气管；当破入心腔时可造成急性心包填塞；破入胸膜腔可致急性呼吸窘迫，主要表现为胸痛、咳嗽、前胸部不适、呼吸困难，多因肿物刺激胸膜或因肿块压迫支气管致远端阻塞性肺炎。当支气管有阻塞时，肺内有哮鸣音、湿性啰音、发绀和患侧叩诊浊音。当肿瘤压迫上腔静脉时可出现上腔静脉梗阻综合征，极少数畸胎瘤穿破皮肤可形成窦道。

X 线检查是诊断畸胎瘤的重要方法。平片上可见前纵隔肿块影，其轮廓清晰，可突向右或左侧胸腔，密度不匀，内有钙化是其特征性表现，可发现牙齿或骨骼。胸部 CT 可以帮助肿瘤的定位，肿瘤内脂肪的密度有助于术前正确诊断。超声波检查可以鉴别肿瘤是囊性、实性或囊实性。

一般来讲，纵隔畸胎瘤一经诊断即需择期手术切除。当畸胎瘤破入心包腔发生急性心包填塞时则应急诊手术。畸胎瘤合并感染，应进行一段时间的抗感染治疗，使感染得到有效的控制，但不宜拖延太久，不宜等体温完全恢复正常再行手术，应争取在并发症出现以前及时手术。

5. 纵隔淋巴瘤　淋巴瘤是原发于淋巴结和淋巴组织的恶性肿瘤，也称恶性淋巴瘤，是一种全身性疾病，恶性程度不一。淋巴瘤分类法众多，最常用的分类法是将其分为霍奇金病和非霍奇金淋巴瘤。

（1）霍奇金病：本病发病的平均年龄是 30 岁，儿童发病少见，且多为男孩。95% 的霍奇金病为结节硬化型，颈部淋巴结常同时受累，早期患者无症状，随着病情进展出现局部症状和全身症状，前者如胸痛、胸闷、咳嗽，甚至上腔静脉阻塞综合征，后者如发热、盗汗、食欲减退、乏力、消瘦等。X 线上常表现为前纵隔或（和）内脏纵隔的块影，胸部 CT 可显示肿块边缘是不规则的，密度是不均匀的，周围的血管结构或周围组织被块影推移或被包绕的影像。

确诊依靠活检，方法包括：经皮穿刺活检、颈部或腋下淋巴结切除活检、纵隔镜、胸腔镜或开胸活检。诊断确立后应化疗或（和）放疗。长期生存率可达 70% ~80% 。

（2）非霍奇金淋巴瘤：非霍奇金淋巴瘤侵犯纵隔较霍奇金病少，分别为 5% 和 75% 。非霍奇金淋巴瘤累及腹腔淋巴结和头颈部 Waldeyer 环淋巴组织者多。纵隔内可发现许多类型的非霍奇金淋巴瘤，常见的包括：①大细胞淋巴瘤；②淋巴母细胞淋巴瘤。

1）大细胞淋巴瘤：这类淋巴瘤是由中心滤泡细胞、T 淋巴母细胞、B 淋巴母细胞等不同类型的细胞组成。好发于年轻人，临床上较早出现气短、胸痛、咳嗽、疲劳、不适、体重下降或上腔静脉综合征。X 线上表现为前纵隔或前上纵隔的不规则块影，常能看到肺实质的改变和胸腔积液的征象。胸部 CT 显示肿块密度不均，大血管常被肿瘤包绕，压迫甚至闭塞，以及胸腔、心包积液等。活检可以证实诊断。腹部 CT 和骨髓穿刺有助于分期。确诊后应化疗。55% ~85% 的患者治疗初期反应良好，但只有 50% 的患者才能获得 2 年以上的无病生存。放疗适用于病灶巨大者，因为巨大病灶者化疗后易复发。

2）淋巴母细胞淋巴瘤：好发于胸腺区域。20 岁以下的青年人多见，约占这个年龄组淋巴瘤的 33% 。症状严重，有的出现急性呼吸困难。X 线和 CT 表现与其他类型的非霍奇金淋巴瘤相似。确诊后给予联合化疗，多数患者最初的反应良好，但缓解的时间较短。预后差。

6. 胸内甲状腺肿瘤　甲状腺肿瘤是内分泌腺肿瘤中最为常见的疾病之一，位于颈部者临床易被发现。胸腔内甲状腺肿为胸骨后或纵隔单纯甲状腺肿大或甲状腺肿瘤，因其位于胸骨后或纵隔内，不易被发现，给诊断和治疗带来一定困难，占纵隔肿瘤的 1% ~5% 。

（1）病因与发病机制：胸腔内甲状腺肿可部分或全部位于胸腔内，依其生成的来源将其分为两类。

1）胸骨后甲状腺肿：它与颈部甲状腺有直接联系，又称继发性胸骨后甲状腺肿，此病变占胸内甲状腺肿的绝大多数。其发生的原因往往是原来的颈部甲状腺肿，位于颈前两层深筋膜之间，两侧有颈前肌群限制，加之甲状腺本身的重力，故较易向下发展。接触到胸廓入口后，又受到胸腔负压的吸引，于是促使肿大的甲状腺向胸内坠入。此类胸内甲状腺肿也称为坠入性胸内甲状腺肿。根据其坠入程度，又可分为部分型或完全型。其血供主要来源于甲状腺下动脉及其分支。

2）真性胸内甲状腺肿：由于胚胎期部分或全部甲状腺胚基离开原基并在纵隔内发育而成。此类型称为迷走性胸内甲状腺肿，血供主要来源于胸部的血管。临床上比较少见。

（2）临床表现：胸内甲状腺肿占甲状腺疾病的 9% ~15% ，占纵隔肿瘤的 5.3% 。女性多于男性，男女之比为 1 ：（3~4），发病年龄高，40 岁以上最多。临床症状主要是由于肿块压迫周围器官引起，如压迫气管引起呼吸困难、喘鸣；压迫上腔静脉引起上腔静脉综合征；压迫食管引起吞咽困难；压迫胸导管引起乳糜胸或乳糜心包等。症状的轻重与肿块的大小、部位有关。大约 1/3 的患者无症状，个别患者因肿块嵌顿在胸廓入口处或自发性、外伤性出血而引起急性呼吸困难。坠入性胸内甲状腺肿，行体格检查时可在颈部触及肿大的甲状腺，并向胸内延伸，往往触不到下极。

（3）诊断：

1）胸内甲状腺肿：以女性为多，仔细询问病史及临床表现，注意了解患者过去有无颈部肿物自行消失史。

2）X 线检查：胸部 X 线检查为首选，通常可见上纵隔增宽或前上纵隔椭圆形或圆形阴影，上缘可延伸至颈部，阴影内有钙化点，部分病例可见气管受压移位。10% ~15% 的胸内甲状腺肿位于后纵隔、下纵隔甚至接近膈肌水平。胸内甲状腺肿虽然来源于甲状腺左右两叶的机会相等，但由于下降的甲状腺肿在左侧遇到锁骨下动脉、颈总动脉及主动脉弓的阻挡，而在右侧只有无名动脉，其间隙较宽无阻挡，故以右侧较多。

3）CT 扫描：可以更加详细地了解肿块的情况，典型的征象如下。①与颈部甲状腺相连续。②边界清晰。③伴有点状、环状钙化。④密度不均匀，伴有不增强的低密度区。⑤常伴有气管移位。⑥CT 值高于周围肌肉组织。

4）放射性核素[131]I扫描：可帮助确定肿块是否为甲状腺组织，也可确定其大小、位置或有无继发甲亢的热结节。

5）MRI 和 B 超：可进一步了解肿块与周围组织关系，显示肿块与甲状腺的血供有关的"血流"排泄，提示肿块的内在本质，排除血管瘤的可能；B 超可以明确肿块是囊性或实性。

（4）治疗：胸内甲状腺肿多有压迫症状，部分有继发性甲状腺功能亢进症状，其恶变的倾向较大，故胸内甲状腺肿一旦诊断明确应尽早手术治疗。手术方法可因肿块的部位、大小、形状、深度及周围器官的关系而定。对有继发性甲亢者，术前应充分行抗甲亢药物治疗，待准备充分后方可手术。

术后主要并发症是出血、喉返神经损伤及气管梗阻。无论采用何种切口，只要注意从被膜内钝性分离肿物就能避免损伤喉返神经。甲状腺下动脉结扎牢靠，肿物切除后缝合残留的被膜囊，可有效防止术后出血。造成术后气道梗阻的原因除局部出血压迫外，主要是因气管壁软化而导致管腔狭窄。术中如遇到上述情况，除采取相应措施外，术后可酌情延长气管内插管的停留时间，必要时行气管切开术。

7. 纵隔间叶性肿瘤　纵隔间叶性肿瘤包括脂肪源肿瘤、血管源肿瘤、淋巴源肿瘤、肌源性肿瘤和纤维组织源肿瘤。这类肿瘤约占纵隔肿瘤的 5%。男性与女性差别小，且恶性率较低。

（1）脂肪源肿瘤：

1）脂肪瘤：成年男性稍多。50% 无症状，组织学上由成熟脂肪细胞构成。常延伸入颈部或肋间、椎管内。密度淡，外周模糊，有时体积很大，手术切除不困难。

2）脂肪肉瘤：40 岁以上多见，无包膜，常有明显胸痛，边界不清晰。切除不完全时易复发，放疗、化疗疗效差，故复发时有条件患者可再次手术。

3）脂肪母细胞瘤：婴儿多见，由不成熟脂肪细胞组成，有浸润、复发恶性行为，尽量完全切除为首选治疗。

4）冬眠瘤：少见，前纵隔肿瘤起源于棕色脂肪残体，多可手术切除。

（2）血管源肿瘤：临床多见于前纵隔，90% 属良性，大体分成如下两大类。

1）由血管增生形成：90% 为血管瘤和毛细血管瘤，腔静脉型和血管肉瘤少见。①血管瘤：肿瘤紫红色，质软，不定形态，无完整包膜，多见于内脏区或椎旁沟，偶扩展到胸壁、颈部及椎管内，少数有出血表现。虽为良性，手术切除仍有必要，放疗不敏感。②血管肉瘤：除起自心脏、大血管和心包外，尚未见起自纵隔其他部位的报道。

2）由血管外、中、内膜细胞增生形成：①血管外皮细胞瘤，老年多见，肿块实质性，界限清楚，偶见起自心包，良性或恶性均有，应尽量手术切除。②血管内皮细胞瘤，组织学表现介于血管瘤和血管肉瘤之间，属低度恶性，手术也应广泛切除，对复发者有作者采用放疗。③平滑肌瘤和平滑肌肉瘤，起自血管中膜的平滑肌细胞，肺动脉和肺静脉多见，手术切除或放疗（肉瘤）。

（3）淋巴管源肿瘤：少见，多为颈部向纵隔延伸，发病多为成年，多见于内脏区或椎旁沟，包膜可不完整，可深入器官间隔中，X 线可呈现骨侵蚀，偶表现有乳糜胸。手术切除为有效治疗。

（4）肌源性肿瘤：除上述平滑肌性肿瘤外尚有横纹肌瘤和横纹肌肉瘤，胸内的仅占全身横纹肌瘤的 2%，也可位于肺内，争取手术切除，不能完全切除的考虑放化疗。

（5）纤维组织源肿瘤：临床少见。①局限性纤维瘤：良性或恶性，多能切除。②纤维瘤和纤维瘤病：指起自纤维母细胞的肿瘤，边缘不清楚，有局部复发但无转移。③纤维肉瘤：恶性，巨大瘤可伴有低血糖症状，能完全切除者少，颈后差。④恶性纤维组织细胞瘤：高龄者多，切除后尚需加放疗。

（6）其他：软骨瘤、软骨肉瘤、骨肉瘤、滑膜肉瘤、脑膜瘤、黄色瘤和多能间叶瘤（良性、恶性等）。

二、胸壁肿瘤

胸壁肿瘤包括各种各样的骨骼及软组织肿瘤，其中包括原发性和转移性骨骼及软组织肿瘤，以及邻近器官如乳腺、肺、胸膜和纵隔的原发性肿瘤直接侵犯胸壁形成的肿瘤。但不包括皮肤、皮下组织及乳腺的肿瘤。

（一）胸壁的解剖

胸骨、肋骨及胸椎等构成的支架为胸廓。胸廓外被肌肉，内衬胸膜，共同构成胸壁。胸廓上口由胸骨、锁骨、第 1 肋骨及第 1 胸椎围成，有气管、食管及大血管通过。胸廓下口由膈肌封闭，仅有 3 个裂孔分别供主动脉、下腔静脉和食管通过。

1. 主要肌群

（1）胸前外侧肌群。

1）胸大肌（pectoralis major）：起于锁骨内侧半和胸骨前面及第 1～5 肋软骨，止于肱骨大结节嵴，使肩关节内收、屈、旋内。

2）胸小肌（pectoralis minor）：起于第 3～5 肋，止于肩胛骨喙突，拉肩胛骨向前下有提肋功能。

3）前锯肌（serratus anterior）：起于上 8 肋外面，止于肩胛骨内侧缘，固定肩胛骨于胸廓。

（2）背部浅层肌。

1）斜方肌（trapezius）：起于上项线、枕外隆突、项韧带和全部胸椎脊突，止于锁骨中外 1/3、肩峰、肩胛冈，上部肌束收缩提肩，中部肌束收缩使肩胛骨靠近中线，下部肌束收缩降肩。

2）背阔肌（latissimus dorsi）：起于下 6 胸椎棘突、腰椎棘突、骶中嵴、髂嵴后部，止于小结节嵴。使肩关节内收、内旋、后伸。

3）菱形肌（rhomboideus）：起于第 6、7 颈椎棘突，上 4 胸椎棘突，止于肩胛骨内侧缘下部，上提和内旋肩胛骨。

2. 肋骨和肋间隙

（1）肋骨（costal bone）：共 12 对，后端由肋骨小头和肋骨结节与椎体和横突相连；前端为肋软骨，第 1～7 肋骨直接与胸骨相连，称为真肋；第 8～10 肋与上一肋软骨相连，构成肋弓，称为假肋；第 11、12 肋前端游离，称为浮肋。

（2）肋间肌肉、血管和神经。①肋间外肌（intercostales externi），起于上位肋骨上缘，止于下位肋骨上缘，纤维方向斜向前下方，作用为上提肋骨助吸气。②肋间内肌（intercostales interni），起于下位肋骨上缘，止于上位肋骨肋沟的外下方，纤维方向斜向前上，作用为降肋助呼气。③肋间血管、神经，肋间动脉除最上两条发自锁骨下动脉的甲状颈干以外，其余均发自胸主动脉并进入相应肋间隙。在肋角之前，肋间血管、神经行于肋沟；肋角之后，则行于肋间隙中间。肋间动脉在近肋角处常分出一副支，沿下位肋骨上缘前行。肋间动脉在肋间隙前部与胸廓内动脉的肋间支吻合，从而在每个肋间隙形成一个动脉环。④胸廓内动脉（internal thoracic artery），起自锁骨下动脉，位于肋软骨后方，距胸骨外侧 1～2cm 处下行。

（二）胸壁肿瘤的分类

胸壁肿瘤的分类方法繁多，临床实用的分类方法如下。①原发性，约占 60%，包括良性与恶性肿瘤。②继发性，约占 40%，继发性肿瘤几乎都是转移瘤。多半来自乳腺、肺、甲状腺、前列腺、子宫或肾等的转移瘤或胸膜恶性肿瘤直接扩散而来。胸壁肿瘤的症状与体征在早期可能没有明显的症状，有时在体检时才发现胸壁有肿块，症状的轻重与肿瘤的早晚、大小、发生的部位及病理类型有关。常见的症状是局部有疼痛和压痛，一般为持续性钝痛，如肿瘤累及肋间神经可出现肋间神经痛。晚期恶性肿瘤可有全身症状，如消瘦、贫血、呼吸困难或胸腔积液等表现。由于胸膜间皮瘤常累及胸壁引起疼痛症状较明显，本节将作重点介绍。

1. 胸膜间皮瘤　胸膜间皮瘤是一种少见肿瘤。1937 年，Klemperer 和 Rabin 将间皮瘤分为局限型及弥漫型两种；1942 年，Stout 和 Murray 通过细胞培养证实肿瘤起源于间皮组织。

病理将胸膜间皮瘤分为两大类：①良性间皮瘤，多数是（纤维）无细胞型；②恶性间皮瘤，通常又分为上皮型、（纤维）肉瘤型和混合型（双相细胞分化）3 种类型。临床上将胸膜间皮瘤分为两种：①局限型间皮瘤，多数是良性，少数为恶性；②弥漫型间皮瘤均为恶性。

（1）局限型胸膜间皮瘤：局限型胸膜间皮瘤属少见肿瘤。本病与接触石棉无关，男性与女性发病率相同。

1）病理学特征：局限型胸膜间皮瘤通常为有包膜的实质性肿瘤，其特点是成纤维细胞样细胞与结缔组织无规则混合体，是由原始间皮层下的间充质细胞发生的，而不是由间皮细胞本身发生的。

局限型胸膜间皮瘤既可以是良性的，也可以是恶性的。良性胸膜间皮瘤通常是由壁层胸膜发生的带蒂肿瘤，一般小于10cm，细胞成分相对较少，且有少数有丝分裂像。偶尔良性局限型胸膜间皮瘤可以长得很大，充满整个胸膜腔。

2）临床表现：大多数患者为体检发现胸腔肿块，少数患者临床表现为咳嗽、胸痛、呼吸困难，部分患者有低血糖，其机制还没有完全了解，可能与胰岛素类多肽的分泌及高血糖素的减少有关。一旦切除肿瘤，血糖即完全恢复正常。胸腔积液和杵状指是局限型胸膜间皮瘤的常见体征，但仅见于3% ~ 31%的患者。一般认为只有恶性局限型胸膜间皮瘤才出现咯血，肺性骨关节病仅和良性局限型胸膜间皮瘤有关。

3）治疗：彻底的手术切除是唯一的治疗手段。手术越早，切除的越彻底，效果越好。如果肿瘤切除不完全，不但可以局部复发，而且会发生广泛播散性转移，且在确诊后2 ~ 5年内死亡。即使肿瘤巨大，也应争取手术切除。术中可能因失血多、创伤大、肿瘤挤压、心脏负担过重而出现严重并发症。所以，术前须做好充分准备，术中加强监护，术后注意护理。局限型胸膜间皮瘤可以是良性，也可以是恶性。良性间皮瘤术后也可以复发。复发多见于术后5年，最长者为术后17年，但仍可切除而获得良好效果，偶见复发多次后变成恶性者。恶变者可加用放疗和化疗。

（2）弥漫型胸膜间皮瘤。

1）流行病学特征：弥漫型胸膜间皮瘤是一种恶性肿瘤，它较局限型胸膜间皮瘤更常见。主要高发期在60 ~ 69岁年龄段。恶性间皮瘤主要是一种成年疾病，因为从接触致病因素到发病有很长的潜伏期，但儿童偶尔也可患病，恶性胸膜间皮瘤有时在青年时期发生。

2）致病因素：石棉与恶性胸膜间皮瘤密切相关，1960年首次明确了弥漫型恶性胸膜间皮瘤的流行病学，证实石棉接触是诱发恶性胸膜间皮瘤的主危险因素。还有一些少见致病因素，包括放射线接触史、天然矿物纤维、有机化合物、病毒、非特殊工业接触、复合致癌因素、遗传易感因素等。

3）病理学特征：胸膜间皮瘤由多能性间皮或浆膜下层细胞发生，这些细胞可发展为上皮性或肉瘤样肿瘤。与局限型胸膜间皮瘤相反，弥漫型胸膜间皮瘤几乎总有上皮成分，然而其组织学图像多种多样，经常为上皮和肉瘤样成分的混合物。免疫组化分和电镜检查才是标准的诊断手段。

4）临床表现：呼吸困难和胸痛是最常见的症状，见于90%的患者。少部分患者有体重减少、咳嗽、乏力、厌食和发热，极少有咯血、声音嘶哑、吞咽困难、霍纳综合征和呼吸困难（由自发性气胸引起）。体格检查通常无阳性发现，仅表现为受累胸廓叩诊呈实音和呼吸音减弱。局部晚期肿瘤患者可触及肿块、胸壁弥漫性肿瘤浸润，以及罕有锁骨上淋巴结肿大。

5）诊断：胸膜间皮瘤是相对少见的肿瘤。近年来虽有增多趋势，仍容易被临床医师忽略。胸膜间皮瘤缺乏特征性症状和体征，所以对有胸闷、胸痛、咳嗽、气短和（或）伴有胸腔积液的患者要想到此病，有必要做进一步检查。

胸部CT检查：胸部CT是目前最准确的无创性检查方法，用于疾病分期、疗效判断和监测术后复发。恶性胸膜间皮瘤的影像学表现多变且无特异性。大量胸腔积液常常是早期胸膜间皮瘤的唯一表现，CT可见胸膜上出现多发的分散的肿块。以后肿块变得清晰，并常与多发性包裹性积液混合存在。也可以开始表现为一个明显的胸膜肿物，最终广泛受累，最后形成厚厚的不规则胸膜外壳包围肺，胸膜腔消失。肿瘤局部扩散可以出现纵隔淋巴结肿大，肿瘤直接侵犯纵隔，心包受侵伴心包积液，侵及胸壁或穿透膈肌。

细胞学检查：由于大多数患者有胸腔积液，胸膜腔穿刺常是最初的诊断手段。只有30% ~ 50%患者胸腔积液细胞学检查可检出恶性细胞。

活组织检查：经皮穿刺胸膜活检有1/3的病例可以诊断出恶性，但此方法通常不能给病理学家提供足够大的标本进行免疫组化或电镜研究，而对于确诊有极其重要的意义。胸腔镜是最合适的诊断方法，因为至少80%的患者可以得到明确诊断，而且手术创伤较小。

6）治疗：同其他恶性肿瘤一样。恶性胸膜间皮瘤的治疗方法包括：手术、放疗、化疗、免疫治疗等综合治疗。但是，治疗方法的选择受一些不同于其他恶性肿瘤的因影响。如肿瘤的位置和范围以及患者的一般情况。

放疗：单纯放疗由于受诸多条件，如患者年龄偏大、纵隔内重要脏器不能耐受大剂量放射等的限制，因此放疗的应用受到限制，一般单侧胸廓的放疗剂量应控制在 4 500cGy 以下，以避免损伤心脏、食管、肺及脊髓。中等剂量的放疗有助于控制疼痛胸膜扩散，但其对恶性胸膜间皮瘤的疗效较差，不能令人满意。与化疗联合应用，疗效好。

化疗：可用于治疗恶性胸膜间皮瘤的化疗药物包括多柔比星、环磷酰胺、顺铂、卡铂、甲氨蝶呤、5-阿糖胞苷及5-氟尿嘧啶等。化疗的有效率约为20%。不能证明联合化疗优于单药化疗。顺铂与多柔比星联合化疗的有效率为13%，而顺铂与丝裂霉素联合化疗的有效率为28%。现在一种新的抗肿瘤药培美曲塞（力比泰）联合顺铂化疗能有效提高患者的生存率。但是，化疗作为术后的辅助治疗，可望提高患者术1年及2年的生存率。

免疫治疗：已有临床及动物实验证实，干扰素对恶性胸膜间皮瘤有一定的作用。如干扰素可直接抑制体外培养的胸膜间皮瘤细胞的增殖；干扰素 α_1 与丝裂霉素 C 联合应用治疗裸鼠的间皮瘤细胞种植，有一定疗效。

手术指征：多数学者认为年龄在60岁以下，能耐受胸膜全肺切除的I期患者是手术适应证。术前选择应注意：①CT扫描和MRI检查显示单侧胸腔肿瘤能完全切除；②肺功能测定 $FEV_1 > 1L/s$；③患者无手术禁忌证和其他脏器疾病者。对于II、III、IV期患者，明确诊断后采用放射治疗和化疗，可缓解疼痛，延长寿命。

有关恶性胸膜间皮瘤的诊断、分期以及治疗还处于探索阶段，该病的自然病史不甚清楚，可能与早期诸多文章把转移性腺癌误认为间皮瘤有关，增加了对该病评价的困难性。依靠光学显微镜不能诊断该病，必须通过手术或胸腔镜获得大样本，依据电子显微镜及免疫组化分析才能确诊。病史中，约一半的患者有石棉接触史，近1/4的病例影像学特征为一侧胸廓变小且伴有胸膜结节肿物，胸腔镜若发现肿物位胸膜基底部，可能有助于诊断。除手术外，控制局部复发及远处转移仍是探索治疗恶性胸膜间皮瘤的方向。

2. 常见胸壁肿瘤

（1）胸壁软组织肿瘤。

1）脂肪瘤和脂肪肉瘤：脂肪瘤为胸壁常见的良性肿瘤，由成熟脂肪细胞组成，有完整的包膜，肿瘤内有纤维束间隔与皮肤、筋膜相粘连，好发于皮下，也可见于肌间。脂肪肉瘤属恶性肿瘤，主要由不成熟脂肪母细胞构成。来自胸壁深层脂肪组织或乳腺，质稍硬，包膜不完整，多分叶结节状，周围呈浸润性生长。切面有时在脂肪组织中有黏液性变和出血。转移途径以血行为主，易转移至纵隔、肺和肝。手术切除是治疗脂肪瘤的主要方法。脂肪肉瘤对放疗、化疗不敏感。手术中应彻底切除，防止复发。

2）纤维瘤与纤维肉瘤：原发于胸壁深部筋膜，肌腱或骨膜比较少见，纤维瘤常有恶变可能。纤维瘤常发生于皮下浅表组织中，质地较硬，大小不等，多与肌长轴固定，在横轴方向可活动。纤维瘤生长缓慢，疼痛不明显。纤维肉瘤多发生于深部，生长快，有剧痛，瘤体表面皮肤发热，浅表静脉扩张。切面呈均匀粉红色，致密的鱼肉状。晚期可发生转移，转移途径经血行和淋巴途径，临床以血行为主，转移率可高达25%。手术后局部复发率更为常见，可达30%~60%。故首次手术治疗的彻底性是治愈的关键，早期做根治性切除，部分患者可获治愈，对放疗及化疗均不敏感。

3）神经源性肿瘤与神经纤维肉瘤：多见于后纵隔，也可发生在胸壁上，沿肋间神经及其分支分布。常见有神经纤维瘤、神经鞘细胞瘤及神经节细胞瘤3种。发生在胸壁的肿瘤多为孤立圆形或椭圆形，有包膜，以神经纤维瘤多见。一般症状不明显，瘤体增大压迫神经时可出现相应的症状。神经纤维肉瘤多发生在30岁以后，生长较快、受累的神经支配范围感觉障碍及疼痛，晚期也可发生转移。对单个孤立的神经源性肿瘤，应手术切除；对神经纤维肉瘤应早期作根性切除。

（2）胸壁骨骼肿瘤。

1）良性肿瘤：

骨纤维结构发育不良及骨化性纤维瘤：骨纤维结构不良又称为骨纤维异常增殖症，是肋骨常见的良性肿瘤，占 20%～35%，好发于中、青年，骨化性纤维瘤又称骨纤维瘤或纤维性骨瘤，也属骨纤维性发育不良，是骨内纤维组织增生改变，两者在临床和 X 线片表现十分相似，不易鉴别。多认为是同一种疾病，也有人认为骨化性纤维瘤是骨纤维结构不良的亚类，在组织形态学上两者有一定区别。前者纤维性骨小梁一般不形成板状骨，小梁边缘无成排的骨母细胞，临床好发于肋骨；而后者的骨小梁周围则围着成排的骨母细胞，并有板状骨形成，临床好发于颅骨。临床症状一般不明显，主要表现为病变压迫肋间神经时可引起胸疼不适。诊断主要靠 X 线片和病理检查。X 线片表现为肋骨病变处膨大，呈纺锤形或圆形，骨皮质薄，病变中心具有疏松的骨小梁结构，与恶性巨细胞瘤或肉瘤的鉴别有一定困难，需病理检查诊断。

手术切除病变的肋骨，可完全治愈；多发性的肋骨病变不宜全部切除，因本病的恶性变不常见，可选择切除疼痛明显的肋骨，可能会缓解疼痛。

骨软骨瘤：为常见肋骨良性肿瘤。常见于青少年，多发生在肋骨、肋软骨的交界处或胸骨软骨部，生长缓慢，有恶性变可能。起源于骨皮质，由松质骨、软骨帽及纤包膜组成，临床为无痛性肿块，表面光滑或呈结节状，质地坚硬，可向内或向外生长。X 线常见顶部为圆形或菜花状，边界锐利，带有长蒂或宽阔基底的肿块阴影，且有不规则的钙化软骨帽，瘤体内有松质及软骨，有不规则密度减低区，无骨膜反应。

治疗：须作广泛切除，切除不彻底时易复发。

2）恶性肿瘤：

a. 软骨肉瘤：在胸壁恶性骨骼肿瘤中软骨肉瘤是常见的一种，占 45%～60%。临床表现与软骨瘤相似。生长缓慢，多数人认为，肿瘤开始即是恶性，但也有人认为是在良性软骨瘤的基础上恶变而成。软骨肉瘤常侵犯邻近组织，但极少向远处转移。

诊断：仍以 X 线片为主要手段。X 线片和 CT 片的特征性改变是肋骨有破坏透亮的同时，半数以上伴有点状斑点状钙化灶，可有骨膜反应机化而致皮质增厚。

治疗：手术治疗是主要方法，手术切除不彻底易复发，故应彻底切除。术前设计好胸壁重建的材料。若术后复发可再次切除，也有可获得长期存活。

b. 骨肉瘤：过去称为成骨肉瘤，不及软骨肉瘤常见，是一种比软骨肉瘤更为恶性的病变，约占胸壁恶性肿瘤的 15% 左右，好发年龄在 11～30 岁。多发于四肢长骨，也发生在胸骨，瘤细胞可直接产生肿瘤性骨质，多数骨肉瘤穿透骨皮质，侵犯邻近软组织，早期即可发生血行转移，最常见转移到肺。

临床症状明显，主要为疼痛和肿胀，剧烈的疼痛有时难以忍受，夜间尤甚。如肿瘤侵袭脊椎或神经丛时，可有相应的脊髓受压及上肢神经痛症状。全身症状出现早，可消瘦、乏力、食欲减退、贫血、血沉快、白细胞增多及血清碱性磷酸酶增高等。可有"跳跃"病灶。局部有肿胀、皮肤发热、变红、压痛明显，瘤体软硬不定。

X 线的影像改变，取决于骨肉瘤的组织类型是以何种成分为主，组织学上主要成分可以是纤维性、软骨性或骨性。可分三型。①溶骨型：以纤维性成分为主，表现骨小梁破坏消失，侵蚀穿破骨皮质，进入骨膜下继续生长，形成科德曼（Codman）三角，伴有软组织阴影。②成骨型：以骨性成分为主，表现呈广泛致密阴影，无骨小梁结构，无明显边界，可侵入软组织，伴明显的骨膜反应，从骨膜到肿瘤表面，有呈放射状排列的新生状骨小梁。③混合型：介于两者之间，溶骨和成骨表现同时存在，骨膜反应明显。

治疗：应尽早手术治疗，作胸壁广泛切除，胸壁重建，对放疗和化疗不敏感，预后不佳。

第七章

乳腺癌

第一节　乳腺癌的病因学

一、诱发乳腺癌的主要因素

1. *年龄*　在女性中，发病率随着年龄的增长而上升，在月经初潮前罕见，20 岁前也少见，但 20 岁以后发病率迅速上升，45～50 岁较高，但发病率相对平稳，绝经后发病率继续上升，到 70 岁左右达最高峰。死亡率也随年龄增加而上升，在 25 岁以后死亡率逐步上升，直到老年时始终保持上升趋势。

2. *遗传与家族因素*　有家族史的妇女中如有第一级直亲家族的乳腺癌史者，其乳腺癌的危险性明显增高，是正常人群的 2～3 倍；且这种危险性与绝经前后患病及双侧或单侧患病的关系密切。绝经前乳腺癌患者的一级亲属危险性增加 3 倍，绝经后增加 1.5 倍；双侧乳腺癌患者一级亲属的危险性增加 5 倍；如果是绝经前妇女双侧乳腺癌，其一级亲属的危险性增加 9 倍，而同样情况对绝经后妇女的一级亲属危险性增加为 4 倍。乳腺癌家族史是一个重要危险因素，这可能是遗传易感性造成的，也可能是同一家族具有相同的生活环境所致。遗传异常的 *BRCA1* 或 *BRCA2* 基因突变也使乳腺癌发病危险性明显增高。

3. *其他乳房疾病史*　有关乳腺癌发生的公认假设为持续数年的持续进展的细胞增殖改变：正常乳管→管内增生→不典型增生→导管原位癌→浸润性导管癌。在部分女性体内导管内细胞的增殖导致了导管增生，少部分进一步发展为小叶原位癌和导管原位癌，部分最终发展为恶性浸润性癌。现认为，不会增加癌变风险的良性乳腺疾病，包括腺病、乳腺导管扩张、单纯纤维腺瘤、纤维化、乳腺炎、轻度上皮增生、囊肿及大汗腺和鳞状上皮组织化生等。会轻度增加乳腺癌发病风险的良性乳腺疾病包括复杂性纤维腺瘤、中度或重度典型或非典型上皮增生、硬化性腺病和乳头状瘤。而不典型导管或小叶增生则会使乳腺癌发病的风险升高 4～5 倍，如果同时伴有一级亲属患有乳腺癌，则可升高至 10 倍。

4. *月经初潮年龄、绝经年龄*　初潮年龄 <12 岁，绝经年龄 >55 岁者，行经年数 >35 年为各自独立的乳腺癌危险因素。初潮年龄 <12 岁者乳腺癌发病的危险性为年龄 >17 岁者的 2.2 倍；而绝经年龄 >55 岁者比 <45 岁的危险性也相应增加，绝经年龄越晚，乳腺癌的风险性越高；行经期 >35 年比行经 <25 年的妇女发生乳腺癌的危险性增加 2 倍。

5. *初产年龄、生育次数、哺乳月数*　此三者为与乳腺癌密切相关的生育因素。首次怀孕年龄较晚、最后一次怀孕年龄较大都可增加患乳腺癌的危险度。生育次数增加则可降低乳腺癌发生的危险度。哺乳也可降低乳腺癌发生的危险性，随着哺乳时间的延长，乳腺癌发生的危险呈下降趋势，其机制可能与排卵周期的抑制而使雌激素水平下降、催乳素水平升高有关。

6. *口服避孕药和激素替代治疗*　流行病学研究证实，乳腺癌发病危险增加与使用口服避孕药无关联或仅有轻微关联。但是，在某些特殊类型的女性中，使用口服避孕药会增加乳腺癌发生的危险度，包括一级亲属患有乳腺癌的女性和 *BRCA1* 基因携带者。并且，年龄较小时使用口服避孕药的女性和使用较早规格口服避孕药的女性发生乳腺癌的风险均较高。

绝经后妇女如长期服用雌激素或雌激素加孕激素替代治疗，可能会增加乳腺癌的危险性，特别是超过 5 年的长期治疗者。

7. **饮食与肥胖**　长期高脂肪膳食的情况下，肠道内细菌状态发生改变，肠道细菌通过代谢可能将来自胆汁的类固醇类物质转变为致癌的雌激素。高热量膳食可使妇女月经初潮提前和肥胖增加，肥胖妇女可代谢雌烯二酮成为脂肪组织中的雌激素，其血清雌酮也增高。这些因素都可以增加乳腺癌的危险性。

8. **饮酒**　近20年来的绝大多数流行病学研究均表明饮酒和乳腺癌发病危险的增加有关。随着酒精消耗量的增加，乳腺癌发病的相对危险度持续升高，但是效应量很小；与不饮酒者相比，每日平均饮酒 12g 的女性（接近一个典型酒精饮料的量）乳腺癌发病的相对危险度为 1.10。

9. **吸烟**　较早年龄开始主动吸烟的女性会使乳腺癌发病危险度轻度增加；未生育且平均每日吸烟≥20 支的女性以及累计吸烟≥20 年的女性，乳腺癌发病的危险度明显增加。

10. **电离辐射**　随着电离辐射暴露剂量增加，乳腺癌发病危险性升高。

11. **精神因素**　性格内向以及长期烦恼、悲伤、易怒、焦虑、紧张、疲倦等不良情绪，均可作为应激源刺激机体，产生一系列应激反应，通过心理—神经—内分泌—免疫轴的作用，导致机体免疫监视、杀伤功能降低，T 淋巴细胞减少，抑制抗癌瘤的免疫，在致癌因子参与下，促使癌症的发生、发展。

12. **其他系统疾病**　一些疾病如非胰岛素依赖型糖尿病会增加乳腺癌发病的危险性；而另一些疾病如子痫、先兆子痫或妊娠期高血压疾病则会减少乳腺癌发病的危险性。

虽然许多乳腺癌危险因素都有很高的相对危险度，但是几乎没有一种乳腺癌的危险因素在人群中的影响高于 10% ~ 15%。年龄是乳腺癌的最主要的危险因素之一。2001 年美国女性浸润性乳腺癌的发病率和年龄的关系、乳腺癌的常见危险因素及其相对危险度和归因危险度如表 7-1 所示。

表 7-1　乳腺癌的传统危险因素及其相对危险度和人群归因危险度

危险因素	基线分类	危险分类	相对危险度	暴露率（%）	人群归因危险度
初潮年龄	16 岁	<12 岁	1.3	16	0.05
绝经年龄	45 ~ 54 岁	>55 岁	1.5	6	0.03
初产年龄	<20 岁	没有生育或 >30 岁	1.9	21	0.16
乳腺良性疾病	未行切检或针吸检查	任何良性疾病	1.5	15	0.07
		乳腺增生性疾病	2.0	4	0.04
		非典型增生	4.0	1	0.03
乳腺癌家族史	一级亲属没有	母亲患乳腺癌	1.7	8	0.05
		两个一级亲属患乳腺癌	5.0	4	0.14

注：人群归因危险度 = ［暴露率 × （相对危险度 − 1）］ ÷ ｛［暴露率 × （相对危险度 − 1）］ + 1｝。

二、发病机制

1. **遗传因素**　美国患有软组织恶性肿瘤的年轻人，而他们的孩子有的即患乳腺癌，这是乳腺癌综合征。研究证明了女性乳腺癌中有部分患者是由遗传基因的传递所致，即发病年龄越小，遗传倾向越大。随着遗传性乳腺癌发病机制的深入研究，将来可能会有一定的阐述。遗传性乳腺癌的特点：①发病年龄轻；②易双侧发病；③在绝经前患乳腺癌患者，其亲属也易在绝经前发病。

2. **基因突变**　癌基因可有两种协同的阶段但又有区别，即启动阶段和促发阶段。目前对癌基因及其产物与乳腺癌发生和发展的关系，已得出结论：有数种癌基因参与乳腺癌的形成；正常细胞第 1 次引入癌基因不一定发生肿瘤，可能涉及多次才发生癌；癌基因不仅在启动阶段参与细胞突变，而且在乳腺癌形成后仍起作用；在正常乳腺上皮细胞—增生—癌变过程中，可能有不同基因参与。

（1）放射线照射可引起基因损伤，使染色体突变，导致乳腺癌发生。

（2）内分泌激素对乳腺上皮细胞有刺激增生作用，动物实验表明雌激素主要作用于癌形成的促发阶段，而正常女性内分泌激素处于动态平衡状态，故乳腺癌的发生与内分泌紊乱有直接关系。

雌激素、黄体酮、催乳素、雄激素和甲状腺激素等与乳腺癌的发生发展均有关系。乳腺中的雌激素水平比血液中雌激素水平高若干倍。乳腺中的胆固醇及其氧化产物，即胆固醇环氧化物可诱发乳腺上皮细胞增生，且胆固醇环氧化物本身便是一种致突变、致癌、有细胞毒性的化合物。

（3）外源性激素：如口服避孕药，治疗用雌激素、雄激素等，都可引起体内上述内分泌激素平衡失调，产生相应的效应。

（4）饮食成分和某些代谢产物（如脂肪）与乳腺癌的关系：由动、植物油引起的高脂血症的小鼠乳腺肿瘤发生率增加。在致癌剂对小鼠致癌作用的始动阶段，增加脂肪量不起作用，但在促发作用阶段，脂肪喂量增加，肿瘤增长迅速加快。

3. 机体免疫功能下降　机体免疫力下降，不能及时清除致癌物质和致癌物诱发的突变细胞，是乳腺癌发生的宿主方面的重要因素之一，随着年龄的增加，机体的免疫功能尤其是细胞免疫功能下降，这是大多数肿瘤包括乳腺癌易发生于中老年的原因之一。

4. 神经功能状况　不少乳腺癌患者在发病前有过精神创伤，这表明高级神经系统过度紧张，可能为致癌剂的诱发突变提供有利条件。

第二节　乳腺癌的临床表现和相关检查

一、临床表现

要做到乳腺癌的早期发现和早期诊断，必须系统地了解和掌握乳腺癌的临床表现，特别是早期乳腺癌的临床表现，如乳腺局限性腺体增厚、乳头溢液、乳头糜烂、乳头轻度回缩、局部皮肤轻度凹陷、乳晕轻度水肿及绝经后乳腺疼痛等。

1. 乳腺肿块　乳腺肿块是乳腺癌患者最常见的临床表现，80%的乳腺癌患者以乳腺肿块为主诉就诊。乳房肿块多由患者或其配偶无意中发现，但随着肿瘤知识的普及和防癌普查的开展，患者行乳腺自我检查和医师常规查体发现的乳房肿物比例逐渐增加。发现乳腺肿块后应注意其所具有的特征。

（1）部位：经过乳头划一条横线和一条竖线，两条垂直线将乳房分成4个象限，分别为外上象限、内上象限、内下象限、外下象限。以乳头为圆心，以乳晕外2cm为半径画一个圆，圆内的部分称为中央区。临床研究发现，乳房外上象限是乳腺癌的好发部位，1/3以上的乳腺癌原发于外上象限。

（2）数目：乳腺癌以单侧乳房的单发肿块为常见，偶尔也见单侧多发肿块及原发双侧乳腺癌。

（3）大小：乳房肿块就诊时的大小有明显的地区差异，这与民族习俗及医疗保健水平有关。已往因就诊较晚，5cm左右较大的肿块多见。近年随着乳腺自我检查的普及和肿瘤普查的开展，≤2cm肿块的比例明显增多，且不少为临床 T_0 癌。T_3 期乳腺癌逐渐减少。

（4）形态及边界：乳腺癌一般为不规则的球形块，边界欠清。有的也可呈扁片状，表面结节感，无清楚边界。应当注意的是，肿瘤越小，上述特征越不明显，有时可表现为表面光滑，边界比较清楚，很像良性肿块。即使较大的肿块，如有些特殊型癌，因浸润较轻，也可表现为边界较清楚、活动度良好。

（5）硬度：乳腺癌肿块大多为实性，较硬，有的似石样硬，但富于细胞的髓样癌也可稍软，甚至个别浸润性导管癌临床也可表现为囊样感。少数发生在脂肪型乳腺（多为老年人）的小肿块，因被脂肪组织包绕，触诊时可有表面柔软的感觉。

（6）活动度：肿块较小时，活动度较大。但值得注意的是，这种活动的特点是肿块及其周围的软组织一起活动，与纤维瘤可广泛推动性不同。在双手用力掐腰使胸大肌收缩时，如肿瘤侵犯胸大肌筋膜，则活动性减少；如果累及胸肌，则活动性消失。晚期肿瘤累及胸壁时，完全固定。

（7）伴发症状：乳腺癌的肿块通常是无痛性肿块，乳腺肿块不伴发疼痛是乳腺癌延诊的主要原因。仅≤10%的病例可自述患处有轻微不适。少数病例，即使肿块很小，癌瘤区域也可出现疼痛。

2. 乳头溢液　乳头溢液有生理性与病理性乳头溢液之分，生理性的乳头溢液主要包括：①妊娠期和哺乳期的乳汁分泌现象；②口服避孕药物、镇静剂、三环类抗抑郁药以及多潘立酮等引起的溢液；③绝经前后女性可有少量溢液。病理性乳头溢液是指非生理状态下的乳腺导管泌液。临床所谓的乳头溢液仅指后者。病理性乳头溢液是易引起患者注意的乳腺疾病的临床表现，患者常以此为主诉而就诊。乳头溢液可因多种乳腺疾病所引发，发生率仅次于乳腺肿块和乳房疼痛，是乳腺疾病常见症状之一。

溢液的肉眼性状多种多样，可为血性（血色或棕色液）、血清样、浆液性、水样、脓性或乳样溢液等，其中浆液性、水样和乳样溢液较为常见，血性液多见于老年妇女；乳样液多见于年轻妇女；浆液性、水样液和脓性液则与年龄无明显的相关性。病变位于大导管时，溢液多呈血性；位于较小导管，可为淡血性或浆液性；如血液在乳管内停留过久，可呈暗褐色；病变并发感染时，分泌液可混有脓汁；坏死组织液化可呈水样、乳样或棕色液等。尽管乳腺癌时血性溢液较浆液性溢液常见，但血性溢液多由良性病变引起。生理性乳头溢液多为双侧性，其分泌液常呈乳汁样或水样液。

乳头溢液原因较多，可分为两大类，即全身性系统性原因（乳外因素）和乳腺自身病变（乳内因素）。乳外因素：泌乳系催乳素刺激乳腺腺体分泌所致。催乳素主要由垂体的催乳素细胞产生，人催乳素细胞受到由垂体门脉系统释放出来的一些因子的长期遏制。下丘脑—垂体机能异常及一些外源性因素可引起非产妇的血催乳素过多，引发乳头溢液。严重的产后出血造成的垂体坏死（席汉综合征）可造成持续性的溢乳。垂体和下丘脑的病变（如垂体的催乳素瘤、原发性甲状腺功能低下和库欣综合征）可伴发乳头溢液。胸壁损伤包括胸廓切开术、胸神经疱疹感染可引起乳头溢液，这是由于来自胸神经的刺激，像婴儿吸吮一样，促进催乳素的分泌。许多药物可导致血催乳素过多并产生乳头溢液。这些药物有吩噻嗪类药物、三环类抗抑郁药、口服避孕药、利血平和甲基多巴等。此外，持续的机械刺激，如长期反复的吸吮乳头或长期反复的乳房揉摸均可引发乳头溢液。血催乳素过多引起的乳头溢液多为双侧性，溢液为乳汁样、浆液性或水样。细胞学检查可见泡沫细胞、脂滴和丰富的蛋白背景。乳内因素：非妊娠、哺育期乳腺作为一个功能器官，可以持续产生并回收分泌液。分泌液中的蛋白水解酶降解脱落的导管及小叶上皮细胞，使之通过导管静脉丛重吸收。乳管开口下数毫米处的括约肌阻止正常情况下分泌液的溢出。各种乳腺自身疾病只要干扰了分泌与重吸收的平衡，使导管内压力超过了括约肌的约束力，就可出现乳头溢液。引起乳头溢液的乳腺疾病有外伤、炎症、退化性病变、增生性病变、良性和恶性肿瘤等。在引起乳头溢液的各种乳腺疾病中，导管内乳头状瘤、囊性增生症和乳腺癌占异常溢液的主因，约占75%以上。此外，也可见于大导管肉芽肿、腺纤维瘤、叶状囊肉瘤、乳腺结核和浆细胞性乳腺炎等。

乳腺导管内乳头状瘤（癌）引起的乳头溢液最常见，溢液性质多为血性、浆液性，偶可表现为清水样，大多为单孔溢液。乳管内乳头状瘤多发于乳晕区的Ⅱ、Ⅲ级乳管，瘤体较大时可于乳晕部扪及小结节，挤压结节乳头出现溢液，结节缩小。乳管内乳头状瘤病多发生于末梢乳管，可在乳腺周围区域扪及边界不清、质地不均的肿块。乳腺导管内乳头状瘤在病变早期，导管内的乳头状突起<1mm，超声难以发现，或仅见乳晕区导管扩张，病程较长瘤体较大者，采用高分辨率的超声仪和10~20MHz的高频探头，可发现在扩张的导管内壁有实性低~中回声向腔内隆起，有蒂与管壁相连，但导管内壁连续性好，无中断或被侵蚀的征象。乳腺导管造影可见单发或多发的圆形、椭圆形或分叶状充盈缺损，可有近端或远端导管扩张，或出现导管梗阻，梗阻处呈弧形杯口状，管壁光滑、完整，无浸润现象。乳管内镜下表现为导管内红色或红黄白相间的实质性占位，可呈球形、长圆形、草莓状或桑葚状，表面呈小颗粒状，而周围管壁光滑有弹性，多有蒂，可在管腔内小范围地移动。

乳腺癌：肿瘤侵蚀导管，肿瘤内部的出血，坏死和分泌液的潴留，癌周扩张的乳腺导管腔内分泌物的潴留，黏液腺癌的黏液湖与导管相通，是乳腺癌发生乳头溢液的病理基础。溢液性质多为血性，少数表现为清水样、浆液性，多为单侧乳头溢液。其高危险因素包括：年龄>50岁；血性乳头溢液；单侧甚或单一导管溢液；伴有明显肿块者。乳头溢液对乳腺癌的早期诊断具有重要价值，乳腺癌早期，当乳房超声和钼靶X线片所显示的恶性征象不典型，而患者出现乳头溢液时，采用乳头溢液细胞学检查、乳腺导管造影、乳管内镜、乳头溢液CEA测定，可以提高早期乳腺癌的诊断率。乳头溢液细胞学检查的阳性率在 60% 左右。乳腺导管造影可见虫蚀征、鼠尾征、断续征、潭湖征以及肿瘤堵塞导管扩张等征象。乳管内镜下可见沿管腔内壁纵向伸展的灰白色不规则隆起，瘤体扁平，常较乳头状瘤大，直径 > 2mm，基底部较宽，无蒂，管壁僵硬，弹性差，有时可见质脆的桥氏结构，癌先露部常伴有出血。乳头溢液 CEA 测定诊断乳腺癌的阳性阈值为 100ng/mL，良性乳头溢液 CEA 一般 <30ng/mL，乳腺癌或癌前变大多 >100ng/mL。同时，乳房超声和钼靶 X 光片这些基础检查也不容忽视。

综合文献资料，可将乳头溢液的病例分为患乳腺癌的高危人群和低危人群。伴有以下因素者为高危人群：①患者年龄 ≥40 岁，特别是 ≥60 岁；②溢液为血性；③单侧或单导管溢液；④伴发乳房肿物；低危人群则为：①患者年龄 <40 岁；②乳样、绿色或脓性液；③双侧性溢液；④无乳房肿物伴发。

3. **乳腺局限性腺体增厚** 乳腺局限性腺体增厚系指乳腺局部有较正常腺体增厚区，触诊为"片膜状"肿块，边界不清，肿块的范围难以准确测量。乳腺局限性腺体增厚是临床甚为常见但常被忽略的体征，由于该类病变临床检查无明显的恶性特征，大多数被诊断为乳腺增生症。值得注意的是，在一些增厚的腺体中有隐藏着癌的可能性。

4. **乳房皮肤改变** 乳腺癌表面皮肤的改变与肿瘤部位深浅和侵犯程度有关，癌瘤初期或肿瘤位于乳腺组织的深部时，表面皮肤多正常。随着肿瘤的发展，乳房皮肤可出现不同的改变。

（1）皮肤粘连：肿瘤侵犯腺体和皮肤之间的库珀（Cooper）韧带，使之短缩，牵拉皮肤，肿瘤部位的皮肤发生凹陷，状如"酒窝"，称为"酒窝征"。发生在末端导管和腺泡上皮的乳腺癌，与皮肤较近，较易出现这种现象，可为乳腺癌的早期临床表现之一。当肿瘤较小时，引起极轻微的皮肤粘连，如不仔细检查，有时不易察觉，检查应在良好的采光条件下，检查者轻轻托起患者的乳房，使乳房皮肤的张力增加。然后轻轻推动乳房肿块，随着乳房的移动，常可见到肿块表面的皮肤有轻微的牵拉、皱缩和紧张现象，这种早期的轻微的皮肤粘连现象的存在，是鉴别乳腺良恶性肿瘤的重要体征之一。

（2）皮肤浅表静脉曲张：生长较快或肿瘤体积较大的乳腺肿瘤，肿瘤表面的皮肤菲薄，其下浅表血管，特别是静脉常可曲张。这种征象乳腺癌少见，多见于乳腺的巨纤维腺瘤及叶状囊肉瘤。

（3）皮肤红肿：乳腺皮肤红肿和局部皮温升高常见于急性和亚急性乳腺炎，但也可见于乳腺癌，典型的是炎性乳腺癌。其皮下淋巴管中充满了癌栓，皮下的癌性淋巴管炎可使皮肤呈炎性改变，颜色由淡红到深红，开始比较局限，随着病情进展，可扩展到大部分乳房皮肤，同时伴有皮肤水肿。触诊时，在其边界线可感到皮肤增厚、粗糙和表面温度升高，其范围常比肿块的边界范围要大。

（4）皮肤水肿：乳房皮肤水肿是因各种原因引起的乳房皮下淋巴管回流受限所致。乳腺癌的皮肤水肿是由于乳房皮下的淋巴管为癌细胞所阻塞，或位于乳腺中央区的肿瘤浸润使乳房浅淋巴液回流受阻所致。由于皮肤与皮下组织的连结在毛囊部位最为紧密，因而在毛囊处形成许多点状小孔，使皮肤呈"橘皮样"，这一体征被称为"橘皮样变"。乳腺癌的皮肤凹陷并非均为晚期表现，但淋巴水肿所致的橘皮样变却属典型的晚期表现。肥胖而下垂的乳房，常在外下方有轻度皮肤水肿及皮肤的移动性减少，如双侧对称，乃因局部循环障碍所致；如为单侧发生，则要慎重查明原因，不可遗漏癌瘤。

（5）皮肤溃疡：乳房皮肤溃疡形成是典型的晚期乳腺癌直接侵犯皮肤的临床表现，现已不常见到。皮肤溃疡的形成过程多先是皮肤红晕发亮或呈暗红色，继而直接浸出皮肤，形成累及皮肤的肿块，肿块进一步增大破溃形成溃疡。有时大的肿块表面形成多个小溃疡灶，有时形成一个大的溃疡。大溃疡的边缘往往高出皮面，基底凹陷、高低不平，覆以坏死组织，可有不同程度的渗血和出血，多合并细菌感染，发生异样气味。

（6）皮肤卫星结节：乳腺癌晚期，癌细胞沿淋巴管、腺管或纤维组织直接浸润到皮内并生长，在主癌灶周围的皮肤形成散在分布的质硬结节，谓之"皮肤卫星结节"。结节的数目常为数个或十几个，直径数毫米，色红或暗红。复发性乳腺癌因淋巴回流受阻，淋巴管内癌栓逆行扩散所引发的皮肤广泛结节常出现在术区瘢痕周围，也可表现为大片状结节，伴皮肤红肿。

5. **乳房疼痛** 疼痛不是乳腺肿瘤常见的症状，乳腺良性肿瘤和乳腺癌通常是无痛性肿物，但肿瘤部位的疼痛偶尔是早期乳腺癌的唯一症状，可在临床查到乳腺肿块之前出现。有报道，绝经后妇女出现乳房疼痛，尤其是伴有腺体增厚者，乳腺癌的发生率升高。尽管乳腺癌性肿块很少伴有疼痛，但某种形式的乳腺轻度不适却是不少见的，患者可有牵拉感，向患侧卧位时尤甚。晚期乳腺癌的疼痛常是肿瘤直接侵犯神经所致。

6. **乳头改变**　乳腺癌的乳头异常主要有乳头脱屑、糜烂、回缩、固定及乳头溢液等。

（1）乳头脱屑、糜烂：为乳头湿疹样癌的特有表现，常伴有瘙痒感，约2/3患者伴有乳晕附近或乳腺的其他部位肿块。病初，绝大多数表现为乳头表皮脱屑，或发生小裂隙，随后可伴有乳房肿块；部分患者可先发生乳腺肿块，而后出现乳头病变；有的还伴有乳头血性或浆血性溢液。乳头脱屑常伴有少量分泌物并结痂，揭去痂皮可见鲜红的糜烂面，经久不愈。糜烂逐渐向周围蔓延，除乳头外，还可累及乳晕，甚至乳房大部分皮肤。在病变进展过程中，乳头可回缩或固定，常见乳头部分或全部溃烂。

（2）乳头回缩、固定：乳头回缩并非均为病理性，部分可为先天发育不良造成，乳头可以深陷，但可用手指拉出，无固定现象，多见于无哺乳史的妇女，乳腺慢性炎症及乳管扩张症亦可引起乳头回缩。成年女性发生的乳头回缩并逐渐加重和固定，常为乳腺癌的表现，此时乳头常较健侧升高。因肿瘤病灶距乳头的远近，乳头回缩既可为乳腺癌的早期体征，又可为晚期体征之一。当癌瘤位于乳头深面或与乳头甚为接近，早期即可造成乳头回缩；癌瘤位于乳腺的边缘区域或位于深部乳腺组织内，因癌侵犯大乳管或管周围的淋巴管，使大导管硬化、抽缩，造成乳头上升、下降、扭向、回缩乃至固定，此为晚期乳腺癌的表现。

7. **同侧腋淋巴转移的表现**　乳腺癌最多见的淋巴转移部位为同侧腋淋巴结，其次为同侧内乳区淋巴结。表现为转移部位淋巴结肿大、质硬，甚至融合成团、固定。腋淋巴结转移的晚期，可压迫腋静脉，影响上肢的淋巴回流而致上肢水肿。小的胸骨旁淋巴结转移灶临床不易发现和查出，晚期可有胸骨旁隆起的肿物，质硬（系转移肿瘤顶起肋软骨所致），边界不清。

8. **锁骨上淋巴结转移的表现**　乳腺癌可发生同侧锁骨上的淋巴结转移，甚至转移至对侧锁骨上淋巴结。锁骨上淋巴结转移者多有同侧腋淋巴结转移，尤其是有腋窝淋巴结转移，但亦有锁骨上淋巴结转移症状及体征出现早于腋淋巴结转移者。锁骨上淋巴结转移常表现为锁骨上大窝处扪及数个散在或融合成团的肿块，直径在0.3～5.0cm不等。转移的初期淋巴结小而硬，触诊时有"沙粒样感觉"。部分锁骨上淋巴结转移病例触不到明显的肿物，仅有锁骨上窝饱满。以锁骨上淋巴结转移为首发症状的隐性乳腺癌少见，但以锁骨上淋巴结肿大就诊而发现的乳腺癌病例并非少见。这种病例多是患者对自己身体的变化反应比较迟钝，锁骨上病变系由他人发现而促其就诊。有人曾前瞻性地研究了可手术乳腺癌锁骨上淋巴结的隐性转移情况，研究结果表明，在临床无锁骨上淋巴结转移征象的可手术乳腺癌患者，锁上淋巴结隐性转移率达13.0%（6/46）。可见，术后较早期锁骨上淋巴结的区域复发多是在手术治疗前即发生而仅于术后一段时间内得以表现而已。因此，乳腺癌的治疗前，应对锁骨上淋巴结进行细致的检查，对可疑的病例，必要时需行锁骨上淋巴结活检。

9. **远处转移的表现**　癌细胞通过血行转移至远处组织或器官时，可出现相应的症状及体征，是乳腺癌的主要致死原因。常见的转移部位是胸内脏器、骨、肝和脑。

（1）对侧腋淋巴结转移：文献报道，一侧乳腺癌发生对侧淋巴结转移者占4%～6%，多发生在晚期病例。其转移途径可能是通过前胸壁及内乳淋巴网的相互交通。以对侧腋淋巴结转移为首发症状的乳腺癌是罕见的。

（2）胸内脏器转移：胸内脏器转移占有远处转移乳腺癌病例的50%左右。血行及淋巴途径均可引起胸膜转移，转移的初期可有胸部疼痛，以吸气为著。晚期可引起胸腔积液，有气促、呼吸困难、呼吸动度减低、气管向对侧移位、胸部叩实及呼吸音减低等胸腔积液的临床表现与体征。乳腺癌的肺实质转移常见，多为血行转移所致。转移的早期多无临床表现，仅在常规胸部乳房X线摄影平片发现单发或多发的结节阴影，以双肺多发。转移的晚期才出现胸痛及干咳等症状。痰中带血为转移瘤侵犯较大的支气管的症状。乳腺癌的晚期可有肺门或纵隔淋巴转移，初期多无症状，仅在乳房X线摄影胸片上表现为纵隔增宽。晚期可有呼吸困难及进食阻挡感等压迫症状。少数病例可因肿瘤压迫喉返神经而引起声嘶。

（3）骨转移：占乳腺癌血行转移的第2位，有些患者是以骨转移症状（如压缩性骨折）就诊而发现乳腺癌。骨转移以多灶发生为多见。常见的转移部位依次是骶骨、胸及腰椎、肋骨、骨盆和长骨。骨转移的初期多无症状，晚期可有转移部位的疼痛、压痛、压缩性骨折，甚至截瘫等临床表现。部分病例骨转移发展的特别迅速，短期内突发性全身多处骨转移，很快出现各种功能障碍，预后恶劣。

（4）肝转移：血行或淋巴途径均可转移到肝脏。肝转移多发生在晚期病例，占临床统计资料的10%~20%。转移的初期无任何症状和体征，在出现肝区疼痛的临床表现和肝大、肝功能障碍、黄疸及腹腔积液等体征时，往往伴有全身的广泛转移。

（5）脑转移：占临床统计的乳腺癌病例的5%左右。以脑膜转移较常见。以脑占位症状为首发症状的乳腺癌病例罕见。

（6）卵巢转移：单发的乳腺癌卵巢转移并不多见，占临床统计资料的2%左右。但不伴有腹腔广泛转移的单发卵巢转移的特殊现象确实存在，这种特殊现象可能是乳腺癌细胞与性激素依赖性器官的特殊"亲和性"有关，即"种子—土壤"学说。卵巢转移的初期无任何症状和体征，在有卵巢占位的临床表现和体征时，往往伴有腹腔的广泛转移。

二、辅助检查

1. 乳房X线摄影检查

（1）肿块型：最多见，>70%的乳腺癌属于此型。乳房X线摄影主要表现为大小不等的肿块：密度较高、形态不规则、分叶状、毛刺状为恶性征象。肿块内外可有钙化，呈簇状分布，钙化多呈泥沙样或混合小杆状、曲线分支状。肿块并发簇状微细钙化可作为定性诊断。较表浅而具有毛刺的肿块常并发局部皮肤增厚、酒窝征及乳头乳晕等改变。

（2）片状浸润型：8%~10%的乳腺癌在乳房X线摄影上表现为局部或弥漫的致密浸润阴影，呈片状、小片状，无明确肿块轮廓可见。约1/3浸润灶有沿乳导管向乳头方向蔓延之势，此型较易并发有皮肤广泛增厚、乳头内陷及钙化。钙化的数目较多，范围较广泛。部分病灶浸润边缘有较粗毛刺呈牛角状、伪足状突起，诊断不难。早期乳腺癌可表现为新出现的小灶致密影，应引起重视。单纯片状浸润灶尤其发生在致密型乳腺中，乳房X线摄影诊断困难，可借助B超检查。

（3）钙化型：乳房X线摄影上以钙化表现为主，无明显肿块、致密阴影等改变，乳腺癌中约7%属于此型。钙化可较密集遍布于乳腺的1/4~1/2范围，也可只表现为小范围簇状分布的微小钙化，需仔细搜寻极易漏诊。单纯钙化可以是早期乳腺癌唯一的乳房X线摄影征象。

2. 超声检查

（1）形态：乳腺恶性肿块形态多不规则，常为虫蚀样或蟹足样向周围组织浸润性生长，占70%。

（2）边界：多数乳腺恶性肿块边界不清晰。

（3）边缘：肿块周边厚薄不均的强回声晕环为恶性肿瘤的特征性表现，占23.3%。据有关文献报道，不规则强回声晕在病理上与癌组织浸润及周围纤维组织反应性增生有关；而肿瘤周边无恶性晕环者则多与淋巴细胞浸润有关。

（4）纵横比：恶性肿瘤纵径多数大于横径，占56.7%。

（5）内部回声：多数乳腺恶性肿块内部回声为弱回声或低回声。

（6）病灶后方回声：恶性肿瘤后方回声可增强、无变化或衰减，其中后方回声衰减为恶性肿瘤特征之一，占13.3%；无变化，占46.7%；衰减，占40.0%。部分病例侧壁见声影。

（7）微小钙化灶：细砂粒样钙化为乳腺癌特征之一，占16.7%。乳腺恶性肿瘤的微小钙化属于营养不良性钙化，是恶性肿瘤组织变性坏死和钙盐沉着所致。粗大钙化则多见于良性肿瘤。

（8）彩色多普勒表现：多数乳腺恶性肿瘤内部和或周边探及丰富血流信号，阻力指数多数>0.7，占83.3%。穿入型血流为乳腺癌表现之一。肿瘤内血流的分布及肿瘤滋养血管的内径多不规则。肿块大小、分化程度及患者年龄对血流丰富程度有显著影响，其中以肿块大小对血流丰富程度影响最大，患者年龄对血流丰富程度影响最小。肿瘤越大，血流越丰富；组织分级增高，血流越丰富；年龄越大，血流越不丰富。

（9）淋巴结转移：晚期病例于腋窝、锁骨上扫查发现肿大淋巴结，占40%。表现为腋窝圆形或椭圆形低回声结节，髓质偏心或消失，大多数淋巴结血流丰富。

3. 乳房MRI检查 MRI对乳腺疾病的检查始自20世纪80年代初，特别是1994年以后，由于造影剂（Gd DTPA）的广泛应用，使MRI对乳腺良恶性病变的鉴别更具特点。一般情况下，良性病变为均匀强化且边界清楚的影像，而乳腺癌多出现强化不均，特别是边缘不整且较中心增强明显的影像。另外，用时间增强曲线反映出乳腺良恶性病变在注射造影剂后不同的动态变化：乳腺癌在增强后2分钟内信号强度迅速增高，而良性病变的信号强度则明显较低。乳腺肿物MRI图像表现：一般情况下，乳腺癌往往在T_1及T_2加权像呈现较低的信号，而部分良性病变，特别是囊性病变在T_2加权像信号较高，可与乳腺癌相鉴别。乳腺癌边缘不光滑，出现"毛刺征"为乳腺癌的诊断提供了重要依据，这一特征在早期乳腺癌也可以见到，尤其在脂肪抑制成像中更加清楚，约87.5%的病例可以观察到"毛刺征"。乳腺癌的另一个特征是其内部信号不均匀，约70.8%的病例呈现出"网眼"或"岛状"表现。良性病变一般边界清楚且光滑，其内部信号也较均匀。

造影后病变增强效果的动态观察：快速静脉推注Gd DTPA后测定2分钟内病变的MRI信号强度，乳腺癌在增强后2分钟内MRI信号强度均显著高于良性病变，差异有显著意义（$P<0.01$），同时对病变的增强效果进行动态观察，并绘出时间增强曲线，乳腺癌在2分钟内MRI信号迅速增强，形成高圆形曲线，而良性病变则为低平或低平上升曲线。

4. CT检查 乳腺癌的CT表现：大部分肿块表现为不规则或分叶状，少数呈椭圆形或圆形，边缘不光滑或部分光滑，可见分布不均匀、长短不一的毛刺；多数肿块密度较腺体高或略高，少数密度相仿；肿块内可见条索状、丛状、颗粒样钙化，较大肿块的中央可出现低密度坏死区、高密度出血灶；累及皮肤可见皮肤增厚，呈橘皮样改变，脂肪层模糊、消失；累及胸壁可见乳房后间隙消失，局部肌肉受侵犯，肋骨骨质破坏；乳晕区的乳腺癌可见乳头内陷；库珀韧带受累，见其增粗、扭曲、收缩，局部皮肤凹陷；如有淋巴结转移，可见腋窝、内乳及纵隔淋巴结肿大；肺转移，可见肺内结节状转移灶。较少见的炎性乳腺癌，呈片状或大片状病灶，密度高或略高于乳腺，边界不清，无明确局灶性块影，边缘可见长短、粗细不一的毛刺，导管腺体结构紊乱、消失。增强扫描表现为病灶均匀或不均匀的明显强化，较大肿块内的低密度坏死区、高密度出血灶不强化。一般认为增强前后CT值增高到50Hu或更大，则认为诊断为乳腺癌的可能性更大；增强前后CT值增高<20Hu，则诊断为乳腺良性病变的可能性更大。

5. 乳腺活组织病理检查 用于乳腺癌诊断的活组织病理检查方法有切取活检、切除活检、影像引导下空芯针穿刺活检、真空辅助活检、溃疡病灶的咬取活检和乳管内镜咬检等。文献报道，通过乳房X线摄影检查发现而临床不可触及的乳腺病变（NPBL）呈逐年上升的趋势，有20%~30%为乳腺癌，随着乳房X线摄影等先进的筛检设备的广泛应用，使得大量影像学异常而体检未扪及肿块的亚临床病灶被检出并需要行活检来明确性质。微创活检技术已成为乳腺疾病，尤其为亚临床病灶活检的趋势。

（1）指征：临床发现下列问题需要进行乳腺活检。①不能肯定性质的乳腺肿块、长期存在或有扩大趋势的局限性腺体增厚，特别是绝经后伴有乳腺癌易感因素者。②乳头及乳晕部的溃疡、糜烂或湿疹样改变，乳头轻度回缩，局部皮肤轻度凹陷、乳晕轻度水肿等可疑为早期乳腺癌症状者。③乳腺X线摄影表现为可疑肿块，成簇的微小钙化、结构扭曲区域等早期乳腺癌的影像；尤其BI-RADS分级为低到中度可疑（2%~50%）和高度怀疑（50%~80%）病灶。④乳腺高频彩色B超、高频钼靶X片及MRI影像学异常而体检未扪及肿块的乳腺亚临床病灶。⑤乳头溢液，伴有或不伴有乳腺肿块。⑥非炎症性乳腺皮肤红肿、增厚等。

（2）方法：

1）切取活检：切取部分病变组织进行组织学检查的方法。适用于较大的肿瘤性病变（直径>3cm）；术中基本确定为乳腺增生性病变等。切取活检有促进肿瘤转移的可能，除非肿瘤很大，尽量避免行切取活检。对术中疑为癌的病例，在没有进行即可手术治疗的情况下，一般不做肿瘤的切取活检，否则，切口缝合后，局部因渗血等原因而压力升高，有促进癌细胞进入血管、淋巴管的可能性。

切取病变时，切忌挤压瘤体，要用锋利的手术刀，不用剪刀。切取的组织最好带有一定量的正常组织。乳腺癌切取活检应取足够大的组织以便同时行激素受体等免疫组化测定。

2）切除活检：自肿瘤缘外一定距离，将肿瘤及其周围部分乳腺组织一并切除的活检方法。如果肿物小而浅，良性病变或良性肿瘤的可能性大，可于门诊手术室局部麻醉下进行。如果肿物稍大而深，或考虑恶性可能性较大时，则以住院手术为妥，采用一步法或二步法处理。

手术活检和根治手术在一次手术中完成的做法，称为一步处理法。切除活检和根治性手术分两次进行的做法称为两步处理法。由于常规病理诊断组织学类型及分级、DNA 倍体测定及 S 期比例、受体状况和肿瘤有否广泛的导管内癌成分等分析，对治疗方案的确定、手术方式（是切除乳房还是保留乳房等）的选择等有重要意义，美国国立卫生研究院推荐在大多数病例中，应采用诊断性活检与决定性治疗分开施行的二步处理法。国内则多采用切除活组织冰冻切片病理检查、根治性手术一期进行的一步处理法。两步处理法的安全性一直存在争议，但目前取得了较一致的共识，即切除活检后 8 周内行根治性手术，对预后无不良影响。

切除活检应注意的事项如下。①≥30 岁的患者切除活检前应行双乳 X 线摄像，以便确定有无须行切检的多灶病变。②切除范围要将肿块连同周围少许正常乳腺组织一并切除。③术中疑为癌的病例，切除标本应同时送部分组织做激素受体等免疫组化测定。④对于瘤体较小的病例，手术医师应对切除标本的病变定位标记，为病理科医师标明标本的方位。⑤术中应严密止血，一般不要采用放置引流条的引流方式。⑥对于术中诊断为良性病变不需行进一步手术的病例，乳腺组织最好用可吸收线缝合，对于切取组织大，残腔大的患者，为预防术后乳房变形，可在严密止血的前提下不缝合残腔，必要时在乳房下弧线的隐蔽点戳孔放置细管引流。⑦病理科医师在取材前，应用印度墨汁或其他标记溶液涂擦其表面，以准确地观察所有切缘。对于要求保留乳房治疗的乳腺癌患者，如活检切缘无癌残留，则原发部位无需再行切除。

3）钩针定位下的手术活检：无论是针定位下的手术活检还是空心针穿刺活检，乳腺亚临床病灶的活检都需要定位装置来引导穿刺和活检，定位准确与否是决定穿刺活检是否成功的最关键因素。目前，常用的病灶定位针定位下的手术活检（NLBB）系统有计算机辅助 X 线立体定位系统、B 型超声波定位系统和 MRI 引导定位系统 3 种。其中以立体定向钼靶摄片引导下的活检（SNCB）最为普及。

计算机辅助 X 线立体定位系统是通过将乳腺 X 线摄片后的影像（一般为 3 张从不同角度曝光的图像）通过数字化处理后输入计算机，经计算机运算后自动设定病灶的三维方位以及穿刺针的进针点和进针深度。该装置的优点如下。①计算机辅助处理数据和定位，操作简便。②图像清晰直观，可随意调节病灶与周围组织的对比度。缺点是：①为避免过度暴露于放射线而无法对定位穿刺和活检过程进行动态跟踪。②患者在活检过程中必须固定体位，稍一移动便会导致定位不准确。

B 超定位系统引导的穿刺活检适用于超声检查发现的乳腺亚临床病灶，而且由于其能够实现动态实时显像以及具有安全、操作灵活和不压迫乳房等优点，因而成为诊断此类病灶的首选措施。它的缺点是对操作者的技术要求相对较高；而对于大量 B 超无法发现的乳腺亚临床病灶，如乳腺的微小钙化灶，只能借助于 X 线立体定位活检。

乳腺 X 线摄像术检出的临床触不到肿块的乳腺病变，如成簇的微小钙化、可疑肿块、乳腺组织致密或结构扭曲区域，切检证实导管内癌占 20% ~50%。高频彩超显示可疑结节及结构紊乱伴血流丰富的病变，及 MRI 检测到，X 线、B 超未能检测到的病变，最初对这些微小病变的切检主要依靠染料注射或插入细针作为标志进行乳腺腺叶或象限切除，这不仅可因过多切除了正常的乳腺组织而造成的乳房畸形，更重要的是容易遗漏肿瘤。随着乳腺定位穿刺系统的建立，可以确定病变的精确位置。几乎在乳房的任何部位，定位金属丝均可安放在距离病灶≤1cm 的位置， >90% 的病变可以定位在≤0.5cm，减少了正常乳腺组织的切除量，大幅提高了切检的准确性。

切检在局部麻醉下进行。在靠近金属丝入口处做皮肤切口，沿其到达病变所在的深部。通常切 2 ~3cm 直径的标本，标本切下后立即拍标本的 X 线片，与术前片比较，了解病灶是否确已切除，再送病理检查，以免遗漏。对活检诊断为非癌性的患者，术后 2 ~3 个月内应行随访性乳腺 X 线摄像检查。

4）影像引导下空芯针穿刺活检：采用 NLBB 来确诊亚临床病灶，结果发现有 60% ~90% 为乳腺的良性病变，所以广泛开展手术活检无疑会造成医疗成本与效益的失衡。影像导向下空芯针穿刺活检（core needle biopsy，CNB）与传统的金属丝定位切除活检相比，患者的痛苦小，对乳腺组织结构的破坏不明显，其诊断和术后病理确诊的一致性高达84%，尤其适用于对高级别病变的诊断。此外CNB还具有经济省时的特点，国外统计显示，粗针穿刺较手术活检可节省77%的费用，并且省去了术前准备、术后复查等复杂过程，对于多发性病灶的活检，穿刺的优越性就更加显著。

影像导向下的经皮活检术患者俯卧位，乳房通过一开口向下悬垂，取样的操作在下方进行，采用一个带切割功能的大孔径针头，经B超或X线立体定位引导，通过皮肤戳孔对乳腺病变穿刺切割取样，一般需多次穿刺取得标本送病理组织学检查。近年来SNCB的操作已经有了很多标准可循，包括采用14号的粗针、俯卧位、数字化显像设备、穿刺前后的定位摄片、钙化样本的扫描、对比影像学和组织学两种结果的一致性等，从而使误诊率大幅降低。在空芯针活检的同时将一个惰性材料制成的定位夹（clip）置入切除的病灶部位，不仅可为手术活检做定位，而且也便于随访。

目前一致认为，影像学诊断BI-RADS分级为低到中度可疑（2%～50%）和高度怀疑（50%～80%）病灶行SCNB意义较大，而恶性可能性为2%～20%的病灶从中获益最大。X线检查有以下表现为SNCB的适应证：①主要表现成簇状细小钙化伴或不伴肿块；②局限性致密影或结构紊乱区；③孤立的肿块影或结节；④放射状毛刺或星芒状影；⑤局部腺体边界缺损凹陷；⑥两侧乳腺不对称致密，随访病变有所增大。但是某些特定病变的结果仍有组织学低估的发生，它仍不能鉴别乳腺非典型增生（ADH）和导管内癌（DCIS），也不能鉴别DCIS和浸润性癌，穿刺活检要取得明确的诊断一般需获取5块以上的标本，因而需进行多次乳腺穿刺操作。

5）真空辅助活检：Mammotome乳腺旋切系统是在B超或X线引导下的真空辅助活检（VABB）系统。该系统可安置3种型号旋切针（8、11、14gugue），常用为11号，其获取组织量3倍于14号针。皮肤切口处局部浸润麻醉，超声引导下将Mammatome旋切刀穿刺到病灶深面，固定旋切刀不动，用真空吸引将组织吸入针槽内，旋转切割刀截取标本，经探针套管取出标本。可旋转旋切刀方向多次旋切，对较小的病灶，可将病灶完全切除，超声探测无残留。利用纤维软管通过旋切刀套管，将标记夹置入在已被活检的组织周边。

Mammotome具有准确性高、标本量足和并发症少的特点，定位准确性与立体定位自动核芯活检枪、导丝定位活检等方法无差异，但Mammotome可在B超或X线引导下进行，设备更具灵活性，一次穿刺即可获得足量标本，足量的标本保证了病理确诊的准确性，而核芯活检枪需反复多次穿刺。且组织病理学检查的准确性明显高于细针穿刺细胞学检查。Mammotome一次穿刺即可完成操作，旋切刀的自动传输装置使取样标本从探针内移到体外减少了针道种植肿瘤的机会。

乳腺亚临床病灶的空芯针活检有可能将病灶完全切除。特别是由于近年来越来越多的直径＜1mm的病灶被发现以及采用VABB，使得这种情况的发生率增加。尽管完全切除标本可能会减少组织学低估的发生，但它却影响了进一步手术的定位以及行保留乳房手术时病灶边缘的确定。

目前，无论是标准的SCNB还是定向真空辅助空芯针活检都不可能完全取代手术活检。推荐的补充手术活检的指征包括：①穿刺活检提示高危病灶（如ADH）或DCIS；②标本量不足或穿刺结果提示为正常乳腺、皮肤和脂肪等组织；③穿刺结果与X线影像学诊断极不相符；④随访中，若X线发现病灶增大或钙化点增多应该建议再次活检。

6）咬取活检：适用于已破溃的肿瘤。一般在肿瘤破溃的边缘咬取部分肿瘤组织进行组织学检查及受体等免疫组化测定。咬检钳要锋利，取材时切忌挤压肿瘤组织，同时要避开坏死区，以免影响诊断。

7）乳管内镜咬取活组织检查：乳管内镜是一种微型内镜系统，直观乳管内病变，定位定性准确，运用乳腺定位钩针在乳管镜协助下将乳腺定位针通过溢液乳孔放置病灶处，并用钩针钩住病灶部位，定位针固定后不易移动，乳管内镜检查对乳管肿瘤诊断的准确性为95%，特别是对DCIS的诊断，54%由乳管内镜发现。乳管内镜有助于手术定位，还可进行乳管内活检和一些相关的治疗。乳管内镜可确定病变的准确位置和性状，特别是从乳管开口部到病变部位的距离，通过内镜咬取组织活检，不仅提供准确的术前诊断，而且能对乳腺癌病例确认病变乳头侧乳管内浸润的情况，为施行保留乳头的乳腺癌根治术或保留乳房手术提供可靠的组织学依据。

6. 肿瘤标志物检查

（1）CEA：是位于细胞表面的糖蛋白，1965 年由 Gold 和 Freeman 在人胎儿结肠组织中发现，应用于乳腺癌已近 30 年。CEA 是一种酸性糖蛋白，基因编码于 19 号染色体上。早期认为是结肠癌的标志物（60% ~90% 患者 CEA 升高），但以后发现胃癌及乳腺癌（60%）等多数腺癌也有较高表达。CEA 水平可反映乳腺癌的进展程度。Ⅰ、Ⅱ期乳腺癌阳性率为 13% ~24%，而Ⅲ、Ⅵ期乳腺癌阳性率则为 40% ~73%，有转移的患者尤其是有骨转移的乳腺癌，CEA 明显升高。有研究认为，CEA 水平尚可反映治疗效果。因其灵敏性和特异性不高，不适宜用于筛选和诊断。

（2）CA15-3：是乳腺细胞上皮表面糖蛋白的变异体，即是糖链抗原，由癌细胞释放在血液循环中的多形上皮黏蛋白，存在于多种腺癌中。乳腺癌患者Ⅰ、Ⅱ期阳性率为 0 ~36%，Ⅲ、Ⅵ期阳性率为 29% ~92%，对乳腺癌特异性为 85% ~100%。其血清水平与乳腺癌的进展呈正相关，与治疗效果呈负相关，可作为监测指标，因其灵敏性及特异性相对较高，有取代 CEA 的趋势。

（3）CA125：1984 年由美国学者 Bast 发现，是从卵巢癌中提出的一种高分子糖蛋白抗原。CA125 单独不能用于早期诊断和反映病程，但可与 CA15-3 联合，或再加上 CEA 可显著提高灵敏性，但特异性下降，三者均阳性者可视为晚期乳腺癌，对选择必要的辅助治疗有应用价值。

第三节　乳腺癌的鉴别诊断

一、乳腺纤维囊性增生

乳腺纤维囊性增生可表现为乳房腺体局限增厚或整个乳房腺体结节感，特别是局限性，硬化性腺病质地较韧、硬，需与乳腺癌相鉴别。乳腺囊性增生症多好发于 40 岁前的妇女，多为双侧，多伴有不同程度的疼痛，并可放射到肩、背部，月经来潮前明显；而乳腺癌一般无疼痛，即使有疼痛，也常为胀痛、刺痛，与月经周期无明显关系；囊性增生症伴乳头溢液者，多为双侧多孔的浆液性溢液，而乳腺癌多为单孔溢液。乳腺增生症扪诊常为散在、结节或增厚，囊肿病时可扪及局限性肿块，有时边界不清；而乳腺癌多为边界不清，质地坚硬，活动性差的肿块。并且有时伴有皮肤及乳头的改变。乳腺囊性增生症乳房 X 线摄影中表现为散在斑片状或高密度增高影，密度不均，边缘模糊，形似云团或棉花样，B 超检查多无实质占位、可有结构不良表现，不均质的光斑回声增多，囊肿病可见大小不一的椭圆或圆形致密影，密度均匀，边界清楚，B 超检查可见椭圆形病变，边界清楚完整，后壁有回声增强效应。而乳腺癌的 X 线片和 B 超具有与此不同的特殊征象。对高危人群而临床可疑者以及局限性腺病，仍须作针吸活检或切除活检。

二、乳腺导管扩张症

常表现为边界不清，质地较硬的包块，可伴有皮肤粘连及橘皮样变，也可出现乳头内陷及腋窝淋巴结肿大等酷似乳腺癌的症状。因此常被误诊为乳腺癌，有人报道术前 32.6% 误诊为乳腺癌。乳腺导管扩张症急性期常伴有疼痛，或出现乳腺炎的表现，但对抗感染治疗反应较差。肿大腋窝淋巴结可随病程延长而缩小，而乳腺则疼痛较小，腋淋巴结随病程延长逐渐长大加重，穿刺细胞学检查是较好的鉴别方法，前者可查到炎性细胞浸润，后者可查到癌细胞。

三、乳腺结核

常表现为乳房局部肿块，质硬，边界不清，常伴疼痛。可穿破皮肤形成窦道或溃疡，可有腋窝淋巴结肿大，乳腺乳房 X 线摄片可出现患部皮肤增厚，片状，边缘模糊的密度增高区，或伴有钙化等乳腺癌相似之影像。乳腺结核约 5% 可并发乳腺癌。该病多见于中青年妇女，常继发于肺、颈淋巴及肋骨结核等其他部位结核，可有全身结核中毒症状，抗结核治疗病灶及腋窝淋巴缩小。而乳腺癌多发生于中老年，无全身结核中毒症状，抗结核治疗无故。确诊困难者需经针吸活检或切除活检予以鉴别。

四、乳腺纤维腺瘤

好发于 18～25 岁的妇女，乳腺肿块呈圆形或椭圆形，有时为分叶状，边界清楚，表面光滑，质地韧、活动度好。生长较慢。B 超显示为边界清楚，回声均匀的实性占位病变。这需要与界限清楚的乳腺癌鉴别。不过乳腺癌肿块有时虽然界限较清楚，但是其活动度差，质地坚硬，生长较快，并且可以有腋窝淋巴结肿大。确诊仍需粗针穿刺活检或切除活检。

五、急性乳腺炎

好发于哺乳期妇女，先为乳房胀痛，后出现压痛性肿块，皮肤渐红，水肿，皮温升高，可伴腋淋巴结肿大，需要与炎性乳腺癌鉴别。前者发病较急，疼痛明显，常同时伴有全身感染中毒表现，脓肿形成时可扪及波动感，血常规检查 WBC 升高，B 超检查可发现液性占位，边界不规则，穿刺抽出脓液；而炎性乳腺癌皮肤可呈红或紫红色，皮肤厚而韧，常伴橘皮样变或卫星结节，无全身感染中毒表现，无疼痛或轻微胀痛。患者年龄偏大，40 岁以上多见。针吸活检可明确诊断。

六、脂肪坏死

好发于中老年，以乳房肿块为主要表现，肿块硬，边界不清，活动差，可伴有皮肤发红并与皮肤粘连，少数可有触痛，乳腺乳房 X 线摄片表现为带毛刺的包块，点或棒状钙化及皮肤肿厚等似乳腺癌样改变。但脂肪坏死可有乳腺外伤的病史，乳腺肿块较长时间无变化或有缩小，而后者肿块会逐渐长大，确诊靠针吸活检或切除活检。

七、积乳囊肿

好发于 30 岁左右或哺乳期妇女，表现为乳腺肿块，并发感染者可有疼痛，触诊可扪及界清光滑的活动肿块，如并发感染则边界不清。乳房 X 线摄片可见界清密度均匀的肿块影。B 超显示囊性占位，囊壁光滑。穿刺抽得乳汁即确诊。

八、导管内乳头状瘤

乳头溢液为该病的主要临床表现，溢液多为血性，其部位主要位于大导管，多数仅有溢液，较少扪及肿块，即使可扪及肿块，多在乳晕附近，其直径一般 <1cm。而有乳头溢液的乳腺癌多数在溢液的同时可扪及肿块，特别是 ≥50 岁妇女有乳头溢液伴有肿块者应首先考虑为乳腺癌。可借助导管造影，溢液涂片细胞学检查或内镜检查进行鉴别诊断。

九、腋窝淋巴结肿大

其他部位原发癌转移或炎性肿块（如慢性淋巴结炎）等常可表现为腋淋巴结肿大，隐性乳腺癌的首发症状也常常是腋窝淋巴结肿大，因此需要仔细鉴别。如为其他部位的转移癌，可有原发病灶的相应表现，必要时可借助病理，或特殊免疫组化检查进行鉴别。慢性腋淋巴结炎一般局部可有压痛，肿块质地相对较软。

十、乳房湿疹

乳房湿疹与湿疹样癌均发生于乳头乳晕区，应予鉴别。前者为乳房皮肤过敏性炎症病变，多为双侧，表现为乳房皮肤瘙痒、脱屑、糜烂、结痂或皮肤肥厚、破裂，一般病变较轻，多数不累及乳晕及乳头，不形成溃疡。外用氟轻松等皮质激素药物，效果好。而湿疹样癌为单侧，皮肤上可有增厚隆起，也可溃烂发红。后期可使乳头变平或消失，常可在乳晕下扪及肿块，创面印片细胞学检查，可发现特征性派杰（Paget）细胞。

第四节　乳腺癌的化疗

在过去的几十年里，随着乳腺癌普查和治疗手段的进步，乳腺癌发病率虽呈稳步上升，病死率却呈现下降趋势。乳腺癌的治疗手段包括针对局部病灶进行的手术治疗、放疗，以及针对全身进行的化疗、内分泌治疗、生物治疗，或不同治疗手段的联合应用。不同治疗手段的选择依据多种预后和预测因素，包括肿瘤的组织学特征、生物学特征、腋窝淋巴结状况、HER-2/neu 表达水平、雌激素受体和孕激素受体表达水平、有无可检测到的转移病灶、并发症情况、患者年龄以及绝经状态等。当病变局限于局部或仅累及区域淋巴结时（Ⅰ期、Ⅱ期、部分Ⅲ期 $T_3N_1M_0$），治疗手段应以局部治疗（手术、放疗）为主，辅以术后全身治疗（化疗、内分泌治疗）。而当病灶广泛累及或已有远处转移时，应以全身治疗为主，辅以局部治疗。因此，治疗前准确地分期评估是至关重要的。

乳腺癌是对化疗较为敏感的肿瘤之一，目前，化疗仍是乳腺癌治疗的基石，具有不可替代的作用。近年来，随着不断有新化疗药物问世及新联合化疗方案的应用，化疗的有效率得到提高，应用范围也有所扩大。不同乳腺癌的治疗时段有不同的化疗策略，主要包括新辅助化疗、辅助化疗和转移复发乳腺癌的化疗。

一、乳腺癌的新辅助化疗

新辅助化疗（NAC）最早应用于阴茎癌患者，取得较好的疗效，使局部肿瘤得到控制，肿瘤病灶降期，提高了患者的手术率和生存率。随后，逐步推广应用于鼻咽癌、乳腺癌、结直肠癌等肿瘤患者，均取得了令人满意的疗效。这种手术前给予化疗的方法过去简称为术前化疗，也有人称为早期化疗，20 世纪 80 年代统一定名为新辅助化疗。新辅助治疗的目的如下。①使肿瘤病灶局限，分期降低，从而使原本不可实行手术切除的患者得以实行肿瘤切除，为手术创造机会。②消灭微转移病灶，减少手术难度及术中播散，有助于防止肿瘤局部复发，使患者从无病生存（DFS）和总生存（OS）方面获益。③判定药物敏感性，指导术后辅助用药。④提高保乳率等。

新辅助化疗的理论依据如下。①研究表明，当肿瘤≥2cm 时，腋窝淋巴结转移危险性 >60%，远处转移危险性 >50%。②C3H 乳腺癌模型中，在原发灶切除 24 小时后，转移灶出现加速增长，而术前给予 CTX 方案化疗，可以阻断抑制术后转移灶的增长。

新辅助化疗最初临床用于治疗局部进展期乳腺癌，随着人们对肿瘤生物学认识不断深化，应用范围逐步向早期乳腺癌扩展。2011 年 NCCN 乳腺癌临床实践指南指出，对肿瘤较大的临床Ⅱa、Ⅱb 和Ⅲa（仅 $T_3N_1M_0$）期肿瘤患者，如果除了肿瘤大小外，其他条件均符合保留乳房手术标准，且患者希望进行保留乳房手术，应考虑给予术前化疗。同时我国国家卫健委也做了同样的规定，而且，现已明确，新辅助化疗能够提高保留乳房手术率。保留乳房手术治疗的适应证如下。①临床分期 T_1 期及部分 T_2 期病灶（肿瘤≤3cm）。对肿瘤较大的临床Ⅱa、Ⅱb 和 $T_3N_1M_0$ 期乳腺癌患者，如果除肿瘤大小外，其他条件符合保留乳房标准，给予新辅助化疗后肿瘤降期，仍可考虑保留乳房治疗。若乳房发育过小，则应考虑肿瘤大小与乳房大小的比例，使手术切除肿瘤后仍能保留较好乳房外形。②单发性肿瘤。③肿瘤位置位于周围象限，肿瘤边缘距乳晕边缘≥2cm。④肿瘤边界清楚。⑤炎性乳腺癌除外。⑥患者有保留乳房要求。也有部分临床试验报道术前化疗后施行保留乳房手术会产生较高的肿瘤局部复发率，对这部分患者的长期预后仍有待进一步评估。

（一）新辅助化疗方案的选择

1. 临床试验结果　推荐用于辅助化疗的方案也适用于新辅助化疗。NSABP B-18 试验是一项随机比较新辅助化疗与辅助化疗疗效的大规模临床试验，共 1 523 例Ⅰ~Ⅱ期（$T_{1\sim3}N_{0\sim1}M_0$）乳腺癌患者随机分组接受术前或术后 AC（ADR + CTX）方案联合化疗，对比两组的无疾病生存期和总生存率。结果显示，两者无论在 DFS 和 OS 方面差异均无统计学意义，对于临床Ⅰ~Ⅱ期的乳腺癌患者，术前化疗和术后化疗同样有效。但是，对新辅助化疗后达到病理完全缓解（pCR）的患者中，DFS 和 OS 均有显著延长（9 年随访发现，pCR 组较未达 pCR 组 OS、DFS 分别为 85%、75% 和 73%、58%），显示出更好的生存受益。中位随访 72 个月，新辅助化疗后局部复发比例为 7.9%，与对照组的 5.8% 比较，差异无统计学意义，但术前化疗组的保乳率增加了 12%。

60%~90% 的浸润性乳腺癌对化疗有反应，但仅有 3%~30% 的患者达到病理完全缓解（pCR）。pCR 的定义为新辅助化疗后，在乳腺和腋窝淋巴结均无浸润性癌组织残留。目前已达成共识，对于乳腺癌患者经新辅助化疗能够达到病理学完全缓解者，提示具有更长的无疾病生存期和总生存期，对预后具有一定指导意义。

肿瘤对化疗的反应性是选择化疗的最重要依据。目前认为，联合蒽环类与紫杉类化疗方案是最有效的方案。紫杉类药物是晚期乳腺癌最有效的药物之一，也是蒽环类耐药的有效治疗药物。阿伯丁（Aberdeen）乳腺协作组进行的一项 TAX301 临床试验中，共入组 145 例乳腺癌患者，给予 4 个周期 CVAP 方案（CTX + VCR + ADR + Pred）新辅助化疗，有效者随机分组再给予 4 个周期 CVAP 方案化疗或 4 个周期多西他赛（taxotere，T）单药化疗。结果表明，接受 8 个周期 CVAP 方案化疗组的 pCR 为 16%，显著少于 4 个周期 CVAP 方案序贯化疗联合 4 个周期 T 单药组的 31%。该结果首次提示，术前给予含蒽环类方案序贯紫杉类单药可取得更高的 pCR 率。有人对 296 例乳腺癌患者给予术前化疗，所有患者分为 AT 组、AC 序贯紫杉醇（paclitaxel，P）组、FEC 序贯 P 单药组，临床完全缓解率分别为 14%、24% 和 10%。最终共有 38%（113/296）患者实施保留乳房手术，其中 14%（41/296）达到临床完全缓解（cCR），9.5%（28/296）达到病理完全缓解（pCR）。另一项大规模的 NSABP B-27 试验同样对紫杉类药物在新辅助化疗中的地位进行了探讨。该试验中，2 500 例乳腺癌患者接受了新辅助化疗。方案分 3 组。①AC（ADR + CTX）方案后手术。②AC 序贯 T 单药化疗后手术。③AC 化疗后手术，术后再给予 T 辅助化疗。结果在序贯 T 新辅助化疗组，pCR 达 19%，而 AC 组仅为 9%，差异有统计学意义。达到 pCR 者，无论采用何种化疗，均获得较高 OS。在序贯使用 T 新辅助化疗组和辅助化疗组，两组 DFS 和 OS 比较，差异无统计学意义。有人报道了一项新辅助化疗的多中心随机临床试验。入组患者随机分两组，分别接受 4 个周期的 T（100mg/m²）与 4 个周期的 AC 方案（A：60mg/m²，C：600mg/m²）化疗，共入组 107 例患者，97 例完成新辅助化疗，研究表明 T 组较 AC 组具有更高的 pCR 率和保留乳房手术率。

同时，一些试验对换用非交叉耐药方案进行了探讨。研究表明通过换用非交叉耐药方案，化疗疗效未能得到显著提高。GEPARTRIO 试验是一项来自德国的Ⅲ期新辅助化疗（多柔比星和紫杉醇）试验，共入组 2 000 例局部进展期乳腺癌患者。首先给予 2 个周期 TAC 化疗后 B 超评价疗效。肿瘤缩小 >50.0% 者，继续给予 4~6 个周期 TAC；肿瘤缩小 ≤50.0% 者，改用 NX 方案（NVB，Xeloda）。结果表明，在开始 2 个周期 TAC 敏感组，pCR 达 21.0%~24.0%，不敏感组仅为 5.0%~6.0%。在敏感组，6 个周期 TAC 与 8 个周期 TAC 相比，pCR 差异无统计学意义（21.0% 和 23.5%）。不敏感组，即使换用 NX 方案，pCR 差异也无统计学意义（5.3% 和 6.0%）。表明换用无交叉耐药 NX 方案对疗效无影响。在另一项安德森（Anderson）组织的试验中，先给予患者 3 个周期 CVAP 方案化疗，肿瘤 <1cm 者，继续给予 5 个周期 CVAP 方案化疗；肿瘤 >1cm 者，随机给予 5 个周期 CVAP 方案或 NMFP 方案（NVB，MTX，5-FU，Pred）化疗。结果分析，换药组 DFS 和 OS 延长，但差异无统计学意义。

2. 2011 年 NCCN 乳腺癌临床实践指南推荐　新辅助化疗方案如下。①有多个联合与单药化疗方案都在术前化疗中表现出抗肿瘤活性，一般来讲，凡推荐用于术后辅助治疗的化疗方案都可以用于术前化疗（见后辅助化疗）。②如内分泌治疗，绝经后者优先考虑芳香化酶抑制药。③HER-2 阳性者应考虑采用曲妥珠单抗的新辅助化疗至少 9 周。

含曲妥珠单抗的联合方案新辅助化疗，新辅助 T→FEC + 曲妥珠单抗，曲妥珠单抗首次 4mg/kg，静脉注射，在第一次使用紫杉醇前使用，随后曲妥珠单抗 2mg/kg，静脉注射，每周 1 次，共 23 周。紫杉醇 225mg/m²，静脉注射，24 小时，21 天为 1 个周期，共 4 个周期；或紫杉醇 80mg/m²，静脉注射，1 小时，第 1 天，每周 1 次，共 12 个周期。序贯，5-FU 500mg/m²，静脉注射，第 1、第 4 天；表柔比星，75mg/m²，静脉注射，第 1 天；环磷酰胺，500mg/m²，静脉注射，第 1 天，每 21 天为 1 个周期，共 4 个周期。

（二）新辅助化疗的疗效预测

如何选择合适的患者行新辅助化疗一直是研究的热点。目前临床一直缺乏有效的疗效预测方法，只能依靠新辅助化疗后肿瘤的缓解率来对疗效进行评估，具有一定的滞后性。如果在肿瘤化疗前就能获得肿瘤对药物敏感性的信息，有针对性地选择患者进行新辅助化疗，避免盲目化疗延误手术治疗的最佳时机。一些该方面的研究已经开展，包括基因芯片技术、PET-CT、测定卡培他滨代谢酶浓度、*HER-27ER/PR* 表达、肿瘤 M2Pk 酶等，最终结果有待进一步深入研究以揭示。

有试验显示，对 ER 阴性、HER-2 阳性和组织病理高级别的患者，术前化疗具有更高的有效率。因此，术前空芯针活检（CNB）进行组织分析对于预测新辅助化疗的有效性具有指导意义。有人报道在卡培他滨治疗前测定肿瘤组织中胸核苷酸合成酶（TS）、胸腺嘧啶磷酸化酶（TP）、二氢嘧啶脱氢酶（DPD）的表达。结果显示，TP/DPD 高比值与 CR 具有相关性，TS/DPD 低比值预示更好的肿瘤缓解率。有人应用 FDG-PET（GE Discovery LS）连续成像技术对新辅助化疗疗效进行预测，应用标准化摄取值（SUV）测量法进行分析。结果显示，化疗 2 个周期后 SUV 变化预测化疗有效性的敏感性、特异性、准确性分别为 88%、100% 和 93%。另有研究发现，采用基因芯片技术通过对成千上万个基因的mRNA 进行同时检测，获得肿瘤细胞基因表达情况，对其生物学特征进行分析，并应用于抗肿瘤药物敏感度的判断，可以选择出有效药物进行肿瘤治疗，即药物基因组学的研究。有人用基因芯片预测 AC 方案治疗乳腺癌的疗效，在接受 AC 方案化疗前行活检取材，经 AC 方案化疗 6 个周期后达到 cCR 的为敏感病例，化疗后肿瘤残留 >70% 的为耐药病例。分析表明，敏感组与耐药组有 233 个基因表达不同（FDR <5%）。2007 年圣安东尼奥乳腺癌大会上，有人通过测定标准诊断病理切片样品中 21 种基因表达的回归积分测定法，然后将测定值转换成 1～100 的分值，可以预测淋巴结阳性和 ER 阳性的乳腺癌患者接受紫杉类治疗的预后，研究显示，对 RS 分值高的患者给予紫杉类序贯 CAF 方案化疗具有更高的生存受益。因此，这一新技术将有助于为乳腺癌新辅助化疗选择最恰当的治疗方案。

病理学家对新辅助化疗前后的病理学改变进行了研究。发现新辅助化疗反应性肿瘤的原发灶部位肿瘤细胞及其邻近乳腺组织会发生一系列细胞学及组织变化，包括残留肿瘤细胞的胞质肿胀与空泡状变，核膜不规则，染色体聚集，核仁固缩、破裂，不同程度的肿瘤细胞坏死、淋巴细胞浸润等以及周围乳腺组织的萎缩。尤其在达到 pCR 患者肿瘤部位组织出现特征性显著纤维瘢痕组织、淋巴细胞浸润、成群泡沫细胞出现以及腺体组织缺乏（图 7-1）。而化疗不敏感肿瘤细胞则缺乏这种特征性病理学改变。

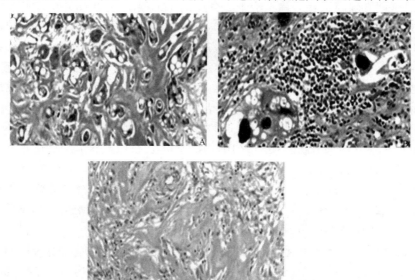

图 7-1　新辅助化疗后的病理学改变

A. 化疗轻度有效，肿瘤细胞胞质出现嗜酸性改变；B. 化疗显著有效，胞质变性；C. 化疗显著有效，反应性纤维，酸性胞质改变与胞质内空泡形成，核仁固缩，组织增生，肿瘤细胞消失

（三）靶向药物在新辅助治疗中的应用

对接受新辅助治疗的 *HER-2* 阳性患者，有人报道在紫杉醇化疗中加入曲妥珠单抗行新辅助治疗，随后 FEC 化疗，可以使病理学完全缓解率从 26% 提高到 65.2%。提示对 *HER-2/neu* 过度表达的肿瘤，可以考虑在新辅助化疗方案中加入曲妥珠单抗。

（四）其他

由于新辅助化疗后病灶缩小及累及淋巴结退缩，从而影响术后分期的准确性。此外，化疗后组织学的改变影响预后指标的检测。因此，对拟给予新辅助化疗的患者，应当进行 CNB 检查，并应当考虑对临床可疑的腋窝淋巴结进行 CNB 活检。研究报道，对临床不可触及乳腺肿块的诊断，CNB 活检的敏感性要高于 FNA 活检（90% 和 68%），能够克服 FNA 活检的取材限制，更好地进行病理学诊断。在一个包括 1 305 例病例分析中，CNB 活检的灵敏性达到 98.5%，特异性为 99.5%。近年来，CNB 活检已有逐渐取代 FNA 活检的趋势，成为乳腺癌患者治疗前进行病理学诊断的标准诊断步骤。同时要鼓励在乳腺 X 射线、超声或其他方法引导下，经皮穿刺在乳腺置入定位夹，以确定化疗前肿瘤的位置，有助于外科医师确定化疗后需切除的原始肿瘤区域。

二、乳腺癌的辅助化疗

辅助化疗是指对部分癌症患者在采取有效的局部治疗手段（手术或放疗）后，使用化疗，主要目的是清除可能存在的微转移病灶，防止癌症的复发转移。乳腺癌细胞可直接侵入血管引起远处转移，血道转移有时在肿瘤早期即可发生。据统计，乳腺癌患者临床确诊时约 15% 已存在远处转移。临床上已有淋巴结转移患者术后 70%~80% 可能发生远处转移，淋巴结阴性患者也有 20%~30% 因复发或转移而导致治疗失败。

1957 年，Fisher 领导的美国乳腺与肠道外科辅助治疗研究组（NSABP）最初报道应用术后辅助化疗，取得较好疗效。早期辅助化疗主要应用于围术期，认为肿瘤复发、转移主要与手术播散有关，因而采用短周期的辅助化疗。随着人们对乳腺癌生物学特征认识的深入，乃至肿瘤干细胞理论的提出，目前术后辅助化疗的应用原则为足量、规则、联合、早期给药。辅助化疗的优势：①根据化疗药物杀伤肿瘤细胞的一级动力学原则，当残留肿瘤负荷小时，易于被抗癌药物杀灭；②局部治疗后肿瘤增殖比率大，对抗癌药物敏感性增加，发生耐药可能性小。目前认为，对乳腺癌的辅助化疗以两药以上的联合疗效较好，利用药物之间叠加或协同作用提高疗效，因同时可减低单药剂量和不良反应。对乳腺癌患者，多中心随机临床研究结果已证明辅助化疗能够显著改善生存率及无病生存率。

2005 年 Gallen 根据早期乳腺癌辅助治疗选择的基本原则提出，根据肿瘤对内分泌治疗的反应性不同，可以分为 3 种不同的类型：大多数肿瘤细胞中 ER/PR 均高度表达（内分泌治疗有反应）、肿瘤细胞中这两种受体低表达（内分泌治疗无反应）和肿瘤细胞中这两种受体完全阴性（内分泌治疗反应不确定）。ER 是判断肿瘤内分泌反应性的重要标志，但激素敏感并不完全等同于 ER 阳性。内分泌反应性是指导临床选择内分泌治疗或化疗的重要参考指标。内分泌无反应者对化疗更敏感。内分泌反应性再结合其他因素，如月经状况、腋窝淋巴结转移情况、肿瘤大小、组织学分级、有无脉管癌栓、*HER-2* 状态等可进一步细分为低度危险、中度危险和高度危险，决定乳腺癌治疗的策略。中高危复发转移风险的乳腺癌患者需行辅助化疗以降低复发及转移的概率。

2007 年 St. Gallen 乳腺癌会议关于可手术乳腺癌危险度的定义如下。①低度危险，腋淋巴结阴性，并同时具备所有特征，即 pT≤2cm、病理分级 1 级、未侵犯肿瘤周边血管、ER 和（或）PR（+）、*HER-2*（-）、年龄≥35 岁。*St. Gallen* 专家共识定义此类患者可以不化疗，而仅选择内分泌治疗。*NCCN* 指南推荐可以用 *OncotypeDx* 评分决定是否化疗。②中度危险，腋淋巴结阴性，并至少具备特征中的一项，即 *pT*>2cm、病理分级为 2~3 级、有肿瘤周边血管侵犯、*ER* 和 *PR*（-），*HER-2* 基因过度表达或扩增、年龄＜35 岁。LNM 1~3 且具备特征，即 ER 和（或）PR（+）和 *HER-2*（-）。③高度危险，腋 *LNI* 1~3 且 *ER* 和（或）*PR*（-），或 *HER-2*（+）；腋 LNM＞3。高危患者推荐使用蒽环类药物序贯紫杉醇类药物的化疗方案。

术后辅助化疗能够显著降低早期乳腺癌患者的复发率和病死率。乳腺癌的术后辅助治疗先后经历了20世纪70年代的CMF方案、20世纪80年代的含蒽环类联合方案以及20世纪90年代的含紫杉类联合方案。

CMF方案是20世纪70年代早期乳腺癌的标准辅助治疗方案。历经30余年的临床应用，CMF方案目前仍是早期乳腺癌术后辅助化疗的一个基础方案。1976年Bonadonna首次发表了乳腺癌术后CMF方案的辅助化疗的结果。此随机研究包括以下4项临床试验。①1973.06—1975.12，淋巴结阳性、绝经前后的患者，单纯手术（179例）与术后CMF方案化疗12个周期（207例）比较。②1975.12—1978.05，淋巴结阳性、绝经前的患者，CMF方案化疗12个周期（160例）与CMF方案化疗6个周期（164例）比较。③1978.05—1980.10，淋巴结阳性、绝经前的患者，CIF方案化疗12个周期（220例）。④1980.12—1985.10，淋巴结阴性、雌激素受体阴性、绝经前后的患者，单纯手术（45例）与静脉CMF方案化疗12个周期（45例）比较。在1989年及1995年Bonadonna先后发表了随访14年及20年的结果，乳腺癌术后辅助化疗组较单纯手术组的20年无病生存率分别为33.8%和24.6%；总生存率分别为35.7%和26.8%。这一研究结果确定了乳腺癌手术后辅助化疗的地位。与此同时CMF方案化6个周期被临床医师广泛认同为乳腺癌术后辅助化疗的标准治疗。

2005年Bonadonna再次通过BMJ发表了此项临床研究随访30年的结果。①随访28.5年后，术后辅助CMF方案化疗可分别使复发风险降低34%，死亡风险降低22%。②术后CMF方案辅助化疗12个周期并不优于6个周期。③静脉CMF方案化疗能使淋巴结阴性、雌激素受体阴性的患者复发风险降低35%，死亡风险降低35%。这是目前唯一的随机并有长期随访的乳腺癌术后辅助化疗的临床研究结果，再次确定了术后辅助化疗的地位。

（一）含蒽环类化疗方案

蒽环类药物作为细胞毒药物广泛用于恶性肿瘤的治疗始于20世纪60年代。在20世纪70、80年代，蒽环类药物用于乳腺癌的辅助化疗显示出优于非蒽环类药物的疗效。时至今日，蒽环类药物已被反复的大宗临床试验证实为乳腺癌治疗的"基石"，为乳腺癌患者术后首选的常规化疗方案，无论在新辅助、复发转移解救治疗和早期乳腺癌术后辅助治疗中都占有非常重要的位置。1998年早期乳腺癌协作组织（EBCTCG）荟萃分析表明，与第一代CMF方案相比，含蒽环类联合化疗方案（40%为含表柔比星的化疗方案）能够提高患者的长期生存率，5年生存率提高了2.7%，同时可以降低局部复发率，且不论患者的淋巴结状态、月经状况及受体情况。之后开展的Ⅲ期临床试验表明，6个周期的CEF120方案无论在DFS或是OS方面均优于6个周期的CIVIF方案（MA.5试验）；将表柔比星加入CMF方案（E→CMF）优于单纯CMF方案，可以显著降低患者的复发风险和死亡风险（NEAT7/BR9601试验）。2000年的EBCTCG对14 000例患者分析的更新结果表明，含蒽环类的化疗较传统的CMF方案比较，复发及死亡危险分别降低了11%、16%，5年及10年的病死率分别降低了3.5%（76.7%和80.2%）及4.6%（63.4%和68%）。基于这些结果，有学者认为含有蒽环类的化疗方案应该是淋巴结阳性患者的优选方案。但是早期乳腺癌试验者合作组的分析没有考虑 HER-2 状态对蒽环类方案和CMF方案疗效潜在的影响。回顾性研究显示，蒽环类化疗方案的优势可能仅限于 HER-2 阳性乳腺癌患者。常用的含蒽环类化疗方案有几种。①AC方案：ADM 60mg/m^2，静脉滴注，第1天；CTX 600mg/m^2，静脉滴注，第1天；21天为1个周期，共4个周期。②CAF方案：5-FU 500mg/m^2，静脉滴注，第1天；ADM 50mg/m^2，静脉滴注，第1天；CTX 500mg/m^2，静脉滴注，第1天，21天为1个周期，共6个周期。③FEC50方案：CTX 600mg/m^2，静脉滴注，第1、第8天；EPI 50mg/m^2，静脉滴注，第1天；5-FU 500mg/m^2，静脉滴注，第1、第4天；28天为1个周期，共6个周期。④CEF120方案：CTX 75mg/m^2，口服，第1~14天；EPI 60mg/m^2，静脉滴注，第1、第8天；5-FU 600mg/m^2，静脉滴注，第1、第8天；28天为1个周期，共6个周期。⑤FEC100方案：CTX 500mg/m^2，静脉滴注，第1天；EPI 100mg/m^2，静脉滴注，第1天；5-FU 500mg/m^2，静脉滴注，第1天；21天为1个周期，共6个周期。

1990年NSABP B-15研究结果发现乳腺癌术后行AC方案辅助化疗4周期的疗效与CMF方案化疗6

周期的疗效相同。2000 年 Oxford 回顾显示，FEC100 组 5 年生存率比 FEC50 组提高 12.1%，5 年无病生存率提高 11.5%。INT0102 对 2 691 例淋巴结阴性的高危患者评价了 6 个周期 CAF 与 CMF 方案的疗效，结果表明，CAF 稍优于 CMF，5 年无病生存率（DFS）和总生存率（OS）分别为 85% 和 82%（$P = 0.03$），93% 和 90%（$P = 0.03$）。

蒽环类方案在临床上的应用剂量变化较大，尚无定论哪种试验方案更优。一些研究探索寻求最佳疗效且不良反应最小的蒽环类方案。其中 NSABP B-22 试验与 NSABP B-25 试验否定了提高环磷酰胺剂量对疗效的影响。蒽环类药物的剂量—效应关系比非蒽环类药物明显，因此在一定范围内适当提高蒽环类药物的剂量强度和剂量密度可能会达到更好的临床效果。CALGB 8541 试验对 1 550 例淋巴结阳性患者给予不同剂量 FAC 方案。研究发现，中高剂量组的 DFS 和 OS 明显高于低剂量组。FASG01 试验对比了 FEC50 方案（5-FU 500mg/m²，Epi-ADM 50mg/m²，CTX 500mg/m²）与 FEC100 方案（5-FU 500mg/m²，Epi-ADM 100mg/m²，CTX 500mg/m²），结果 FEC 100 组的 5 年生存率比 FEC50 组高 12.1%，5 年无病生存率高 11.5%，差异有统计学意义。而 CALGB9 344 试验报道了相反的结果，提高 CAF 方案中多柔比星剂量（60mg/m²→75mg/m²→90mg/m²），疗效却没有相应增加。

蒽环类药物的疗效和剂量是相关的，但研究证实达到一定剂量后继续增加剂量，疗效并不增加，而毒性增加。因此，目前对 AC/EC 化疗推荐的多柔比星剂量是 50 ~ 60mg/m²，表柔比星剂量是 90 ~ 100mg/m²。蒽环类药物常见的近期不良反应包括血液学毒性及非血液学毒性，多数是可逆并可以控制的。值得注意的是蒽环类药物的两个可能的长期毒性：心功能衰竭和继发性急性白血病，发病率较低，在 0.5% ~1.5%。

（二）含紫杉类化疗方案

在新一代乳腺癌化疗药物中，应用最广的是紫杉类药物，包括紫杉醇和多西他赛，它们与蒽环类药物没有交叉耐药性，都是通过结合微管蛋白干扰有丝分裂来抑制肿瘤细胞增殖，在转移性乳腺癌治疗中已证实有肯定的效果，推荐为乳腺癌辅助化疗的一线药物。建议在淋巴结转移数目多、内分泌治疗无反应、年纪较轻以及肿块大、分级差等存在高危复发风险的术后患者中联合使用紫杉类/蒽环类辅助化疗方案。

1. 紫杉醇 紫杉醇（paclitaxel，P）在蒽环类药物为基础的辅助化疗方案基础上，序贯或同时联合应用紫杉类药物能够使乳腺癌患者得到更好的生存受益。CALGB 9344 和 NSABP B28 两个大型临床对淋巴结阳性患者给予 AC→P 联合化疗。其中 CALGB 9344 试验共入组 3 170 例乳腺癌患者，给予 4 个周期 AC 方案（多柔比星 60mg/m²、75mg/m² 或 90mg/m²，环磷酰胺 600mg/m²，3 周为 1 个周期）后接受或不接受 4 个周期紫杉醇（175mg/m²）。研究随访 69 个月显示，序贯紫杉醇组患者无论 DFS 还是 OS 均有获益。NSABP B28 试验共入组 3 060 例乳腺癌患者，随机分两组给予 AC 方案（60mg/m² 和 600mg/m²，21 天为 1 个周期，共 4 个周期）或 AC→P 方案（225mg/m²，21 天为 1 个周期，共 4 个周期）。结果显示，序贯 4 个周期紫杉醇组 DFS 较对照组延长，但 OS 未见显著优势。但这两个试验将单纯 4 个周期 AC 方案和 8 个周期含紫杉醇 AC 联合方案比较，生存优势可能与增加的周期有关。这两个研究只能证明含紫杉醇的蒽环类方案优于 AC 或 CIF 方案，而没有与疗效较好的 CAF、CEF 或 FEC 进行比较。就目前看来，蒽环类药物序贯紫杉醇可以带来一定的生存优势，降低肿瘤的复发率，尤其在激素受体阴性、未进行内分泌治疗的患者身上更为突出。

2. 多西他赛 多西他赛（taxotere，T）2004 年公布的 PACS01 研究中，进行了均衡设计相同治疗周期的两组间比较，对 3 个周期 FEC 后序贯 3 个周期 T 与 6 个周期 FEC 方案进行比较。共入组 1 999 例淋巴结阳性乳腺癌患者。结果显示，FEC→T 组可以明显改善 DFS 和 OS，但是亚组分析显示对淋巴结转移数 1 ~3 个和老年前期及老年患者（年龄 >50 岁）未见明显获益。PACS01 试验是第一个显示含 EPI 方案后序贯 T 辅助治疗早期乳腺癌产生生存效益的临床研究。

BCIRG 001 试验对 1 491 例术后淋巴结阳性乳腺癌患者进行了 6 个周期 TAC 方案化疗（745 例）与 6 个周期 FAC 方案（746 例）疗效比较。随访 33 个月和 55 个月的两次中期分析结果显示，DFS 率分别为 75% 和 68%，HR = 0.72（$P = 0.001$）。OS 分别为 87% 和 81%，HR = 0.70（$P = 0.008$），差异均有统计学意义。含多西他赛的 TAC 方案组肿瘤复发危险下降 28%，死亡危险下降 30%。在淋巴结 1~3 患者中，TAC 方案组肿瘤复发危险下降了 39%，在淋巴结 4~10 患者中，肿瘤复发危险下降 17%，由此看来含多西他赛的 TAC 方案对早期乳腺癌患者的术后辅助化疗更为有效。同时亚组分析发现，不论雌激素受体状态，TAC 疗效均优于 FAC 组，对 HER-2 阳性患者 TAC 更显优势。但 TAC 组不良反应高于 FAC 组。PACS 01 研究再次显示了含多西他赛的化疗方案在乳腺癌术后辅助治疗中的优势。也有相反结论报道。E2197 研究中比较 AT（T 60mg/m^2，A 60mg/m^2）与 AC（ADR 60mg/m^2，CTX 600mg/m^2）方案的疗效，中位随访 59 个月结果显示，无论 DFS 还是 OS 两组均无明显差别，而 AT 组中性粒细胞减少性发热发生率更高。分析此项研究阴性结果的原因可能是 AT 组中采用了偏低剂量的多西他赛。RAPP-01 研究将 AT 方案中的多西他赛剂量提高到了 75mg/m^2，进一步对 AT 与 AC 方案的疗效进行比较，但 AT 组出现更多的中性粒细胞减少性发热，并有 3 例患者死亡，试验提前终止。因此究竟 AT 化疗应该用什么样剂量，目前还缺少循证医学的证据。

ECOG 1199 是第 1 项直接比较含紫杉醇和多西他赛 3 周或每周方案辅助治疗乳腺癌的 Ⅲ 期临床试验，共入组 5 052 例乳腺癌术后辅助治疗患者，随机分为 4 组。①AC→P 3 周方案。②AC→P 每周方案。③AC→T 3 周方案。④AC→T 每周方案。结果显示：①AC→P 与 AC→T 在 DFS 上无统计学差异（$P = 0.83$）。②AC 序贯紫杉类 3 周方案与 AC 序贯紫杉类每周方案在 DFS 上无统计学差异（$P = 0.54$）。③与 AC→P 3 周方案相比，AC→P 每周方案显示出改善 DFS 的趋势（RR 为 1.2，$P = 0.06$）。④AC→P 每周或 3 周方案引发的 3/4 级不良反应的发生率显著低于 AC→T 每周或 3 周方案，具有更好疗效毒性比。

GEICAM 9906 试验证实了蒽环类方案后序贯紫杉醇周疗在淋巴结阳性乳腺癌患者术后辅助治疗中的作用。该试验入选 1 248 例术后淋巴结检测阳性的乳腺癌患者，并随机将其分为两组：A 组给予 FEC90 方案（5-FU/EPI/CTX 600/90/600mg/m^2，6 个周期）；B 组给予上述方案 4 个周期，并序贯紫杉醇周疗（100m/m^2，8 个周期）。根据是否停经和受累淋巴结的数目（1~3 个对≥4 个）进行分层研究，试验结果显示，B 组的 4 年 DFS（85%）明显高于 A 组（79%），两组 OS 差异无统计学意义（94% 和 92%）。同时该试验结果还显示，4 个周期 FEC90 序贯 8 周紫杉醇周疗方案与单纯 6 个周期 FEC90 方案相比，可延长淋巴结阳性乳腺癌患者的无病生存时间（DFS）。GEICAM 9906 研究分层分析显示，紫杉醇周疗序贯方案（FEC90→紫杉醇周疗）的 DFS 效益不依赖于激素受体和淋巴结状态。INT C9741 Ⅲ 期临床试验是美国西南肿瘤学组所属组织联合进行的。多因素 COX 回归比较分析显示，剂量密集方案（2 周方案）组（第 2 组 + 第 4 组）DFS 优于常规 3 周方案组（第 1 组 + 第 3 组）；序贯化疗（第 1 组 + 第 2 组）与联合化疗（第 3 组 + 第 4 组）的疗效差异无统计学意义（$P = 0.65$）。证实 2 周剂量密集型疗法的疗效优于 3 周标准疗法，同时通过该试验还发现序贯化疗方案的不良反应少于联合化疗组，而且 2 周方案组的不良反应患者可以较好地耐受，没有增加远期毒性的危险（例如急性髓性白血病、骨髓增生异常综合征及心脏毒性）。一项随机试验对同步化疗和序贯化疗（多柔比星→紫杉醇→环磷酰胺，多柔比星 + 环磷酰胺→紫杉醇），采取每 2 周 1 次加非格司亭支持或每 3 周 1 次用法进行了比较，结果显示，2 种化疗方案的疗效差异无统计学意义，但发现剂量密集方案可以使复发风险下降 26%，死亡风险下降 31%。

含紫杉类的化疗在乳腺癌术后辅助治疗中逐渐显示出优势的同时，也不可忽视这些受益的临床研究都是在淋巴结阳性患者，而目前并未有足够的证据可以支持淋巴结阴性乳腺癌患者需要含紫杉类化疗进行术后的辅助治疗。此外，回顾性分析显示含紫杉醇化疗方案的优势似乎在 ER 阴性患者中更为明显。

三、转移或复发乳腺癌的姑息性化疗

由于大部分转移（或复发）乳腺癌（MBC）患者已丧失局部治疗的机会，药物是其基本的治疗选择。近 20 年来，随着乳腺癌生物学特性和分子标志物研究的深入，医学界越来越深刻地认识到 MBC 具有高度的异质性，激素受体（HR）阳性、人类表皮生长因子受体 2（HER-2）阳性以及三阴性乳腺癌（HR 和 HER-2 均为阴性）的治疗策略具有很大差异。MBC 的治疗具有高度的挑战性和复杂性，随着抗肿瘤药物及组合方案的增多，MBC 的各线治疗有了更多选择。正确理解 MBC 的生物学特性，才能合理运用日益丰富的药物进行治疗。

转移性乳腺癌目前仍缺乏有效的治愈性手段。随着治疗理念的进步和个体化治疗在临床中的逐渐应用，生存期较前得以延长。MBC 传统姑息性化疗目的在有效预防治疗相关性并发症的基础上减轻患者的痛苦、延缓疾病进展并延长生存期和提高生活质量；因此应优先选择毒性反应相对最小的治疗方案。乳腺癌作为一种内分泌依赖性肿瘤，对雌激素、孕激素受体阳性患者，内分泌治疗由于良好的风险（低毒性、低不良反应）效益比成为首先考虑的治疗手段。但由于内分泌治疗起效缓慢，获得缓解通常需数周时间，因此对雌/孕激素受体阴性、肿瘤生物学行为差、进展快、出现重要脏器转移、炎性乳腺癌、肺癌性淋巴管炎或对内分泌治疗耐药的患者和三阴性乳腺癌，则应首先考虑化疗以期尽快控制病情。MBC 的一线化疗包括单药与联合方案治疗。

（一）单药化疗

单药化疗方案由于具有良好耐受性和更高生存质量，在复发或转移性乳腺癌中的应用受到肯定，通常用于疾病进展较缓慢、未威胁到患者生命、由于激素受体缺乏而内分泌治疗无效以及接受多线联合化疗后体力耗竭的患者。在选择单药或多药联合时，需要临床医师对患者的年龄、状态评分、肿瘤生物学行为、转移部位以及患者主观愿望等作出综合评价，以此为基础选择治疗方案。

单一药物的平均有效率为 20% ~ 30%。单一药物中最为有效的是多柔比星，常用剂量为 40 ~ 75mg/m^2，每 3 ~ 4 周 1 次，对一线化疗疾病的控制率可达到 40%，但毒性、不良反应较大，对心脏具有剂量依赖性毒性，限制其在临床（尤其原有心脏疾患患者）中应用。有研究表明，脂质体多柔比星与多柔比星效力相当，而对心脏具有更小毒性反应，更适用于原有伴随心脏疾患的患者。有人对 301 例紫杉类耐药的晚期乳腺癌患者比较了脂质体多柔比星与其他常用挽救化疗方案的疗效。随机分两组：PLD 组（50mg/m^2，28 天 1 次）与对照组（NVB 30mg/m^2 1 周 1 次或 MMC 10mg/m^2，每 28 天联合 VLB 5mg/m^2，第 1 天，第 14 天，第 28 天，第 42 天，6 周 1 次）。结果显示，两组的 PFS 与 OS 是相似的。对先前未使用过蒽环类药物化疗患者，PLD 组 PFS 略长于对照组。

紫杉类药物对用其他方案化疗后进展的转移性乳腺癌也有效，单药方案中应用最广泛的是紫杉类药物，EORTC 对原来接受过一种化疗方案治疗的 24 例患者改用紫杉类治疗，有效率为 38%。最近研究尚表明，紫杉类治疗转移性乳腺癌的疗效优于 ADM，且与赫赛汀有协同作用。Memorial Sloan-Kettering 肿瘤中心的研究人员对 26 例既往未曾化疗的乳腺癌患者用紫杉醇 250mg/m^2 静脉滴注治疗，总有效率为 62%。以相同方法治疗 25 例以往接受过 1 种以上化疗方案作为辅助治疗者，客观有效率为 56%。吉西他滨在乳腺癌治疗中显示出毒性低的优势，在晚期乳腺癌患者中，吉西他滨单药缓解率达 25% ~46%。

有人对 126 例含蒽环类或紫杉类联合化疗失败的转移性乳腺癌患者给予卡培他滨口服（1 250mg/m^2，每日 2 次，第 1 ~14 天）。结果显示，有效率为 28%，中位进展时间 4.9 个月，中位生存时间 15.2 个月，其中 4% 达到 CR。最常见的不良反应为手足综合征和胃肠道反应。有报道多中心 II 期临床试验给予 136 例紫杉类联合化疗失败的转移性乳腺癌患者给予卡培他滨单药口服，肿瘤控制率达到 62%，SD 达到 46%，中位生存时间为 10.1 个月。卡培他滨单药化疗能够为患者很好耐受，同时可有效提高转移性乳腺癌患者的生存质量。

（二）联合化疗

2002 年以来的多项临床研究证实，在紫杉类基础上联用某些化疗药物（如卡培他滨、吉西他滨等）后可进一步延长生存期。除少数方案外，目前 MBC 一线化疗的大部分方案以紫杉类药物为基础，未来的靶向治疗研究也大多在含紫杉类方案基础上进行，体现了紫杉类在 MBC 的一线化疗中毋庸置疑的基石地位。现阶段含紫杉类方案治疗 MBC 的缓解率（RR）约为 50%，紫杉类单药的无进展生存（PFS）和总体生存（OS）分别在 6 个月和 12 个月左右，联合方案的 PFS 和 OS 则分别提高至 12 个月和 24 个月。

近年来，几项临床研究证实，MBC 患者在紫杉类药物基础上加用抗血管生成药物贝伐单抗可进一步改善疗效。ECOG 2100 研究中，紫杉醇联合贝伐单抗后，治疗 MBC 的客观缓解率（ORR）可从 13%显著提高至 29.9%，PFS 从 6.11 个月显著延长至 11.4 个月。而在 2008 年公布结果的 AVADO 研究中，多西他赛联合不同剂量的贝伐单抗后，PFS 的改善不到 1 个月，ORR 的提高幅度也有限。上述两项研究的结果显示出不同紫杉类药物联合贝伐单抗后，获益的幅度有较大差异，提示紫杉醇（而非多西他赛）联合贝伐单抗可能带来更大的生存获益。

有报道 21 个临床试验的荟萃分析结果显示，对转移性乳腺癌应用含紫杉类联合化疗方案相比较不含紫杉类联合化疗方案具有显著的生存受益。此外，分析显示，对比 2 种紫杉类药物——紫杉醇与多西他赛，多西他赛可能具有更好的有效性。

卡倍他滨是肿瘤选择性靶向化疗药物的代表，可以用于紫杉醇、蒽环类耐药的晚期乳腺癌患者治疗，也是唯一被批准用于蒽环类及紫杉类药物治疗失败后患者的药物。Ⅲ期临床试验显示，卡培他滨治疗的总缓解率为 9% ~ 14%。在 Xeloda/多西他赛Ⅲ期临床试验结果显示，Xeloda 联合组疗效优于单药组，Xeloda 联合多西他赛的安全性良好。2006 年 ASCO 会议上报道了紫杉醇联合卡培他滨与紫杉醇联合表多柔比星（EP）作为一线治疗晚期乳腺癌的随机、对照、多中心试验的结果，结果表明，紫杉醇联合卡培他滨一线治疗转移性乳腺癌与蒽环类联合紫杉类的方案疗效相仿，毒性较易耐受，可以作为既往蒽环类治疗过的转移性乳腺癌的选择。此方案有望成为继紫杉醇联合吉西他滨，多烯紫杉醇联合卡培他滨，紫杉醇联合贝伐单抗之后治疗既往蒽环类治疗过的转移性乳腺癌一线新方案。

在 2009 年圣加仑（St. Gallen）早期乳腺癌研讨会上，盖尔伯（Gelber）教授指出，在雌激素受体（ER）阳性的患者中，卡培他滨单药治疗与 CMF/AC 疗效相当，提示 ER 阳性 > 65 岁的乳腺癌患者可用卡培他滨单药进行辅助治疗。

2007 年芝加哥 ASCO 会议上报道体外研究显示，多西他赛、卡铂和曲妥珠单抗三者存在协同作用。临床上，3 药联合的Ⅱ期试验也获得较高缓解率，中位疾病进展时间延长，> 1 年。然而在 Jonsson 综合癌症资源中心进行的Ⅲ期临床试验中，263 例 HER-2 阳性的转移性乳腺癌患者被随机分为两组，1 组曲妥珠单抗联合多西他赛（$100mg/m^2$）；另 1 组曲妥珠单抗联合多西他塞（$75mg/m^2$）和卡铂（AUC-6），化疗每 3 周 1 次，共 8 个周期。结果显示：两组的中位至疾病进展时间、总缓解率、缓解持续时间、临床获益率方面比较，差异均无统计学意义。

（三）埃坡霉素类抗癌药物

虽然转移性乳腺癌在某些研究领域取得了进展，但治疗仍是个难题，这类患者在使用蒽环类及紫杉类药物化疗后出现疾病进展时，可以选择的药物有限。

埃坡霉素是由纤维素堆囊黏液菌分泌的一类十六元大环内酯类化合物，其作用机制与紫杉醇相同，埃坡霉素具有与紫杉醇相同的作用机制，可以促进 GTP 依赖性微管蛋白聚合形成微管，并且对微管具有稳定作用。微管是 β-微管蛋白异二聚物的聚合物，需要解聚以形成有丝分裂纺锤体，而埃坡霉素则是通过稳定微管组装过程抑制其解聚，抑制有丝分裂，从而抑制肿瘤细胞的生长，甚至诱导其死亡。埃坡霉素具有很强的抗肿瘤活性，能在较低浓度杀死癌细胞，且具有良好的水溶性，不需要有毒的增溶剂以改善其吸收；另外，研究表明，埃坡霉素不是 P-糖蛋白的底物，对多药耐药细胞有很强的细胞毒性。埃坡霉素在抗肿瘤谱、抗肿瘤活性、安全性、水溶性及合成方法等方面均优于紫杉醇，已引起了生物、医学、制药及有机合成等学科领域的高度重视，是目前学术界密切关注的、医药学界寄予厚望的前景广阔的一类新型抗肿瘤药物。

埃坡霉素类抗癌药物的临床研究相对较少，相关报道主要集中在几种遴选药物上：Epothilone B、Epothilone D、aza-epothilone B（BMS-247550）、desoxyepothilone F、26-fluoroepothilone B、21-aminoepothilone B（BMS310705）。研究表明，在天然埃坡霉素中，Epothilone B 具有较强的活性，但细胞毒性过强，用药剂量难以把握，目前已进入Ⅱ期临床试验；Epothilone D 及 desoxyepothilone F 的细胞毒性较小，但是生物活性弱于 Epothilone B；azaepothilone B 弱于 BMS-47550，具有较好的生物活性，细胞毒性与紫杉醇相当，却不具有多药耐药性，由 BMS 小组指导的工期临床结果令人满意，目前已进入Ⅱ期临床试验；26-fluoroepothilone B 的生物活性比紫杉醇更高，而且细胞毒性较小。

伊沙匹隆（ixempra，ixabepilone，BMS-247550）已通过 FDA 批准作为一线药物治疗晚期乳腺癌。该药为半合成埃坡霉素 B（Epothilone B）药物，可作为单药或与 Xeloda 联用治疗其他疗法后失败的转移性或局部严重性乳腺癌患者。

两项多中心跨国大型Ⅲ期临床试验结果显示，与单用 Xeloda 疗法相比较，伊沙匹隆＋卡倍他滨可以显著延长患者的疾病无进展生存期。2007 年 ASCO 会议上报道的一项大型多中心Ⅲ期试验，纳入先前接受过蒽环类药治疗且符合紫杉类耐药标准的转移性乳腺癌患者给予三线化疗，随机分为两组：第 1 组伊沙匹隆 $40mg/m^2$，静脉应用 3 小时（第 1 天），同时给予卡倍他滨 $1\,000mg/m^2$，每日 2 次（第 1～14 天），均为每 3 周重复；第 2 组卡倍他滨 $1\,250mg/m^2$，每日 2 次（第 1～14 天），每 3 周重复。结果发现，伊沙匹隆＋卡倍他滨组的无进展生存期为 5.8 个月，显著长于卡倍他滨单药组（4.2 个月）。这一显著的疗效在预先设定的亚组中也能观察到，包括那些一般状况欠佳、内脏受累及 $HER2^-/ER^-/PR^-$ 表型的患者。伊沙匹隆＋卡倍他滨组的总缓解率（35%）高于卡倍他滨单药组（14%）。对于轻度肝功能不全患者也有良好的安全性，不良反应易于控制。不良反应主要表现为血液学毒性（20%，需生长因子治疗）、神经病变（23%，具有累积性、可逆、中位缓解时间 6 周）、肌痛（8%）。有人进行一项Ⅱ期临床试验研究伊沙匹隆在紫杉类耐药转移性乳腺癌中的疗效。49 例紫杉类化疗后 PD 患者给予伊沙匹隆（$40mg/m^2$，每 3 周为 1 个周期），PR 为 12%，SD 为 41%，中位 TTP 为 2.2 个月，中位生存期 7.9 个月。不良反应较轻（1/2 度）并且是可控的。

（四）复发转移性乳腺癌的化疗期限

晚期乳腺癌的最佳化疗期限尚不清楚。最近，研究表明，最大化疗期限以 6 个月为佳。然而，先前的研究提示 CEF 化疗 16 个月优于 6 个月。有人研究了对获得 CR 的患者继续维持治疗的作用，结果提示，与对照组比较，维持治疗显著延长了 TTP，但也显著增加了毒性。然而，两组患者的中位生存期相似。目前的一种治疗策略是当化疗取得 CR 或 PR 后，再化疗 1～2 周期停用。当出现肿瘤进展时，再考虑下一周期化疗。随机分组试验已证实这种治疗策略的疗效与持续化疗的疗效相同而毒性较低。另一种治疗策略是序贯使用不同的治疗手段，例如化疗取得 CR 或 PR 后再用内分泌治疗维持。

（五）复发转移乳腺癌化疗方案选用原则

复发转移乳腺癌化疗方案要根据患者身体情况、既往辅助治疗、肿瘤负荷、激素受体和 HER-2 状况。建议选用原则如下。①辅助治疗仅用内分泌治疗而未用化疗的患者可以选择 AC 或 CAF 方案。②辅助治疗未用过蒽环类和紫杉类化疗的患者首选 AT 方案（蒽环类联合紫杉类），如 CMF 辅助治疗失败的患者；部分辅助治疗用过蒽环类和（或）紫杉类化疗，但临床未判定耐药的患者也可使用 AT 方案。③蒽环类辅助治疗失败的患者，可以选择的方案有 XT（卡培他滨联合多西他赛）和 GT（吉西他滨联合紫杉醇）方案。④紫杉类和蒽环类治疗失败的患者，单药治疗可以考虑有卡培他滨（X）、长春瑞滨（N）、吉西他滨（G），联合化疗可以考虑 GP（吉西他滨联合铂类）、NP（长春瑞滨联合铂类）、NX（长春瑞滨联合卡培他滨）。

对蒽环类和紫杉类化疗失败的晚期乳腺癌患者，三线化疗有效率只有 9%～20%，中位生存期 9～13 个月。三线化疗常用的药物有卡培他滨、脂质体多柔比星（PLD）、吉西他滨以及长春瑞滨等。近年来进入临床的埃博霉素类抗肿瘤药伊沙匹隆为蒽环/紫杉类耐药的 MBC 患者提供了新的选择。

三阴性乳腺癌具有较高的侵袭性且预后较差，病理表现主要为浸润性导管癌。此类乳腺癌尚无标准疗法，目前的治疗仍以化疗为主。2008 年 SABCS 上，一项回顾性分析汇总了 CA163046 和 CA163048 研究中 >400 例三阴性乳腺癌的治疗数据，显示伊沙匹隆联合卡培他滨治疗此类 MBC 的 PFS 和 ORR 显著优于卡培他滨单药组。安全性方面，在三阴性乳腺癌与上述两项研究的患者总体中，伊沙匹隆联合治疗的各类不良反应发生率相仿。因此，伊沙匹隆有望成为三阴性乳腺癌的更佳化疗选择。

四、乳腺癌的靶向药物治疗

（一）HER 受体家族为靶点的药物

1. HER-2 抑制药　曲妥珠单抗（Herceptin，赫赛汀）是乳腺癌治疗领域的第一个分子靶向药物，

2002 年在我国上市，为重组人源化单克隆抗体。赫赛汀在晚期乳腺癌领域取得很好疗效，逐步推广用于早期乳腺癌术后辅助治疗。

赫赛汀单药治疗的有效率为 15% ~ 30%，与化疗联合可以提高疗效。赫赛汀的一项 469 例 HER-2 阳性复发转移乳腺癌患者的Ⅲ期临床研究证实，赫赛汀联合紫杉醇组较单药紫杉醇治疗，有效率明显提高，并且能够延长生存期。基于该研究结果，美国于 1998 年、欧盟于 2000 年批准赫赛汀联合紫杉醇用于治疗 HER-2 过度表达晚期乳腺癌。化疗药物与靶向药物的联合，更大幅度地提高了疗效，其经典的临床试验 NSABP B-31/NCCTGN9831 研究随访 4 年的结果显示，与对照组相比，AC 序贯紫杉醇联合赫赛汀明显改善了无病生存（85.3% 和 67.1%，$P < 0.0001$）和总生存（91.4% 和 86.6%，$P = 0.015$）。HERA 及 BCIRG 006 研究结果均进一步证实了赫赛汀的疗效。4 项研究总计入组 13 000 例早期乳腺癌患者，全部为 HER-2 IHC 检测（3 +）或 FISH 检测阳性。研究证实赫赛汀能使早期乳腺癌患者在常规放化疗基础上，复发风险下降 39% ~ 52%，因此，赫赛汀为 HER-2 阳性的早期乳腺癌患者提供了一个重要的治疗手段，对 HER-2 阳性患者的治疗具有里程碑的意义。美国和中国 2006 年 NCCN 治疗指南都将赫赛汀列入 HER-2 阳性乳腺癌辅助治疗的推荐。

过度表达 HER-2/neu 的患者可以从曲妥珠单抗单药治疗或与化疗药物联合治疗中获益。因此，对肿瘤组织过度表达 HER-2/neu 的转移或复发性乳腺癌患者，可考虑给予赫赛汀单药治疗或与化疗联合。毫无疑问，随着赫赛汀等靶向药物的应用，HER-2 阳性乳腺癌的预后也将得到了极大的改善。

对 HER-2 阳性的转移或复发乳腺癌患者，推荐一线使用曲妥珠单抗和某些化疗的联合方案或单药方案已有随机试验证实，将曲妥珠单抗加入其他包括紫杉醇联合或不联合卡铂、多西他赛、长春瑞滨等方案或作为单药用于 HER-2 阳性患者能获益。另外，曲妥珠单抗联合卡培他滨也是一种有效的含曲妥珠单抗一线方案。

2. HER-1 抑制药　以 HER-1 为靶点的有小分子酪氨酸激酶抑制药埃罗替尼（Tarceva）和吉非替尼（易瑞沙，Iressa），还有大分子的单克隆抗体西妥昔单抗（Cetuximab，C-225）。

吉非替尼治疗乳腺癌的临床前研究较多，但临床研究多数显示单药吉非替尼治疗复发转移乳腺癌疗效较差，有人进行的吉非替尼与紫杉醇、卡铂的联合治疗研究，有效率为 57.3%，但与既往紫杉醇与卡铂联合治疗报道的结果相似，即联合吉非替尼后疗效未见增加。这些研究失败的原因可能是并没有找对吉非替尼有效的靶人群。在肺癌研究中显示，吉非替尼与 EGFR 的基因突变、拷贝数相关，因此其治疗可能需要多项分子指标以预测疗效，指导个体化治疗。

埃罗替尼在非小细胞肺癌和胰腺癌治疗中取得了较好疗效，但在乳腺癌治疗中还没有更多阳性结果的报告。单克隆抗体西妥昔单抗临床上证实对结肠癌和头颈部肿瘤有效，在乳腺癌治疗领域有其与化疗药物联合的研究正在进行中。

3. HER 受体多靶点的抑制药　拉帕替尼（Lapatinib）是一种酪氨酸激酶可逆性抑制药，能有效抑制 HER-1 和 HER-2 酪氨酸激酶活性。临床前研究显示，通过降低两种受体同型二聚体或异二聚体的酪氨酸激酶域磷酸化，阻断信号传导，从而抑制 HER-1 或 HER-2 表达的乳腺癌细胞系生长，并诱导凋亡。

2006 年 ASCO 会议报告拉帕替尼在 HER-2 过度表达晚期乳腺癌脑转移患者中的疗效更令人振奋。正在进行的研究，现入组 39 例，全部是在赫赛汀治疗过程中出现脑转移的，其中 38 例为放疗后进展。接受拉帕替尼治疗（750mg，口服，27 天）。研究结果显示，2 例患者 PR，并维持治疗分别为 158 天和 347 天，证明拉帕替尼可以穿透血—脑屏障。

2007 年的圣加伦会议发布了 ALTTO Ⅲ期随机临床试验的研究流程，后者包括两个设计方案。①患者在完成含蒽环类方案的（新）辅助化疗后开始接受靶向治疗。入组患者将被随机分为 4 组：第 1 组，曲妥珠单抗单药 3 周方案治疗 52 周；第 2 组，口服拉帕替尼 1 500mg/d，维持 52 周；第 3 组，曲妥珠单抗每周方案治疗 12 周后，经过 6 周洗脱期，序贯拉帕替尼 1 500mg/d，维持 34 周；第 4 组，拉帕替尼（1 000mg/d）联合曲妥珠单抗 3 周方案，维持 52 周。②即在方案一的基础上，给患者于治疗最初 12 周联合使用紫杉醇 80mg/m^2，每周 1 次。另外，当曲妥珠单抗与紫杉醇联用时，均采用每周方案，

12 周以后再改用 3 周方案。在不久的将来，该试验结果将会回答全新靶向治疗药物联合紫杉醇是否将进一步提高疗效的问题。

2006 年 ASCO 会议上报告了一项拉帕替尼联合希罗达与单药希罗达比较的 Ⅲ 期临床研究结果。该研究入组 HER-2 阳性，既往曾接受过蒽环、紫杉和赫赛汀治疗的复发转移乳腺癌患者。联合组 160 例，单药组 161 例，两组患者的基线特征相似。联合组接受拉帕替尼 1 250mg/d 联合希罗达 2 000mg/m²，第 1~14 天。单药组希罗达剂量是 2 500mg/m²，第 1~14 天，每 3 周 1 次。结果显示，联合组的中位疾病无进展时间是 36.9 周，单药组是 19.7 周（危险比 0.51，$P = 0.000\ 16$）。两组的总有效率差异无统计学意义（$P = 0.113$）。但值得注意的是中枢神经系统的转移联合治疗组少于单药组（分别为 4 例和 11 例）。该项研究为难治性乳腺癌提供了又一新希望。

（二）血管生成抑制药

贝伐单抗（Avastin）是针对血管内皮生长因子 A（VEGF2A）亚型的重组人源化单克隆抗体，通过与内源化的 VEGF 竞争性结合 VEGF 受体，使内源的 VEGF 生物活性失效，从而抑制内皮细胞的有丝分裂，增加血管通透性，减少新生血管形成，最终达到抑制肿瘤生长的作用。2004 年美国 FDA 批准用于转移性大肠癌的一线治疗。

在 2005 年 ECOG 2100 试验结果显示：将抗血管内皮细胞生长因子受体（VEGF 受体）的人源化单克隆抗体贝伐单抗与紫杉醇联合，作为复发性乳腺癌患者的一线治疗。715 例局部晚期或复发转移性乳腺癌随机分两组，一组单药紫杉醇（PTX 90mg/m²，第 1、第 8、第 15 天），另一组在此基础上加 Avastin（10mg/m²，第 1、第 15 天），28 天为 1 个周期。试验证实，贝伐单抗与紫杉醇联合治疗的无病生存和总生存率及有效率均优于紫杉醇单独治疗（PFS 10.9 个月和 6.1 个月；有效率 28.2% 和 14.2%，差异有统计学意义），且患者耐受性良好。目前，美国 NCCN 治疗指南已经将该治疗方案列入其中。此外，一项 Ⅱ 期临床研究评价了 SU11248 在乳腺癌中的应用，达到了 17% 的有效率。

（三）其他分子靶点

在乳腺癌治疗领域，还有其他一些靶点的药物正在研究中。如针对 RAS 家族、法尼基转移酶抑制药、泛素—蛋白酶通路等。这些相关药物还在 Ⅰ 期、Ⅱ 期临床研究阶段。

五、乳腺癌的高剂量和超高剂量化疗

1986 年，有人在分析了 Ⅱ 期乳腺癌的化疗效果后，提出了剂量强度的概念。所谓剂量强度，是指不论给药途径、用药方案中单位时间内所给药物的剂量如何，均以 mg/（m²·周）表示。因此在临床化疗中，不论是减少每周期给药剂量还是延长给药周期间隔，均导致剂量强度的降低。化疗剂量强度与疗效相关性理论是近年肿瘤化疗的重要进展，也是指导临床根治性化疗的重要理论依据。对于临床化疗可能治愈的患者，应尽可能给予可耐受的最大剂量强度化疗以保证最优疗效。乳腺癌化疗给药方式经历了从常规的 3 周疗法到密集 2 周方案和紫杉醇周疗的进展。

CALGB 9741 研究是一项研究乳腺癌剂量密度化疗的关键试验，该研究对含紫杉醇剂量密集 2 周方案和常规 3 周疗法的疗效进行了比较，结果显示，在 G-CSF 的支持下，每 2 周使用的 AC→P 方案与每 3 周方案使用相比，可以延长患者的无病生存期及总生存期，且化疗毒性、不良反应并没有明显加重。接受传统 3 周方案治疗的患者中因血液毒性不能按时化疗的情况占 38%，而 G-CSF 支持下的 2 周方案中这种情况的发生率只有 15%，同时 4 度粒细胞减少的比例也明显 < 3 周方案（6% 和 33%）。GONOMIG1 试验分层分析显示，年龄是预测剂量密集对化疗效果的重要因子，与年龄 >50 岁的患者相比，≤50 岁的患者使用剂量密集治疗可以获得更高的长期生存率。此外，2 周方案实际完成剂量与 3 周方案大致相同，分别为 93% 和 94%，所以在 G-CSF 的支持下剂量密集的方法有效并且可行。有人在 2005 年圣安东尼奥乳腺癌会议（SABCS）上报道了 GEICAM 9906 的研究结果，该研究比较了 FEC 与 FEC 序贯紫杉醇每周疗法的疗效，结果也显示出序贯紫杉醇周疗组疗效增加，周疗组与对照组的无病生存分别为 79% 和 92%。而 E1199 临床试验也得出紫杉醇每周疗法优于紫杉醇 3 周疗法的结论。

目前剂量密集化疗已成为乳腺癌化疗的新选择。INT 9741 试验中位随访 6.5 年的结果已证实，与常规 3 周方案相比，含紫杉醇的剂量密集方案可明显改善患者的 DFS 和 OS。在 2006 年圣安东尼奥乳腺癌会议上报告的 AGO 试验，是在腋淋巴结阳性的高危乳腺癌患者中比较传统化疗方案和密集化疗方案所进行的第 2 项多中心Ⅲ期随机临床试验。该试验将有 ≥4 个阳性腋淋巴结（N＋）的 1 284 例早期乳腺癌患者随机分组。在剂量密集（dose dense, dd）方案组，患者序贯接受每 2 周 1 次的单药化疗表柔比星（150mg/m²）、紫杉醇（225mg/m²）和环磷酰胺（2 500mg/m²）各 3 个周期，同时给予重组人粒细胞集落刺激因子(G-CSF) 支持治疗 ［5μg/（kg·d），第 3～10 天］。传统化疗组则接受标准 EC 方案（E：90mg/m² ＋C：600mg/m²，每 3 周 1 次，共 4 个周期）序贯紫杉醇（175mg/m²，4 个周期）治疗。中位随访 62 个月的结果显示，剂量密集方案组 5 年 RFS 和 OS 均明显优于常规 3 周方案治疗组，使得疾病复发和死亡风险分别下降 28% 和 24%，且差异有统计学意义。

采用造血干细胞及造血因子支持的大剂量及超大剂量化疗，理论上可使化疗剂量强度提高数倍，从而大幅度提高化疗药物对肿瘤细胞的杀伤作用。2007 年圣安东尼奥乳腺癌大会一项荟萃分析报道对高复发风险的乳腺癌患者术后给予大剂量化疗（HDC），同时自体造血干细胞支持可以显著延长 DFS。迄今为止，外周造血干细胞移植减轻血液系统毒性反应的技术尚不成熟，应用于临床有待于更进一步的检验，因此在 2007 年圣加伦大会上绝大多数专家反对在外周造血干细胞的支持下使用大剂量的化疗方案。

六、影响化疗敏感性的因素

（一）激素受体

在一项对 1 700 例患者回顾性分析发现，无论化疗方案如何，ER 阴性较 ER 阳性的 PCR 比例高（24% 和 8%，$P < 0.001$）。大量前瞻性试验也证实，ER 阴性者的 PCR 高。2006 年 *JAMA* 上发表的一篇综述显示，ER 阴性乳腺癌复发的最高风险 ≥15%，而且基本发生在最初的 3～5 年，以后则稳定在一个很低的水平。所以一旦这类患者能从化疗中获益，在早期不复发，以后复发的风险则大大降低，一部分人甚至可能会治愈。所以在制定受体阴性乳腺癌化疗方案时要强化，可考虑在蒽环类方案的基础上加入紫杉类或应用剂量密集方案。而受体阳性乳腺癌复发的最高风险 ≤10%，但是这种复发的风险和比例贯穿整个疾病过程，所以受体阳性化疗固然重要，但随后的内分泌治疗也需要格外关注。

CALGB 9344、GEICAI 9906 和 CALGB 9741 研究发现，紫杉醇序贯方案和紫杉醇剂量密集方案辅助化疗无论在 ER（－）或是 ER（＋）患者中均可使疾病复发和死亡危险降低，但在 ER（－）患者中的效益更明显。尽管 BCIRG 001 研究显示出 TAC 方案辅助化疗的无病生存效益不依赖于激素受体状态，但 ECOG 2197 研究证实，与 AC 方案相比，AT 方案并不能使 ER（＋）/PR（＋）患者的疾病复发和死亡危险降低，该辅助化疗方案仅在 PR（－）患者中显示出潜在效益。由此认为，两个紫杉类药物方案辅助治疗乳腺癌的疗效均在一定程度上受到激素受体状态的影响，即在 ER（－）/PR（－）患者中产生了更佳的效益。

（二）淋巴结状态

《新英格兰医学杂志》上发表的 CALGB 9344 和 INT 0148 研究近 10 年的随访结果显示，淋巴结阳性乳腺癌患者接受 AC＋紫杉醇序贯辅助化疗较单纯 AC 化疗明显改善了 DFS 和 OS。

（三）病理类型

回顾性研究表明，新辅助化疗后，浸润性小叶癌较浸润性导管癌的 PCR 显著降低（3% 和 15%，$P < 0.001$）。虽然浸润性小叶癌更多为 ER（＋），但剔除相关 ER 因素后，结果相同。其他病理特点，如肿瘤分化、核分级、增殖指数等也可预测化疗的敏感性。

（四）Topo Ⅱ

早期临床试验证实，蒽环类药物并不是对所有的患者都有效果，因此是否存在能够预测蒽环类药物疗效的生物学指标，对于乳腺癌患者化疗方案的个体化选择具有重要意义。

蒽环类药物的作用靶点位细胞核内的 Topo II，体外实验证实 Topo II 基因高扩增及 Topo II 蛋白高表达能提高乳腺癌肿瘤对蒽环类药物的敏感性。研究发现，在 Topo II 基因扩增、缺失及正常的患者中，CEF 方案较 CIVIF 方案的 10 年无复发生存率相对危险比分别为 0.43、0.63 和 0.90，含蒽环类化疗方案疗效在 Topo II 基因扩增组显著高于在 Topo II 基因扩增低组。

（五）HER-2 状态

HER-2 基因与 Topo II 基因比邻，HER-2 状态可能与蒽环类药物的有效性有一定联系。有人分析了加拿大 MA.5 试验中患者 HER-2 状态与辅助化疗疗效之间的关系，发现在 HER-2 阳性组患者中 CEF 化疗方案的疗效优于 CMF 方案，10 年无复发生存率及总生存率的相对危险度分别为 0.52（$P=0.003$）及 0.65（$P=0.06$）；而在 HER-2 阴性组患者中，CMF 方案与 CEF 方案疗效相似。Topo II 及 HER-2 表达情况预测蒽环类药物疗效的情况仍有待进一步研究。2007 年第 10 届圣加伦会议上，84.6% 专家认为在 HER-2 阳性的乳腺癌患者中，需使用含蒽环类的化疗方案。

由于乳腺癌激素受体阳性是化疗疗效的一个阴性预测指标，所以研究者进行了一个基于 HER-2 和激素受体状态评估紫杉醇治疗效益的探究性分析。在这个分析中，对 HER-2 阳性患者，无论受体状态如何，加入紫杉醇序贯治疗均改善了无病生存。换言之，HER-2 阳性乳腺癌的辅助化疗方案应该包括紫杉醇。但在 HER-2 阴性且 ER 阳性的患者中，紫杉醇序贯治疗未产生明显获益。这里值得注意的是在 HER-2 阴性、ER 阴性的患者中，加入紫杉醇序贯治疗也显示出明显的无病生存获益。由于探究紫杉类临床疗效与 HER-2 和 ER 状态的其他临床试验的结果不一致，在其结果得到进一步验证之前，目前并不主张改变治疗实践。有人报道一项 II 期随机临床试验的结果，共有 121 例女性入组，随机分组给予 AC 方案和 AC 序贯紫杉类方案化疗。治疗前活检通过免疫组化测定 ER、PR、HER-2、P53 和 Ki-67 状态。疗效评价为 pCR 和临床有效率（cPOS）（肿瘤缩小≥50%），结果显示，HER-2 阴性且含紫杉类组在控制肿瘤大小和淋巴结状态方面有较好的 cPOS 率（81% 和 51%，$P<0.05$），调整比 3.5（95% 可信区间，1.2~13.0）支持应用紫杉类。HER-2 阴性者应用 AC 方案较阳性者有效率低（51% 和 75%，$P=0.06$），但加入紫杉类后该情况发生变化（81% 和 78%，$P=0.99$），提示紫杉类可能提高 HER-2 阴性患者的有效率。另外，分析显示，ER、PR、p53 和 Ki-67 与有效率无显著关系。

（六）Tau 蛋白

紫杉醇能与微管结合并形成一种稳定结构，这种结构最终将导致细胞凋亡。2004 年圣安东尼奥乳腺癌会议上有学者报道，Tau 蛋白能促进微管的装配，如果 Tau 蛋白缺乏，紫杉醇便更易与微管结合，从而提高疗效。因此，若对 Tau 表达水平进行评估，就有可能筛选出一组对紫杉醇治疗更为敏感的患者，但此结论尚需大规模的随机临床试验证实。

（七）肿瘤 M2-PK 酶

肿瘤 M2-PK 酶为丙酮酸激酶的同工酶，M2-PK 浓缩物越高，肿瘤恶性程度越高。有人让 18 例局部晚期乳腺癌患者接受用 12 个月新辅助化疗，手术后组织学检查与在每周期化疗前 M2-PK 水平采用秩和检验和卡方检验进行数据分析，其中 4/18 病理性完全缓解。将 M2-PK 基础值与已知预测因子进行对比，显示较高的 M2-PK 值与淋巴结阳性率有显著关系（$P=0.042$）；另外，较低的 M2-PK 值与病理性完全缓解有显著关系（$P=0.022$）。因此，肿瘤 M2-PK 酶可作为新辅助化疗的预测因子。

（八）血清上皮性钙黏蛋白含量

细胞表面可溶性上皮性钙黏蛋白的水平与肿瘤转移及其不良预后相关。有人应用免疫方法定量测定 133 例乳腺癌女性化疗前后的血清上皮细胞钙黏蛋白水平，分析血清上皮性钙黏蛋白水平与临床和病理参数的关系。治疗前的血清上皮性钙黏蛋白水平（平均 4 148.4ng/mL）与肿瘤大小呈正相关（$P=0.008$）；治疗后（4 个周期蒽环类为基础的方案化疗）的血清上皮细胞钙黏蛋白水平（平均 3 635.7ng/mL）与肿瘤大小和临床有效情况呈正相关；治疗后较高的血清上皮性钙黏蛋白水平与较短的无病生存期明显相关；多因素分析显示治疗前的血清上皮性钙黏蛋白水平与临床有效率相关。

（九）毛细血管外膜细胞覆盖指数

血管增生与乳腺癌的进展和转移关系密切，肿瘤微血管系统的毛细血管外膜细胞可反应血管的成熟情况，因此毛细血管外膜细胞覆盖指数（PCI）为肿瘤血管发生的定性检测标准。有人对 80 例乳腺癌女性的化疗前空心针活检标本和 FAC 方案化疗后手术病理标本进行分析，标本用免疫组化双重染色测定 CD34、α-SMA。化疗前的平均微血管密度（MVD）和 PCI 值为 76.4/mm^2（46.5 ~ 106.6/mm^2）和 17.3%（6.6% ~ 30.4%），化疗后为 72.2/mm^2（50 ~ 100/mm^2）和 25.5%（18.2% ~ 43.3%）。结果显示，MVD 无明显差异，PCI 值有明显差异，提示新辅助化疗后不成熟血管比例下降。

（十）乳腺癌分型

目前我们按照乳腺癌基因表达特点及预后的不同，将乳腺癌分为 5 种类型：Luminal A，Luminal B，Basal-like（三阴性），Normal，HER2 阳性。有人研究了 82 例不同类型乳腺癌，采用 FAC 方案新辅助化疗后的疗效，其中三阴性乳腺癌和 HER-2 阳性乳腺癌，PCR 高达 45%，其他类型乳腺癌仅为 6%。结论支持 ER 阴性乳腺癌对化疗更敏感。

（十一）数据分类图

数据分类图是由联合预后因素来提供单一病例特定疗效总概率的数学工具。有人利用来自 IGR 和 MDACC 两个不同体系的数据共 1 155 例被诊断为乳腺癌且接受了蒽环类为基础的方案进行新辅助化疗的病例，根据新辅助化疗后的 pCR 情况、残留肿物大小、保留乳房手术情况等建立对数回归模型，其中包括雌激素受体情况、组织学分级、原始肿瘤大小、年龄和多中心性，应用 COX 相对危险回归法进行生存率多变量模型分析，研究目的是建立有效的数据分类图来预测乳腺癌新辅助化疗后的 pCR 率、保留乳房手术率和生存率。该数据分类图在独立验证 pCR 和肿瘤大小情况方面准确性较高（AUC = 0.69，AVC = 0.79），在保留乳房手术方面其准确性是有限的。

七、乳腺癌常用药物的不良反应及对策

乳腺癌的药物治疗是乳腺癌治疗的重要组成部分。药物治疗的目的是杀死癌细胞而尽量减少对正常细胞产生不可逆性的损害。尽管有选择性作用的药物越来越多，但目前临床仍以传统的细胞毒药物为主。化疗药物的细胞毒作用不仅作用于肿瘤细胞，也损害正常细胞，产生不良反应。

化疗药物的毒性、不良反应按发生时序可分为近期毒性、不良反应和远期毒性、不良反应两大类。近期毒性、不良反应多指发生于给药 4 周以内所出现的不良反应，又可分为局部反应和全身反应两大类。局部反应多由化疗药物静脉注射外漏或穿破血管，引起局部疼痛、肿胀或组织坏死，严重坏死可导致纤维化挛缩，使关节活动受限，可致残废；或由于药物对血管内膜刺激，引起静脉内部疼痛、变硬、呈条索状改变，甚至永久性静脉闭塞。全身反应也可按系统进一步分类，主要的症状有白细胞减少、血小板减少、严重时血红蛋白也降低，恶心、呕吐、口腔溃疡、腹泻，严重时可出现血性腹泻、肝功能损害及心肺毒性、神经系统损害等。远期毒性、不良反应常见的有不育、发生第二原发肿瘤、免疫抑制等。近年来由于高效、低毒化疗药物的开发应用以及治疗策略的进展，肿瘤患者的长期生存率较前明显增加，因此抗癌药的远期不良反应已日益受到人们的关注。其远期不良反应主要是不孕及可能发生第二原发肿瘤。由于生殖细胞分裂较快，故易受抗癌药影响，特别是烷化剂类容易引起男性患者睾丸萎缩、精子减少，女性患者卵巢功能受损、子宫内膜增生低下及不孕。有些抗癌药还可影响染色体，引起畸胎或流产。由于某些抗癌药本身也是致癌物质，并抑制机体细胞免疫，因此，化疗后可引起第二次原发性肿瘤，特别是烷化剂等药物与放疗合用后发生第二原发肿瘤的概率增加。但总的发生率低，无须顾虑。

（一）变态反应

1. **发病机制** 变态反应是化疗最大的潜在致命性不良反应之一。变态反应是一种变态反应性疾病，机体被抗原物质致敏后，再次受同一抗原物质刺激所产生的一种异常或病理性免疫反应，与药物的剂量无关。反应的特点是发作迅速、反应强烈、消退较快；一般不会破坏组织细胞，也不会引起组织损伤；

有明显的遗传倾向和个体差异。致敏原因主要包括血浆制品、细菌产物（如天冬氨酸酶）、细胞毒性药物（也包括紫杉醇或紫杉特尔的溶剂）、抗生素、碘造影剂、乳胶变态反应以及单克隆抗体等。其实，几乎所有药物都可引起变态反应。较易发生变态反应的药物有紫杉醇、多西他赛、依托泊苷、多柔比星、表柔比星、顺铂、赫赛汀、贝伐单抗等。

2. 临床表现及处理 变态反应可分为局部和全身两种：局部变态反应表现为沿静脉出现的风团、荨麻疹或红斑，常见于多柔比星和表柔比星，如静脉使用氢化可的松或生理盐水消退后仍可继续用药，但宜慢速。

全身性变态反应指在用药开始后几分钟内出现的症状或体征，可表现为颜面发红、荨麻疹、低血压、发绀等。患者可诉有瘙痒、胸闷、言语困难、恶心、失听、眩晕、战栗、腹痛、排便感及焦虑，甚可引起呼吸困难、晕厥、支气管痉挛、喉头水肿等。因此，发生全身性变态反应时需立即停止给药，并做相应的抗变态反应处理。应先对各种抗癌药物引起变态反应的发生情况有比较详细的了解，尤其要对可能致死或产生严重变态反应的药物给予高度的重视。在应用过程中密切观察，对有可能发生变态反应的药物，应在有化疗知识的护士监督下使用，并能及时找到医师进行相关处理，给药时间通常以昼间为宜。典型的Ⅰ型变态反应多发生在给药后1小时内，但也可发生在接触药物后24小时内。预防用药可防止变态反应发生，但仍有少数患者会有变态反应而需及时处理。一旦出现变态反应症状应慎重考虑是否应该继续应用此类药物。紫杉醇类药物的变态反应一般多发生在用药的前5分钟内，特别是起始的1~2分钟。但整个紫杉醇类药物用药期间，尤其在首次用药期间也应不间断地给予监护并详细记录患者的各种情况。一旦出现变态反应，医护人员应立即停止相关化疗药物的输入，给予鼻导管氧气吸入3~5L/min，以维持患者的氧饱和度，每小时常规输入含盐液体约500mL以维持血压。并立即给予苯海拉明、地塞米松或甲基泼尼松龙静脉注射，详细记录患者的生命体征及每次用药情况。如果血压过低或呼吸道明显不通畅的则视需要给予血管升压素或皮下或静脉注射0.1%肾上腺素0.1~1mL。

对紫杉醇类药物无论剂量大小、滴注时间长短均必须进行抗变态反应的预处理。对任何可能出现的变态反应提前使用抗组胺药物及甾体类激素类药物进行预防性处理会有一定的益处，但需注意即使提前使用抗变态反应的药物进行预防仍有可能发生变态反应。对特殊患者在用药结束后应持续观察4小时，如果有变态反应的表现立即联合应用抗组胺H_1受体阻滞药和H_2受体阻滞药。另外可根据病情表现适时应用甾体类激素或升压药、气管和支气管扩张药。如果出现变态性休克则处理措施完全按照抗休克治疗的常规方案进行。

使用紫杉醇和多西他赛之前需预防性使用抗变态药物。紫杉醇预防性抗变态处理：地塞米松20mg分别在给药前12小时和6小时口服，苯海拉明50mg治疗前30小时时肌内注射，西咪替丁300mg治疗前30分钟时静脉推注。多西他赛使用前1天、当天和应用后1天，均需服用地塞米松7.5mg，每日2次。从药理上来讲，地塞米松为长效类制剂，作用维持2.75天，与血浆蛋白结合力小，易透入组织，因此，作用发生较快、作用维持时间长，不必分次应用，能达到预防过敏效果。

单克隆抗体，如赫赛汀、贝伐单抗如果静脉滴注时有静脉滴注相关的反应，如潮红、胸闷、呼吸困难等，应严格控制滴速，地塞米松20mg分别在给药前12小时和6小时口服，异丙嗪、吲哚美辛栓等也能减轻静脉滴注相关反应。

3. 急救措施 ①对症处理：保持呼吸道通畅，维持用氧等处理改善症状。必要时给予支气管插管。②肾上腺素：可静脉给药或气管插管内给药。由于肾上腺素的心血管反应，要避免用于症状轻微的变态反应患者。③静脉补液：可用于低血压的治疗，采取补液措施后仍无缓解可使用升压药物，如多巴胺。④沙丁胺醇等气雾剂治疗：可缓解支气管痉挛。⑤苯海拉明：由于该药可引起低血压，所以必须监测血压。⑥皮质类固醇：由于作用缓慢，需数小时产生效用。使用皮质类固醇是因为它们的延迟效应，但它们不是紧急情况下的急救措施的基础用药。⑦注意事项：对变态反应的诊断和治疗需要迅速果断。早期治疗有利于减轻和防止病情进一步发展；对症处理有可能是最重要的治疗手段。变态反应需要经常评估病情（表7-2），推荐治疗见表7-3。

表7-2 变态反应的分级

分级	定义
1级	荨麻疹范围<6cm 的局限性反应
2级	全身性反应为荨麻疹多发、广布，每处 >6cm；或重度局限性反应，荨麻疹范围 >6cm
3级	严重支气管痉挛、呼吸困难、胸部紧迫感、咳嗽、战栗、呕吐、心动过速、不安、血清病
4级	过敏、严重低血压、休克或任何上述症状伴低血压和休克（心血管虚脱）

表7-3 变态反应的推荐治疗

停止用药（如静脉用药应立即停药）
静脉给予肾上腺素 0.35~0.5mL/（15~20）min，直至反应消退或总共给药6次
静脉给予苯海拉明 50mg
如有低血压而用肾上腺素无效，静脉补液
如有喘鸣而用肾上腺素无效，给予沙丁胺醇气雾剂 0.35mL
静脉给予甲泼尼龙 125mg

（二）消化道反应

胃肠道黏膜细胞和骨髓细胞同属增殖型细胞，具有高度生长功能，所以，胃肠道黏膜细胞对化疗药物均敏感，在用药数小时内即可出现毒性反应。消化道的反应通常较骨髓抑制出现得早。消化道反应可直接由药物刺激引起，也可由于药物对消化道黏膜修补增生抑制引起；还有一部分则是通过非自主神经系统而引起。胃肠道不良反应可以是口干、恶心、呕吐、腹痛、腹泻，甚至是血性腹泻。几乎每种肿瘤化疗药物都具有不同程度的消化道反应，有迟发的也有剂量限制性的，包括恶心、呕吐、厌食、口腔黏膜炎、腹泻、便秘等反应。恶心、呕吐反应以顺铂（DDP）比较明显，其他，如蒽环类、5-FU、紫杉类等也较常见。

1. 食欲减退　为化疗最初反应，出现于化疗后1~2天，一般无须特殊处理。黄体酮类药物（如甲地孕酮）有助于改善食欲。

2. 恶心和呕吐　恶心和呕吐是化疗药物引起的最常见的早期毒性反应，严重的呕吐可导致脱水、电解质失调、衰弱和体重减轻，并因进食受到影响而造成负氮平衡，从而削弱患者对化疗药物的耐受性可能使患者拒绝化疗。化疗引起的呕吐可分为3种：急性呕吐、延缓性呕吐和预期性呕吐。①急性呕吐是化疗后24小时以内引起呕吐。②延缓性呕吐是化疗24小时后5~7天所发生的呕吐。③预期性呕吐是一种条件反射，指患者由于经历了第1个化疗引起的急性呕吐，下一次化疗给药前发生的反射性的恶心或呕吐。在临床上，恶心、呕吐的程度受多种因素的影响，如化疗药物致吐性的强弱、药物的剂量、用法以及是否合理、有效应用止吐药等，依据致吐性强度可将常见化疗药物分为几类：①高度致吐药，顺铂、达卡巴嗪、环磷酰胺（≥1 000mg/m²）。②中度致吐药，卡铂、异环磷酰胺、多柔比星、紫杉醇、阿糖胞苷。③低度致吐药，依托泊苷、氨甲蝶呤、5-氟尿嘧啶、长春碱、长春新碱、丝裂霉素。其他方面的因素如下。①年龄，化疗引起的呕吐更常见于年轻人。②性别，女性常较男性更易发生且症状更为严重。③饮酒史，有饮酒史的患者在给予合理止吐处理后，常可使恶心、呕吐症状得到较为理想的控制。这可能与具有饮酒史患者受体位点的敏感性较低相关。④既往化疗，既往化疗期间恶心、呕吐控制不良的患者，后续止吐药物治疗效果常常难以令人满意。

呕吐的预防措施：①镇静，化疗前应用镇静药，如苯巴比妥、氯丙嗪、异丙嗪、甲氧氯普胺等。医护人员的巡视和安慰可减轻患者的焦虑，在一定程度上可减轻呕吐、恶心。②化疗前不宜进食过饱，有人对比研究发现，进食过饱，胃张力增大时易诱发恶性呕吐。另外，进食不宜油腻，宜清淡易消化。③应用对消化道黏膜有刺激作用的药物可同时服氢氧化铝凝胶，如目前较好的安胃得胶浆。长期化疗的患者应服用维生素B、维生素C等。

对恶心、呕吐一般不给予特殊处理，常于化疗后12小时自行缓解。

目前，最为有效控制恶心、呕吐症状的方法是使用止吐药物，常用于止吐治疗的药物有吩噻嗪类

（如氯丙嗪，苯海拉明等）、多巴胺受体阻滞药（如甲氧氯普胺等）、抗组胺药等。1987年高选择性5-羟色胺3受体阻滞药的问世揭开了止吐治疗崭新的一页，一批5-羟色胺3阻滞药的衍生物相继应用于临床，如恩丹西酮（欧贝等）、格雷司琼（枢丹等）、托烷司琼（呕必停等）、阿扎司琼（欧立康定等）等。其止吐机制：细胞毒性化疗药物可引起消化道黏膜尤其是回肠黏膜损伤，后者导致肠上皮嗜铬细胞释放5-HT，并作用于迷走神经的5-羟色胺3受体或通过兴奋化学感受器传递递质，从而作用呕吐中枢引起呕吐反应。5-羟色胺3受体阻滞药主要通过高选择竞争性地阻断消化道黏膜释放的5-羟色胺与5-羟色胺3受体结合，从而具有抑制恶心、呕吐的作用，联合地塞米松疗效更佳。因其治疗化疗导致急性呕吐方面有效率高、耐受性好，目前常被作为恶心、呕吐治疗首选药物。但应当注意到5-羟色胺3受体阻滞药须在静脉推注30分钟后方能发挥止吐效果，因此，为有效地预防化疗所致的急性恶心、呕吐，应在止吐药起效后方可用化疗药。一般而言，5-羟色胺3受体阻滞药临床耐受性良好，最常见的不良反应包括头痛、便秘、腹泻、轻度的转氨酶升高等，过量可能出现幻视和血压升高。5-羟色胺3受体阻滞药常引起便秘，可以食用麻油、蜂蜜、香蕉，也可选择服用液态石蜡或蓖麻油，必要时可采取灌肠治疗。

呕吐治疗的指导原则如下。①用最低有效剂量止吐。②止吐药避免单用，联合使用更好。常用联合方案：5-羟色胺3受体抑制药＋镇静药＋激素，既往有化疗呕吐史，有条件反射形成的患者要使用安定。③口服止吐药与静脉注射等效。④目前所有的5-羟色胺3受体阻滞药效果基本相同。⑤治疗先期性呕吐应采取松弛疏导的方法，或视不同情况给予抗焦虑或抗抑郁药。⑥监控水、电解质平衡，必要时静脉补充液体、电解质和能量。

此外，如果传统抗呕吐药及5-羟色胺3受体阻滞药无效，则主要选择情绪放松等心理护理措施，需要掌握的原则及常用方法为心理方法。①预防恶心、呕吐的方式是最重要的策略，因而必须重视对首次化疗患者采用最为有效的抗呕吐药物的重要性。②音乐疗法，舒缓优美的音乐有利于防止恶心、呕吐的发生。③自身催眠疗法，降低患者的焦虑情绪，也可采用镇静药。通常催眠能够有效地缓解患者的恶心感觉。④改善生活环境，调节饮食结构，避免易令人的味觉、视觉不愉快的事物等。

3. 黏膜炎　胃肠道黏膜细胞和骨髓细胞同属增殖型细胞，具有不断生长功能，肠黏膜细胞的生命只有3~5天，随后这些细胞凋亡并从肠壁上脱落下来，被新生长的黏膜细胞修补。所以胃肠道黏膜细胞对细胞周期性药物，如阿糖胞苷、羟基脲、甲氨蝶呤、长春新碱等均敏感，在用药数小时内即可出现毒性反应，出现黏膜炎或溃疡。黏膜炎包括口腔黏膜、舌黏膜、唇黏膜、食管黏膜及胃肠道黏膜的炎症及溃疡，导致疼痛和进食减少。黏膜炎一旦发生，人体第1道防御屏障即被破坏，细菌从破损处进入血液而造成败血症。

化疗药物使消化道上皮细胞更新受到抑制，可使从口腔到肛门的整个消化道黏膜变薄，易于产生继发感染，如口角炎、舌炎、肠炎、直肠炎等。可引起上消化道溃疡与出血、出血性或假膜性腹泻等，还可引起因营养吸收障碍所致的消化功能低下。

直接口腔毒性一般发生于化疗后5~7天。以抗代谢与抗生素类药物多见，往往首先见于颊黏膜和口唇交接处，对酸性刺激敏感为早期线索，有龋齿和牙周病者多较严重，反应常与剂量有关并呈累积性。体质衰弱和有免疫抑制的患者易继发真菌感染。

抗肿瘤药物引起的黏膜炎与给药方案/方式有关。大剂量氟尿嘧啶给药可产生严重的黏膜炎，伴血性腹泻，甚至危及生命。如果用药后早期出现严重的黏膜反应和粒细胞缺乏，应怀疑患者具有二氢叶酸还原酶缺乏症，应立即停止并且以后禁止使用氟尿嘧啶。在给予可能引起口腔炎的药物时，事先宜对患者介绍有关口腔卫生及护理的常识。

发生口腔炎后的处理为以对症治疗为主，主要方法如下。①注意口腔卫生，进食前后漱口，避免辛辣刺激性食物，避免食用尖硬食物，如鱼、虾等。一旦发生口腔溃疡，用过氧化氢溶液（双氧水）漱口，每1~2小时1次。用鱼肝油、碘甘油等轻涂抹或者应用维生素E油剂涂布于口腔溃疡的表面，每日3~6次，可促进溃疡的愈合。口腔炎或口腔溃疡疼痛时可用局部麻醉、镇痛药，如20%利多卡因15mL食前含漱30秒，或每日2次或3次；也可用湿盐水含漱。出现真菌感染多伴有白斑或白膜，应以制霉菌素液漱口或用含制霉菌素的口腔涂剂局部涂布。②合理调整进食，应进相当于室温的高营养流质或饮食，避免刺激性食物。急性期疼痛明显时可在进食前 15 ~ 30 分钟用抗组胺药物或表面麻醉药，如普鲁卡因或利多卡因镇痛。③加强支持治疗，可给予维生素，特别是维生素 B_2，促进口腔黏膜再生。必要时用静脉营养支持疗法，不能进食时可给予静脉营养。十六角蒙脱石有滑动黏性，可均匀覆盖黏膜表面，恢复并维护黏膜的屏障功能，保护黏膜损伤。化疗前 1 天用十六角蒙脱石调成糊状，每日 4 ~ 6 次（饮食后）均匀涂抹于口腔黏膜表面。有用此方法预防和治疗大剂量甲氨蝶呤导致的口腔黏膜溃疡取得了良好效果，且发生溃疡的范围缩小，发生时间延迟，恢复快。

4. 腹泻　腹泻是指排便次数多于平时，粪便稀薄，含水量增加，有时脂肪增多，带有不消化物，或含有脓血。急性腹泻的定义是排出大量稀便，持续时间 ≤14 天。导致急性腹泻的常见原因包括细菌、病毒、寄生虫以及非感染性疾病。化疗药物引起的腹泻多为急性腹泻，最常见于抗代谢药，如伊立替康、氟尿嘧啶、希罗达、易瑞沙、甲氨蝶呤等。氟尿嘧啶引起的腹泻，可使用微生态药物和洛哌丁胺。其中伊立替康引发的急性及迟发性腹泻处理不当有致命的危险。伊立替康是半合成喜树碱的衍生物，特异性抑制 DNA 拓扑异构酶，在晚期结直肠癌的治疗中属于三类有效药物之一，其最常见的不良反应之一为腹泻。急性腹泻多在使用伊立替康后第 1 个 24 小时内出现，伴腹痛、低血压、出汗、瞳孔缩小、流泪及流涎增多等，称为急性胆碱能综合征，这是由于伊立替康能抑制乙酰胆碱酯酶活性，给予阿托品治疗后症状可消失。迟发性腹泻即用药 24 小时后出现的腹泻，呈剂量限制性相关，出现第 1 次稀便的中位时间为静脉滴入后第 5 天。据国外报道，对含伊立替康的联合治疗，在所有听从腹泻处理措施忠告的患者中，有 13.1% 发生严重腹泻，在可评估的周期内，3.9% 出现严重腹泻。对伊立替康导致的腹泻，洛哌丁胺的用法较为特殊：首剂 4mg，之后每 2 小时 1 次，每次 2mg，直至腹泻停止后 12 小时；若 48 小时腹泻仍未停止，则须停服该药。患者必须住院补液并用奥曲肽 500μg，每日 3 次直到腹泻停止。伊立替康导致的腹泻是可预测、可逆转、可控制、无蓄积的，只要及时准确处理均可控制。依立替康引起腹泻更要预防为先。①分次给药。②碱化肠道。③口服微生态药和沙利度胺都能起到预防为主的作用。

腹泻的一般处理如下。①早期腹泻伴出汗、唾液多、视物障碍、流泪、痉挛性腹痛属乙酰胆碱综合征用阿托品皮下注射，延迟性腹泻要及时口服洛哌丁胺，必要时加用奥曲肽、十六角蒙脱石、小檗碱、谷氨酰胺及微生态药物。②进低纤维素、高蛋白食物，补充足够液体。③避免对胃肠道有刺激的药物。④多休息。⑤监控水、电解质平衡和血压，必要时静脉补充液体和电解质。⑥腹泻次数每日 >5 次或有血性腹泻应停用有关化疗药物。

近期发现奥曲肽控制药物引起的腹泻以及类癌综合征相关腹泻常常有效。对腹泻患者不可忽视检查外周血白细胞计数，对白细胞严重低下者，感染性腹泻不能排除，应立即送便粪培养，尽早给予广谱抗生素及补液处理，并密切注意血压及水、电解质的改变，老年患者尤甚。处理不当常可导致严重后果，应引起特别重视。

5. 便秘　使用有神经毒性的化疗药物有可能导致便秘，这些药物包括长春花生物碱（长春碱、长春瑞滨）、依托泊苷、顺铂、紫杉醇、多西他赛等。处理措施如下。①膳食富含纤维，多食新鲜水果和蔬菜，充分摄入液体。②缓泻剂软化大便。③控制使用 $5-HT_3$ 受体阻滞药的次数。④必要时摄腹部 X 线平片了解肠道情况。

6. 胃肠道穿孔　有报道，贝伐单抗引起的胃肠道穿孔与疾病有关，卵巢癌患者发生率最高，约 10%；肠癌次之，1.5% ~ 3%，而在乳腺癌和肺癌中发生率很低。

（三）骨髓抑制

骨髓抑制是指骨髓中的血细胞前体的活性下降。血流里的红细胞和白细胞都源于骨髓中的干细胞，血细胞寿命短，常常需要不断补充，为了达到及时补充的目的，作为血细胞前体的干细胞必须快速分裂。化疗是针对快速分裂的细胞，因而常常导致正常骨髓细胞受抑，导致贫血、导致抗感染能力下降（免疫抑制）。

易引起骨髓抑制的肿瘤化疗药：紫杉类、蒽环类、铂类、5-FU、环磷酰胺、甲氨蝶呤、依托泊苷、吉西他滨等，吉西他滨对血小板影响较其他药物更为明显。

由于半衰期（红细胞 120 天、血小板 5～7 天、白细胞 4～6 小时）的不同，最初常表现为白细胞特别是粒细胞的减少，其次是血小板减少，严重时血红蛋白也降低。骨髓中主要为粒系受抑制，单核巨噬细胞减少，稍晚淋巴细胞也受抑制。

抗肿瘤药物引起骨髓抑制的程度与患者个体骨髓储备能力关系密切。用药前有肝病、脾功能亢进、接受过核素内照射或过去曾行放、化疗（尤以曾有白细胞或血小板明显低下）者更易引起明显的骨髓抑制。化疗引起的骨髓抑制多于停药后 2～3 周恢复。

（四）贫血的处理

定期查血红蛋白、红细胞、血细胞比容；贫血严重时输注红细胞成分血；有出血倾向者给予处理；必要时吸氧；有明显眩晕乏力者适当休息；促红细胞生长素（EPO）。

1. 白细胞/粒细胞减少的处理　①化疗前后查白细胞总数和粒细胞计数，每周 1 次或 2 次，明显减少时加查，直至恢复正常。②必要时给予粒细胞集落刺激因子（G-CSF），常用的蒽环类药物等引起粒细胞在 8～10 天时下降到最低点，20 天内可恢复正常水平，要让患者及其家属了解潜伏期的危险，接受 G-CSF 的预防性注射。预防性注射接受的剂量最低，起到的效果最大。使用 G-CSF 能调动骨髓干细胞进入增殖周期，处于增殖周期的细胞容易被化疗药物杀伤，故使用时间必须距离化疗有个安全时间，化疗前使用要等待骨髓干细胞推出增殖周期进入 G0 期；化疗后使用要等待化疗药物半衰至无毒的血药浓度时更安全（化疗药物给药结束后 24～48 小时，皮下注射本品每日 1 次）。③减少化疗剂量或停药。④注意预防感染的措施。⑤必要时给予抗生素。

2. 发热性粒细胞缺乏的处理　肿瘤患者化疗中出现中性粒细胞绝对数 $<1.0 \times 10^9$，同时伴 $>38.5℃$ 的发热，推荐立即收治入院，有条件时进入隔离病房，并做处理。①进行血常规、X 线胸片、血培养以及相关体液、分泌物培养，并进行药敏试验。②立即使用广谱的 3 代头孢菌素，以后根据药敏结果调整用药。③立即使用 G-CSF 升白治疗，推荐剂量 5μg/（kg·d）；一旦出现粒细胞减少，尤其是白细胞计数 $<1.0 \times 10^9$ 要抢救治疗，G-CSF 的日剂量要达 600μg，由于半衰期短要分次给予。④应注意并发机会性感染（真菌、病毒、支原体以及肺孢子虫）的发生。⑤除了某些根治性化疗外，下一周期原则上应考虑减量或预防性使用 G-CSF。

3. 血小板减少的处理　①化疗前后查血小板计数，每周 1 次或 2 次，明显减少时加查，直至恢复正常。②密切注意出血倾向。③避免使用有抗凝作用的药物。④防止出血的发生，避免用力擤鼻，谨慎刷牙、用电须刀剃须，尽可能减少创伤性操作、注射针孔用力久压，女性需注意经期出血，必要时用药物推迟经期。⑤血小板计数过低患者有条件时应输注单采血小板。⑥血小板生长因子、白细胞介素-2 等药物有一定的升高血小板的作用。⑦给予止血药防止出血。

另外，要告知的是自体造血干细胞移植可支持大剂量化疗，它是挽救骨髓造血功能的特殊支持方法，在需要使用通常剂量数倍至数十倍的超大剂量化疗药时可佐以这种方法。

（五）肝毒性

化疗药物引起的肝毒性：化疗药物可引起肝细胞功能紊乱、化学性肝炎、肝静脉闭塞性疾病（VOD）、慢性肝纤维化等。抗癌药本身或其代谢产物可直接引起急性的肝功能异常，随着肝细胞的损害，血清转氨酶升高，进一步发展为肝细胞变性、胆汁郁积。大多数肿瘤化疗药经肝脏代谢，如环磷酰胺（CTX）、甲氨蝶呤（MTX）、多柔比星（ADM）等可引起不同程度的肝损伤，多为一过性的肝细胞损伤，停药后迅速恢复。抗肿瘤药物可引起肝毒性主要有 3 种类型。①肝细胞功能不全和化学性肝炎。②静脉闭塞性疾病（VOD）。③慢性肝纤维化。

处理：①化疗患者应先了解病史（包括用药史），有肝功能不全者慎用或减量使用抗肿瘤药物，尤其是有肝损害的药物。②化疗期间应定期查肝功能包括 AKP、γ-GT 等酶学测定，需与转移性肝癌或肝浸润及病毒性肝炎等鉴别。③肝细胞损伤，尤其是给药后短期内出现的转氨酶升高，多属一过性，停药后可迅速恢复。④必要时给予护肝药物，如葡醛内酯、联苯双酯、甘草酸二铵（甘利欣）、谷胱甘肽、二磷酸果糖（果糖二磷酸钠 FDP）、肌苷口服液、左旋腺苷蛋氨酸、复合维生素 B、三磷酸腺苷（ATP）、辅酶 A（CoA）等可减轻化疗药对肝的损害。经处理后大多仍可继续接受治疗。⑤对于出现较迟的肝功能损害，应给予重视，最好停药。

乙肝二对半阳性患者的化疗：乙肝二对半阳性的患者，大三阳多有乙肝 DNA 的复制，小三阳在化疗打击下，免疫力下降，也会引起乙肝病毒的激活，DNA 大量复制，招致肝功能损害，而影响化疗的正常进行。故应在化疗前，检查乙肝 DNA 的复制率。如有异常加用拉米呋定保驾，但不是所有患者用了拉米呋定就能全程放心。所以化疗中还应定期检测乙肝 DNA。若发现拉米呋定效差加用阿德福韦酯，因其变异性的病毒需要阿德福韦酯来控制，还有部分未变异的病毒仍需拉米呋定控制，因此必须联用。

（六）泌尿系统毒性

对泌尿系统的影响主要有肾损害和出血性膀胱炎。常见药物为顺铂、甲氨蝶呤和环磷酰胺。

1. 肾损害处理　①顺铂主要为充分水化利尿以及采用联合化疗减少单药剂量。氨磷汀可减少或防止顺铂的肾毒性。在顺铂化疗时不宜同时使用氨基糖苷类抗生素。每次用药前需监测肾功能水平，当肌酐清除率 <60mL/min 时应给予减量 25%，<30mL/min 停止用药。顺铂的用量较大时，要采用水化、利尿措施以保护肾功能。水化：在顺铂使用当天及顺铂使用后第 2 天、第 3 天均应给予 2 000mL 补液后再给顺铂化疗；利尿：顺铂静脉滴注前给予 20% 的甘露醇 250mL 静脉滴注，顺铂静脉滴注结束后给予呋塞米 20mg。并记录 24 小时的尿量和尿常规。②大剂量甲氨蝶呤用药时给予大量输液和尿液碱化，甲氨蝶呤血浓度监测，亚叶酸钙解救疗法。③环磷酰胺用药时则应大量摄取水分。④尿素氮轻度升高时，可口服包醛氧化淀粉。⑤重度尿毒症需做透析。⑥在使用顺铂时，可出现以微血管溶血过程为特点的肾损伤。起病较急，表现为溶血性贫血，周围血涂片有红细胞碎片，可有发热、皮疹高血压、心包炎、间质性肺炎、非心源性肺水肿及中枢神经功能障碍，检查可有血尿和蛋白尿，在发病后 1~2 周出现肾功能不全。停用有关药物并迅速采取血浆置换术可使肾功能恢复。值得提及的是，输血可促发或加重微血管溶血性贫血，应尽量避免。

2. 出血性膀胱炎处理　环磷酰胺可引起无菌性化学性膀胱炎，与环磷酰胺代谢物丙烯醛直接刺激膀胱黏膜有关。用量大时应足量补液，长期用药者需定期随访尿常规。发生膀胱炎宜停药，以后尽可能避免使用，使用美司钠基本上可防止。大剂量使用环磷酰胺时也可同时使用美司钠。

贝伐单抗可引起蛋白尿，严重时可引起肾病综合征。

（七）心脏毒性

蒽环类药物、甲氨蝶呤、氟尿嘧啶类、紫杉类、贝伐单抗、赫赛汀等常见心脏毒性，以蒽环类最常见。常见心脏毒性表现为心电图改变、心律失常、心功能衰竭等，故对既往心脏有器质性病变，或既往曾多次应用蒽环类药物及胸部放疗的患者应慎重考虑。多数化疗药物心脏毒性的症状主要为心慌、胸闷、心肌炎、心包炎、心肌梗死等症状。部分患者可因化疗药物的心脏损伤表现出低血压、高血压及脑血管系统症状。心电图常表现窦性心动过速、窦性心动过缓、ST 改变、T 波改变、心肌梗死等。心脏超声常有每搏输出量（SV）、心排血量（CO）、心脏指数（CI）、左心室射血时间（ST）和射血分数（EF）不同程度的降低。部分患者在化疗结束后短时间内即可恢复正常。

蒽环类抗癌药引起的心脏毒性，发生率与累积剂量有关，多柔比星 450mg/m² 表柔比星 >935mg/m² 心脏毒性风险可能增加。多柔比星 >600mg/m² 发生率为 30%，>1 000mg/m² 发生率为 50% 左右。纵隔放疗，>70 岁或 <15 岁，冠状动脉疾病、其他瓣膜及心肌病、高血压都是危险因素。大剂量环磷酰胺和异环磷酰胺可引起充血性心力衰竭，大剂量氟尿嘧啶可引起冠状动脉痉挛，贝伐单抗可致高血压和充血性心力衰竭，并可引起动脉和静脉栓塞。

蒽环类药物性心肌病在临床上可分为 3 种。①急性心肌心包炎，一般在用药后几天内发生，表现为一过性心律失常、心包积液和心肌功能不全，有时可导致短暂的心力衰竭，偶有死亡。②亚急性心脏毒性，起病隐匿，可在末次用药后 0~231 天（最大可达 30 个月后）出现症状，但以末次用药后 3 个月发病者最多。临床表现可为心动过速和疲劳，部分患者出现进行性呼吸急促，呼吸困难，最后可出现肺气肿、右心充血征和心排血量降低。应用强心药物可使病情稳定。③迟发性心肌病，临床表现出现于用药后≥5年，包括亚急性心脏病恢复患者所出现的失代偿和突然发生的心力衰竭。

对于蒽环类药物引起的心脏损伤，最重要的是防患于未然，积极地探讨易患因素，加强心肌的保护，在用药期间应密切监测，如要重视心率的增快、期前收缩、心前区痛、胸闷、气促、咳嗽及午后活动后下肢水肿。监测心电图变化，如果出现严重的心律失常、QRS电压下降>40%（QRS低电压的诊断标准：QRS波振幅小，全部肢体导联<0.5mV，全部胸导联<1.0mV），则不宜再继续应用蒽环类药物。同时注意心脏功能的监测，如左心室射血分数、心动超声及心肌酶谱变化，尤其是肌钙蛋白的检测。

化疗过程中体内电解质不平衡也是造成心力衰竭的一个因素，例如低钾血症及低镁血症。预防其心脏损伤，要避免这些易患因素。

心脏保护药。①右雷佐生，该药为一种碘螯合剂，能减少自由基产生，减少心脏毒性。②普罗布考或钙阻滞药。③对正常组织具有保护性作用的阿米斯丁除了能防止骨髓毒性、肾毒性、神经毒性外，还可能具有抵抗蒽环类药物心脏毒性的作用。④右丙亚胺联合CAF方案治疗乳腺癌心力衰竭发生率明显低于单用CAF方案组的心力衰竭发生率。⑤氨磷丁是一种广谱的细胞保护药，能清除体内的自由基，降低蒽环类药物的心脏毒性。用氨磷丁作为联合化疗方案治疗能有效地减轻化疗药物对患者骨髓和心肌细胞产生的毒性、不良反应。⑥辅酶 Q_{10}，每次20~40mg，每日3次，口服。⑦谷胱甘肽，每次600mg，每日1次。

剂量控制。①多柔比星累积剂量一般应<550mg/m²。②高龄（≥80岁）、原有心脏病患者、纵隔曾经放疗，或曾用大剂量环磷酰胺治疗者均可使心肌对多柔比星的耐受降低。此类患者累积剂量不宜>450mg/m²，因而控制累积量<550mg/m²为预防心脏毒性的有效措施。③米托蒽醌，累积量<140mg/m²。④表柔比星，累积量<1 100mg/m²。⑤使用脂质体多柔比星。⑥与紫杉醇联合运用时，两者间隔时间最好在4~24小时。⑦对有危险因素的患者，应监测左心室射血分数（LVEF）。

通过剂量控制、改变给药策略、适当使用心脏保护药物等措施，一旦发生心脏功能异常改变则立即停止应用相关药物。对发生充血性心力衰竭的患者则遵循一般内科处理原则即应用洋地黄类强心药和利尿扩血管药物并给予吸氧等。

曲妥珠单抗心脏毒性的危险因子是年龄>60岁和联合化疗，特别是同时使用蒽环类药物。其他可疑的危险因子包括既往蒽环类总量≥400mg/m²、接受胸壁放疗和已存在心功能不全等。曲妥珠单抗所致的心脏毒性往往开始表现为舒张性左心室功能不全，而后发展成为收缩性左心室功能不全，大多都是轻微的、非特异性的，最常表现为无症状的左心室射血分数降低，发生Ⅲ~Ⅳ度心功能不全者较少。但是蒽环类和曲妥珠单抗的心脏毒性在两个方面有明显的不同。①累积剂量相关性，蒽环类引起的心肌损害与累积剂量相关，而曲妥珠单抗相关的心脏毒性与剂量无关。②可逆性，前者往往是不可逆的，后者在多数患者通过标准治疗或停止使用后症状好转、心功能改善和LVEF升高。有些患者在心功能恢复后还可以继续使用。预防曲妥珠单抗心脏毒性的措施如下。①避免在高龄患者中使用曲妥珠单抗。②避免联合应用曲妥珠单抗和含蒽环类药物的化疗方案。③如使用蒽环类药物，可先用含蒽环类药物的方案（多柔比星总量应≤450mg/m²），继之再用曲妥珠单抗，并严密监测。在停止曲妥珠单抗治疗22周内应避免蒽环类药物治疗。④使用脂质体多柔比星或其他心脏毒性小的蒽环类药物，如表柔比星。⑤LVEF正常时才应用曲妥珠单抗，LVEF正常约为>50%。

（八）局部不良反应

包括局部刺激作用和静脉炎。抗肿瘤药物的局部反应主要为抗肿瘤药物局部渗漏引起组织反应或坏死以及栓塞性静脉炎，与一部分抗肿瘤药物的组织刺激性有关。药物外溢指药物漏入或浸润到皮下组织。按照对组织刺激性的不同，可将抗肿瘤药物分为强刺激性药物、刺激性明显的药物以及刺激性不明显的药物三类。常用化疗药物中，属强刺激性的药物有多柔比星、长春碱、长春瑞滨等；刺激性明显的药物有多西他赛、米托蒽醌、紫杉醇等。

由于注射时药物渗漏到血管外，皮下引起疼痛、肿胀及局部组织坏死。所以静脉给药时，切勿使药物外漏，可在完成静脉穿刺后先用生理盐水 20mL 试验性注射，待药物不外漏，固定在血管内后再接上化疗药物。而患者在接受化疗时，也应注意尽量不必要的体位改变，保证化疗的顺利完成。

外周静脉输注引起的外渗处理程序。①如果患者诉输注部位疼痛，即使没有外渗的征象，也应立即停止输液。②根据需要原位保留针头。③用针筒尽量吸出局部外渗的残液。④可按不同的药物用冷敷然后热敷，局部用中药（三黄软膏）或硫酸镁湿敷，"藤黄软膏"对渗漏引起的皮肤损害常起到立竿见影的功效（系雷秋模教授和刘金妹工程师研发的国家专利）。⑤使用相应的解毒剂。解毒药经静脉滴注给药时，量要适当，避免局部区域压力过大。皮下局部注射解毒药时应先拔去针头。⑥抬高肢体或注射部位 48 小时，患者应注意休息。⑦不良反应严重时，请外科会诊是否患者有外科指征。⑧避免外渗部位受压。⑨记录外渗液量、输注部位、药物浓度、患者症状及累及范围。

中心静脉（CVC）输注时外渗的处理程序。①一旦患者感觉中心静脉部位有不适、疼痛、烧灼感、肿胀、胸部不适或输液速度发生变化，应立即停止输液。②如果是皮下埋泵，应评价针头的位置是否合适。③尽可能回抽渗出液。如果渗出是针头滑出埋泵所致，尽可能通过针头吸出渗出液，如果无法吸出，则拔除针头，从皮下抽吸残留液。④给予适当的解毒药。通过埋泵输注解毒药应避免液量过多引起局部压力过大，注射后及时封泵。⑤同外周静脉输注引起的外渗处理程序⑥～⑨步骤相同。⑥必要时摄 X 线正、侧位胸片，确定渗液的原因及影响范围，并请外科会诊。

药物性静脉炎是指通过外周静脉输入有刺激性的药物，特别是腐蚀性和刺激性抗癌药物，如蒽环类抗生素等，均可不同程度地引起静脉内膜的化学性损伤，产生炎症反应，易并发血栓形成、血管变硬、表面皮肤色素沉着，甚至局部疼痛。静脉炎的处理，防胜于治，应选择适当的注射部位。药物应稀释到一定浓度，滴注时调节好滴速，更换给药的血管，选择深静脉或中央静脉置管均有意义。为了预防和减少化疗所致静脉炎及渗漏性损伤的发生，采用外周静脉穿刺置入中心静脉导管（PICC）输入化疗药物是目前为止最行之有效的办法，有条件的单位应鼓励实施。操作中选择好血管，是置管成功的保证；严格无菌操作和正压封管是预防导管感染和导管堵塞的关键。拔管后伤口一般愈合良好。已发生静脉炎但没有明显不适可继续观察，早期（72 小时内）静脉炎按药物类型不同，参照外渗处理要求进行外敷或用解毒药，也可用 1%～3% 普鲁卡因或加地塞米松 5～10mg 溶于生理盐水，经受累侧静脉输注。72 小时后仍有疼痛者可采用 50% 硫酸镁湿热敷或外涂激素类软膏。疼痛明显者，可用 0.25%～0.5% 普鲁卡因加用地塞米松或泼尼松龙局部封闭。局部有破溃者，按外科常规换药，清除坏死组织。严重组织坏死或溃疡不愈加重时，应考虑手术治疗。

（九）神经系统毒性

紫杉醇类、铂类、环磷酰胺、甲氨蝶呤、5-FU、长春新碱、吉西他滨等常有神经毒性。化疗药物引起的神经毒性主要包括中枢神经系统毒性、外周神经系统毒性和感受器毒性 3 个方面。中枢神经系统毒性多表现为中枢神经受损和小脑受损有不同程度的脑膜刺激症状、脑白质病、记忆力下降和痴呆等症状。外周神经毒性包括末梢神经、脑神经和自主神经的损害。感受器毒性表现为视觉系统、听觉和平衡觉系统、嗅觉系统、味觉系统的毒性，以周围神经损伤较常见。神经毒性具体可表现为指（趾）端麻木、腱反射消失、感觉异常、便秘、麻痹性肠梗阻、精神症状、记忆减退、共济失调、言语混乱、眼肌麻痹、面瘫、视神经炎、暂时性失明、下肢无力、垂足、下肢轻瘫等。顺铂可对听神经造成损害导致耳鸣、耳聋及头晕，严重者会出现不可逆的高频听力丧失。因此对听力已损害者禁用，有中耳炎史者慎用，同时不要与氨基糖苷类等抗生素合用。使用顺铂时注意监测听力，必要时减少顺铂使用剂量或停用。脑功能障碍以甲氨蝶呤、氟尿嘧啶等常见。目前，尚无明显有效防治药物，一般停用化疗后可自行恢复。可试用氨磷汀、肾上腺皮质激素、维生素（维生素 B_6、维生素 B_{12}）等。

（十）脱发

肿瘤化疗药物会损伤毛囊，导致毛囊内增殖较快的细胞凋亡，引起不同程度的脱发，多柔比星、表柔比星、环磷酰胺、甲氨蝶呤、依托泊苷、紫杉醇、多西他赛、氟尿嘧啶、长春碱、顺铂等常可引起部分头发或全部头发脱落。

预防措施。①化疗前剪短头发，头发易理顺，避免用力梳理。②洗发时动作轻柔，使用含蛋白质的软性洗发剂洗后自然风干。③避免烫发，特别是化学烫发。④化疗时可戴冰帽使头皮冷却局部血管收缩以减少药物到达毛囊而减轻脱发，但效果并不很明显。⑤也有学者提出推注化疗药时在发际下用橡皮条扎紧头皮，疗效不肯定，临床不常用。化疗药物所致脱发并不影响患者身体健康，主要问题是由于脱发产生的自身形象改变。这对那些关心自己形象的患者来说可能会有一定的心理压力和思想负担。因为停止化疗后头发能重新长出，即使是在化疗期间也可以通过戴假发矫正，以最大限度地减少患者不必要的焦虑，提高其对治疗的顺应性、积极性。

（十一）色素沉着和皮炎

氟尿嘧啶（5-FU）、卡培他滨（希罗达）、环磷酰胺（CTX）、多柔比星（ADM）等易引起色素沉着和皮炎，其中5-FU可引起全身性皮肤色素加重和注射部位血管外皮肤色素明显加重或见红斑甲床色素沉着和指甲变形；卡培他滨可引起手足综合征。化疗后冲洗血管可以减轻对局部血管的刺激，减少血管外皮肤的色素加重。对发生皮炎者可用抗过敏药或糖皮质激素给予治疗，以上均可在局部涂抹糖皮质激素软膏；若为剥脱性皮炎者可局部涂氧化锌软膏并辅以红外线照射治疗。手足综合征表现为指（趾）热、痛、红斑性肿胀严重者发展至脱屑、溃疡和剧烈疼痛影响日常生活。反应多具有自限性，但再次给药后会再次出现。Ⅰ级表现为手掌足跟麻木、瘙痒、无痛性红斑和肿胀；Ⅱ级表现为手掌、足跟疼痛性红斑及肿胀；Ⅲ级为潮湿性蜕皮、溃疡、水疱和重度疼痛；无Ⅳ级毒性、不良反应。口服希罗达同时配合口服大剂量维生素 B_6 300mg/d 可以减少手足综合征的发生同时缓解症状。塞来昔布（COX2 特异性抑制药）可能预防手足综合征或减轻手足综合征的程度。希罗达联合塞来昔布治疗结直肠癌与希罗达单药比较手足综合征发生率和严重程度明显下降，且差异有统计学意义，同时腹泻发生率也下降。对干燥的四肢皮肤同时可以给予尿素霜涂抹；或局部可涂搽绵羊油。手足综合征如伴发疼痛可酌情给予镇静、镇痛药物对症治疗。

（十二）内分泌/代谢系统

近年来乳腺癌内分泌治疗在临床上有了较大的发展和应用，并且已经基本取代了传统的内分泌腺切除的方法。内分泌药物治疗，主要有他莫昔芬、氨鲁米特、甲地孕酮、来曲唑、阿那曲唑等。使用这些药物后，部分患者会出现面部潮红、潮热，体质量增加，少见月经紊乱、性功能减退。国外有血脂改变及骨转移乳腺癌患者用药后并发高血钙的报道。在患者使用这些药物的过程中，应定期监测患者肝肾功能、血电解质等生化指标，轻度不良反应，可行对症治疗，中到重度应在医师指导下减量服用或者停药。

（十三）免疫系统毒性

肿瘤患者特别是晚期肿瘤患者都存在着不同程度的免疫功能低下。所有化疗药物由于选择性不强，在杀灭肿瘤细胞的同时，对一些正常的免疫活性细胞，如粒细胞、淋巴细胞、巨噬细胞等有一定的毒性，同时对增殖旺盛的细胞也有一定的毒性。加上化疗所致的胃肠道反应患者营养摄入不足，这些都导致机体免疫功能低下，使患者易发生细菌、真菌或病毒感染与皮质激素同用时更易发生，但停药后会逐渐恢复。出现口腔真菌感染时，可用制霉菌素液漱口，如发生带状疱疹应停药。化疗期间需要加强全身的支持治疗，也可用一些免疫调节药，如胸腺素、免疫核糖核酸等，有助于免疫功能恢复。

（十四）生殖系统

少数乳腺癌患者在经过内分泌治疗后可发生卵巢囊肿，子宫内膜癌、子宫内膜增生、内膜息肉。应当在用药前后及用药时，定期行妇科超声检查子宫内膜情况，当子宫内膜厚度≥10mm 时应及时处理。

（十五）视觉

使用内分泌治疗的乳腺癌患者，有时可发生视物模糊、视敏度降低、角膜混浊、视网膜病变，行长期（>17 个月）和大量（240～320mg/d）治疗的患者，视网膜病变和角膜混浊发生率升高。故应对患者定期行眼科检查，出现症状后及时处理。

（十六）药源性疼痛

使用紫杉醇、多西他赛、长春瑞滨等药物后易出现药源性疼痛，表现为全身或下肢肌肉、关节的酸痛。临床上轻、中度疼痛可应用非阿片类止痛药治疗，重度疼痛首选吗啡缓释制剂口服镇痛，绝大多数患者给药后疼痛解除，以保证治疗的顺利进行。

（十七）潮热

发热如潮水一样有定时的规律，每日到一定时候体温就升高（一般多在下午出现）。潮热来临时，人的体温并没有变化，真正升温的是皮肤。主要是对症处理。

第五节　新辅助化疗

一、概述

20 世纪 70 年代以来，大量临床试验证实，化疗能明显提高乳腺癌患者的生存率，改善患者的生存质量，成为浸润性乳腺癌的重要治疗手段。新辅助化疗是指在手术前进行的化疗，化疗后再行手术或放疗等局部治疗。

新辅助化疗是与乳腺癌术后的辅助化疗相对而言得名。与其同义词有术前化疗、初始化疗和诱导化疗。尽管对这些名词尚有不同的理解和解释，如在 2001 年，欧美等国家乳腺癌专家研讨认为采用 primary systemic treatment 合理，但目前多数仍用 neoadjuvant chemotherapy。

二、新辅助化疗发展史

新辅助化疗可概括为下述 3 个阶段。

（1）20 世纪 70 年代，临床肿瘤学家尝试将全身化疗用于没有手术机会的局部晚期乳腺癌（LABC）和炎性乳腺癌（IBC）患者。此类患者局部病变为 T_3、T_4，或腋窝淋巴结转移较重，手术切除困难或属不可切除。早年曾采用诸多方法如根治术、扩大根治术、手术加放疗或放疗后手术等，但无论如何加强局部治疗，始终未能明显提高疗效。由于乳腺癌对化疗药物比较敏感，从 20 世纪 70 年代后期产生了对 LABC 先用化疗使肿瘤缩小，手术易于切除；一些不可切除的经化疗后也变为可切除，手术后继之完成化疗。将其公式化为：诱导化疗—手术或加放疗—巩固化疗的"三明治"疗法。在 20 世纪 80 年代后期到 20 世纪 90 年代初，有大量关于 LABC 新辅助化疗的文献报道，其疗效明显优于单纯采用局部治疗。具有代表性的是对临床无远处转移的 IBC 采用诱导化疗的"三明治"疗法，原不可手术变为可手术，患者 5 年生存率达 40%，而单以局部治疗的 5 年生存率不到 10%。新辅助化疗达到了最初的目的，使不可手术的 LABC 达到可手术切除，逐渐成为 LABC 和炎性乳腺癌的规范化治疗。

（2）20 世纪 80 年代后期，对肿瘤大（T > 5cm）可手术的乳腺癌，经新辅助化疗后肿瘤明显缩小，降低临床分期，提高了保乳手术的成功率。

（3）乳腺癌具有易于发生血行播散的生物学特性，即使是"早期"癌，常已存在有周身的亚临床转移。20 世纪 70 年代，以 Fisher 为代表的学者提出了"乳腺癌为一全身性疾病"的新概念，认为"乳腺癌从发生起便是全身性的。早期乳腺癌手术切除范围的大小，对患者预后影响不大"。于是，人们注重并逐渐加强了乳腺癌的全身治疗（主要是化疗或加内分泌治疗）。在新辅助化疗对 LABC 治疗获得显著成绩鼓舞下，20 世纪 90 年代，进一步将新辅助化疗的适应证扩展用于 T 为 1 ~ 2cm 或腋淋巴结有转移的可手术的乳腺癌。

三、新辅助化疗的价值和意义

综合全球较大的新辅助化疗与术后辅助化疗对照的随机试验（NSABP B - 18、ECTO、EORTC、ABCSG 和 S6 等）的文献资料，目前对新辅助化疗的价值和意义可概括如下。

（1）经过 3~14 周期的联合化疗后，有 50%~70% 的乳腺癌肿块可缩小 50% 以上。达到病理完全缓解（pCR）的为 6%~19%。对 LABC 的病例来说，新辅助化疗不但使手术易于切除，更因不可切除的肿块变为可切除，显著地提高了对肿瘤局部的治疗效果。此外，通过全身化疗使已存在有周身亚临床转移灶得以控制的情况下，患者的生存率会有提高。在迄今发表的临床试验结果中，影响较大的 NSABP B-18，入组病例为 1 523 例可手术乳腺癌。随访 5 年，虽然从患者总的生存率看，术前化疗组未见优于术后化疗组，但在术前化疗组中，原发肿瘤对化疗反应好的（CR、PR）及淋巴结转阴的生存率有明显提高。这意味着新辅助化疗可提高某些乳腺癌患者的生存率。因该试验病例中包含有 $T_{1~3}N_{0~2}$（即 I~III 期）病例，换言之，其中有相当数量患者属于单采用手术或加放疗的局部疗法即可治愈，不需全身治疗的早期和较早期病例，而可手术乳腺癌术前化疗的对象应是那些已存在有周身微小转移或复发、转移高危险的病例。本试验纳入的病例分期跨度较大，可能会影响到整体疗效的分析，故还不能以目前的这一结果认为新辅助化疗的远期效果未能优于术后辅助化疗。另外，研究对于在新辅助化疗后肿瘤稳定或进展的患者，术后并未给予更换化疗方案，是试验设计的另一缺陷。由于各家临床试验设计（包括病例选择、化疗方案、用药周期等）不一，对各自的结果很难进行综合对比。究竟新辅助化疗的远期效果是否优于术后辅助化疗的结论，仍需期待经多中心协作、更大样本病例、长期随访的结果来评估。

（2）肿瘤大的可手术乳腺癌，经新辅助化疗后肿瘤明显缩小，降低临床分期，为原本应行乳房切除的病例能成功地施行保乳手术创造了条件，使更多的患者得到保乳治疗的机会。综合报道的资料经 4 个周期的化疗后，有 50%~70% 的乳腺癌缩小到可实施保乳手术。在乳腺癌肿块 >5cm 的患者中，新辅助化疗后，有 73% 的病例采用了保乳手术治疗。

（3）与术后辅助化疗相比，采用新辅助化疗可观察到化疗前后肿瘤的大小、病理学及生物学指标的变化，直观了解肿瘤对所给的化疗方案是否敏感有效，这是最为可靠的体内药敏试验。对某些化疗药物不敏感的，可及时调整、更换化疗药物，为选择有效化疗方案提供了机会，以最大可能地提高化疗效果。与之相比，术后辅助化疗，因无可观察的病灶评估疗效，多凭经验拟订化疗方案，带有一定的盲目性，难以达到理想的个体化治疗效果。

（4）乳腺癌易于发生血行播散。在初诊的患者中有半数以上已存在周身的微小转移。文献报道，75% 淋巴结阳性和 25%~30% 淋巴结阴性乳腺癌，手术后 10 年内出现肿瘤复发、转移。显然，其转移是发生在原发肿瘤切除前。在早期乳腺癌患者骨髓内可检出瘤细胞的事实进一步证实了肿瘤在早期就可能发生血行播散。从理论上讲，对尚无临床征象的微转移（亚临床转移），尽早积极治疗，遏制其发展，对提高远期疗效具有重要意义。因此，以全身化疗为乳腺癌综合治疗第一步较手术后才开始化疗更为合理。早年的动物模型的研究证实：原发肿瘤切除后，转移灶肿瘤细胞的倍增时间缩短，肿瘤迅速增长，耐药细胞数增加。术前化疗可防止肿瘤细胞的增殖及耐药细胞的产生。

恶性肿瘤内可产生血管生成抑制因子，在一定程度上能抑制肿瘤的发展。新近研究显示：肿瘤切除后，因血管生成抑制因子减少，从而可促使转移灶的形成。新辅助化疗可防止因血管生成抑制因子减少而加速肿瘤的发展、转移。

（5）新辅助化疗为评估新药效果，区别对化疗药物敏感还是抗药的某些相关生物学因子的关系提供了良好的试验模型，对最终实现个体化的治疗无疑具有重要意义。

四、乳腺癌新辅助化疗的适应证

（1）迄今为止，新辅助化疗已成为 LABC 患者的一种常规疗法。LABC 可概括为 TNM 分期中 III 期病例。在原国际 TNM 分期中，将锁骨上淋巴结有转移者列为 M_1（IV 期）。因考虑到如无其他部位远处转移，仅有锁骨上淋巴结转移者，可经放疗（锁骨上区包括在乳腺癌区域淋巴结放疗区内）局部得以控制，故也列为 LABC。从 2003 年开始，美国抗癌协会已将锁骨上淋巴结有转移者修定为 N_3，如无他处远隔转移则为 IIIc 期。

（2）原发肿瘤大、可手术的浸润性乳腺癌，如其他条件均支持采取保乳手术者，可通过新辅助化疗，肿瘤消失或明显缩小后，减小保乳手术的切除范围，提高术后美观度。有报道，化疗后肿瘤缩小行保乳手术的局部复发率较高。其机制在于新辅助化疗后肿瘤缩小包括向心性缩小和筛状缩小两种方式，对于后者，依据化疗后的肿瘤大小确定切除范围往往导致手术切缘较高的假阴性率。在临床工作中对此应当有所警惕，较好的解决方法是在手术前给予常规或者增强 MRI 检查，对于筛状缩小的患者按新辅助治疗前的肿瘤大小确定切除范围。

（3）对乳腺癌肿块大或腋窝淋巴结有转移，以及有任何其他复发、转移高危的可手术乳腺癌，新辅助化疗可作为辅助化疗的一个选择。

需提及的是，对无确切病理组织学诊断时，不应盲目实施新辅助化疗，避免将非浸润性癌误认为浸润性乳腺癌，甚至对良性病变进行化疗。也不应对无明确复发、转移高危因素的早期乳腺癌千篇一律地给予新辅助化疗，以免延误手术治疗以及给患者带来不必要的化疗毒性反应和不良反应。

五、新辅助化疗前的准备

（1）常规全身系统检查，了解有无远处转移（肺、肝、骨等）。

（2）评估患者的体力情况。血常规，肝、肾功能检查；主要器官（如心、肺等）功能状态，综合分析患者对化疗的耐受能力及有无化疗的禁忌证。

（3）确切的病理学（组织学）诊断，并获得与乳腺癌相关的某些必要的生物学信息如 ER、PR、HER2、Ki-67 等。活检方法推荐用粗针组织活检。在原发肿瘤至少 3 个不同部位取材，所获得的组织对确定病变性质、区分浸润性抑或非浸润性癌具有很高的准确性。与细针穿刺细胞学检查相比，所取的组织量足够以后进行多项生物学研究用。而对新辅助化疗后疗效达 pCR 的患者，最初的粗针组织活检获得的组织则是乳腺癌肿瘤组织的唯一来源。基于这一原因，有主张粗针组织活检所取的标本应妥善存储于肿瘤库至少 10 年。

（4）治疗前后病灶（包括原发肿瘤及腋窝淋巴结转移癌）大小的检测。临床主要靠触诊检查治疗前和每化疗周期末肿瘤大小的变化，但触诊方法有过高评估疗效之弊。当临床检查处于模棱两可或要确认肿瘤进展时，CT、超声等影像学检查非常有用。有学者推荐联合用影像学检查的结果评估能较准确反映客观疗效，尤其对临床 CR 病例，因影像学检查结果与病理学检查的符合率高。在临床研究中，除体检方法（手摸尺测）外，同时有影像学测定的结果评估疗效，则更有说服力。但治疗前，影像学的基线检查非常重要。触诊检查对腋窝淋巴结受累情况的估计比较困难，影像检查可能有所帮助。其他，如乳房 MRI、正电子 X 线片断层摄影，目前仅用于临床试验。

（5）随着新辅助化疗后疗效为 CR 病例的增多，原发肿瘤的定位已成为外科治疗值得引起重视的问题。当化疗后肿瘤明显缩小以至于消失，手术前肿瘤的定位则非常困难。治疗前要充分考虑到这一可能，可在影像（如 X 线片）导向下将金属丝插入并留置在病灶中央，或在肿瘤所在体表做文身标记。

（6）新辅助化疗后，腋窝淋巴结病理学检查结果对判定患者预后具有肯定价值。但目前还不能确定在新辅助化疗前是否应行前哨淋巴结活检。

六、新辅助化疗的药物、方案和用法

（1）所有用于乳腺癌术后辅助化疗和治疗转移性乳腺癌的化疗药物和方案，都可作为新辅助化疗方案用。大量的临床随机试验证明，含蒽环类的联合化疗效果优于 CMF 方案，尤其对 HER2 阳性者。根据辅助化疗试验结果，对淋巴结阳性乳腺癌 4 周期的 AC 方案化疗效果不够理想，而越来越多的资料显示，加用或序贯用紫杉类优于 AC；在用于可手术乳腺癌新辅助化疗时，可增加原发肿瘤的临床 CR、病理 CR 和保乳手术的成功率。

（2）新辅助化疗的用法概括如下。①常规法，药物剂量和用药间隔时间同常规化疗。②剂量强化法，加大化疗药物剂量。③时间强化法，化疗药物的剂量同常规，化疗的间隔时间缩短。④剂量—时间强化法，将剂量强化和时间强化联合应用。⑤序贯法，如 ACP 化疗，即先用 AC4 周期后序贯 P（紫杉醇）4 周期。⑥采用持续用药法，如持续静脉滴注氟尿嘧啶和表柔比星，据称临床 CR 可达 60%。⑦近年来有将全程化疗在术前完成。

目前多用常规法。通常用 3 ~ 4 周期，有效率为 50% ~ 70%，优点是患者对化疗的耐受性好。如果经 2 周期化疗肿瘤无反应，则可更换非交叉抗药的第二化疗方案或尽早手术（可手术者）。在用第二化疗方案期间，应密切监视肿瘤的反应，以免因肿瘤明显进展成不可手术。

强化化疗主要用于 LABC 和炎性乳腺癌。用剂量和时间强化新辅助化疗综合疗法治疗 LABC 62 例中，13 例为炎性乳腺癌，3 例为锁骨上转移。新辅助化疗用阿霉素 90mg/m²，48 小时，每 2.5 周 1 次。4 周期后手术。手术后 2 ~ 3 周开始剂量和时间强化的 CMF 方案化疗。剂量逐步升到：CTX 1 200mg/m²、MTX 900mg/m²、氟尿嘧啶 1 200mg/m²。所有患者同时应用 GCSF 支持治疗，化疗结束后放疗。上述全部治疗在 32 ~ 35 周完成。50 岁以上和年轻患者 ER（+）和（或）PR（+）者用他莫昔芬，20mg/d，连续 5 年。结果如下。①新辅助化疗效果，临床和乳房 X 线片检查达 CR 的占 22%、达 PR 的占 62%，45% 患者的乳腺癌分期降级，无肿瘤进展。②在 49 例非炎性乳腺癌中，有 22 例（45%）成功施行保乳手术。③术后原发肿瘤 pCR 占 15%，腋淋巴结阴性者占 34%。④中位随访 70 个月，局部复发率 14%，全组 5 年总生存率 76%。在保乳病例中，5 年生存率高达 96%。对 LABC，尤其是炎性乳腺癌，如病例选择得当，辅以 G-CSF 支持新辅助化疗的综合疗法可能取得非常满意的效果。

（3）紫杉类（Taxanes）药物的问世，为乳腺癌的新辅助化疗开拓了新的前景。目前，紫杉类用于早期乳腺癌新辅助化疗两个最大的临床试验是 NSABP B-27 和 ECTO。NSABP B-27 试验，入组 2 411 例为 $T_{1c \sim 3}N_{0 \sim 1}M_0$ 乳腺癌。分三组新辅助化疗：AC 方案组，4 周期；AC 方案 4 周期后继 T（多西紫杉醇）4 周期组；AC 方案 4 周期，术后 T（多西紫杉醇）4 周期组。初步的结果：AC-T 组与 AC 组临床总有效率分别是 90.7% 和 85.8%（P < 0.001）；临床 CR 分别为 63.6% 和 40.1%（P < 0.001）；病理 CR 分别为 26.1% 和 13.7%（P < 0.001）。这一结果显示，AC 序贯 T 新辅助化疗可显著提高乳腺癌临床和病理的有效率。

ECTO 试验是以紫杉类用于早期乳腺癌新辅助化疗与术后辅助化疗对照研究。1 350 例随机分三组治疗：A 组，手术—术后阿霉素化疗 4 周期，继之 CMF 化疗 4 周期；B 组，手术—术后阿霉素 + 紫杉醇 4 周期；C 组，术前阿霉素 + 紫杉醇化疗 4 周期，继之 CMF 方案 4 周期后手术。所有 ER（+）或 PR（+）患者服他莫昔芬 5 年。C 组新辅助化疗总有效率 81%，临床 CR 52%，病理 CR 22%。术前化疗组和术后化疗组保乳手术率分别为 68% 和 34%。上述两大试验的近期观察说明，联合或序贯紫杉类确可提高乳腺癌新辅助化疗的有效率和保乳手术的成功率。

从另一个较小样本——Aberdeen 临床试验随访 3 年的结果显示紫杉类可改善 LABC 患者的生存率。本试验选择 LABC 或原发肿瘤 >4cm 的 167 例原发性乳腺癌为研究对象。先给 4 周期 CVAP 方案联合化疗。达到 CR 或 PR 的再随机进入：CVAP 或多西紫杉醇组，各用 4 个周期。其他病例给 4 周期多西紫杉醇。结果：多西紫杉醇组的临床有效率 94%（对照组 66%），病理 CR 34%（对照组 18%）；3 年生存率，多西紫杉醇组 97%，对照组 84%；3 年无病生存率，多西紫杉醇组 90%，对照组 77%。这一结果，既证实紫杉醇类药对乳腺癌有显著疗效，也说明努力提高肿瘤对化疗的反应，如增加新辅助化疗周期、及时更换有效化疗药物等，是提高新辅助化疗效果的关键。

（4）近年来，在长春碱类中，抗细胞有丝分裂特异性较强，直接作用于微管蛋白、微管动态平衡的长春瑞滨用于乳腺癌的新辅助化疗的报道越来越多。有人对 89 例 Ⅱ、Ⅲ 期乳腺癌患者采用长春瑞滨联合 EM 新辅助化疗。长春瑞滨 25mg/m²、表柔比星 35mg/m² 和甲氨蝶呤 20mg/m²，第 1 天和第 8 天用，28 天为 1 周期，共 6 周期。结果：临床总有效率达 90%（CR 28%，PR 62%），病理 CR 14%，保乳手术 87%；中位随访 86 个月（39 ~ 100 个月），复发 13 例，死于转移 5 例；中位无病生存 100 个月（8.4 年）。这一结果显示长春瑞滨联合蒽环类药物对乳腺癌确有类似紫杉醇类的疗效，且药价没有那么昂贵，故在乳腺癌新辅助化疗中，同样是一种很好的选择。

（5）化疗药物的剂量与疗效并不呈线形关系。也就是说，大剂量的化疗药并非总能产生很好的杀伤肿瘤细胞的效果，反而会增加药物的毒性反应和不良反应。按常规周期的化疗，肿瘤细胞会有更多的时间从每次化疗的间隔期间恢复、生长而耐药。如果使用如同大剂量化疗一样有效的低剂量药，而缩短给药时间，即密集化疗可能杀伤、清除更多敏感的肿瘤细胞并克服细胞的耐药。基于这样的理论，有用单药如紫杉醇 2 周 1 次或 1 周 1 次化疗。对 56 例Ⅱ、Ⅲ期乳腺癌患者用多西紫杉醇单药每周 1 次，剂量为 40mg/m²，连用 6 周，第 8 周开始第 2 周期。原发肿瘤的效果：总有效率 68%，临床 CR 29%，PR 39%，病理 CR 16%。血液系统的不良反应轻、少。这一结果显示，每周 1 次多西紫杉醇在乳腺癌的新辅助化疗中的有效率与每 3 周 1 次的相当，且患者的耐受性较后者好。对某些因身体情况需尽可能地减少、降低药物毒性反应和不良反应，不适宜 3 周 1 次化疗的患者，每周 1 次多西紫杉醇非常实用。

七、与乳腺癌新辅助化疗效果相关的生物学因子

化疗效果与某些乳腺癌相关的生物学因子关系的研究对预测治疗效果、选择有效化疗药物、制订个体化方案具有重要意义，这已成为目前乳腺癌新辅助化疗研究中最为活跃的部分。近年来有关的文献报道不少，但存在的问题是各家样本的数量都小，研究的方法（如病例选择、化疗方案、检测的指标和方法等）各异，难以综合评价。现就研究较多的几个方面介绍如下。

（一）肿瘤细胞的增殖情况对预测化疗效果的价值说法不一

一组 156 例 LABC 新辅助化疗的多中心随机试验。治疗前行粗针组织活检。采用 EC 方案新辅助化疗。疗效：pOR 75.8%，pCR 6%。在若干指标（ER、HER2、p53、Ki-67）中，只有 Ki-67 高是临床反应最好的预测指标。在一组 LABC 94 例，采用阿霉素 14mg/m² 每周 1 次新辅助化疗 16 周，疗效：PR 38%、SD 52%、PD 10%。单因素分析认为，高细胞增殖率与肿瘤对阿霉素抗药明显相关。经随访，Ki-67 低的生存率高。进一步分析显示，高细胞增殖率和高 Ki-67 与 p53 突变相关。

（二）HER2 表达与化疗效果

对 115 例乳腺癌行含蒽环类新辅助化疗。治疗前、后粗针组织活检，测核分级、ER、PR、HER2、Ki-67、p53。结果：HER2（+）的 pCR 是 HER2（-）的 4.54 倍（$P < 0.005$）。认为 HER2 过表达是预测蒽环类化疗效果的独立因素。但 97 例Ⅰ~Ⅲ期乳腺癌采用 FAC 新辅助化疗 4~6 周期结果为：cOR 78%、影像 OR 64%、pCR 15%。在影像评估中，HER2（+）和（-）的 OR 分别为 80% 和 57%（$P > 0.05$），未发现疗效与 HER2 表达有明显关系。

（三）p53 表达与化疗效果

143 例可手术乳腺癌的新辅助化疗，分 CMF 联合化疗和表柔比星单药化疗两组，2~6 周期（平均 3 周期）。检测的指标有 p53、bcl-2、HER2、ER、PR、PG-170。结果：表柔比星组，p53 阳性表达和阴性表达的 CR 分别为 9.4% 和 25.5%（$P < 0.02$）。多因素分析，p53 为预测蒽环类药疗效的一个独立指标，bcl-2 与疗效无关。73 例 LABC 采用 PA（紫杉醇 75mg/m² + 阿霉素 60mg/m²）新辅助化疗 3 周期。化疗前切取活检 p53 和 DNA 测定。结果：OR 83.5%、病理 CR 15.1%。临床 CR 25 例中，p53（+）2 例（$P = 0.004$）；病理 CR 11 例中，p53（+）1 例（$P = 0.099$）。显示 p53 阴性表达的乳腺癌采用 PA 方案化疗效果较好。

（四）细胞凋亡与化疗效果

对 30 例乳腺癌新辅助化疗治疗前及治疗后 24 小时、48 小时分别行粗针组织活检，动态检测细胞凋亡变化。化疗方案用 AT（多西紫杉醇 + 阿霉素）或紫杉醇。新辅助化疗结束后评估疗效。结果显示：化疗后肿瘤的病理学反应与化疗诱导肿瘤细胞凋亡程度直接相关；且化疗反应好的，化疗后 48 小时细胞凋亡呈高水平。这一研究即提示：提高化疗诱导细胞凋亡水平，可提高肿瘤对化疗的反应；深入探究根据化疗诱导出现凋亡高峰来调整化疗间期，可能进一步提高化疗效果。

（五）ER 与化疗效果

ER 情况是乳腺癌选择内分泌治疗的依据，对预测患者的无病生存及总生存有重要意义。从以往的文献中未能看出化疗效果与 ER 有何关系。但在 ECTO 试验最初报道中显示，乳腺癌对化疗的反应与 ER 有关。单因素分析，在 ER（-）的患者中，疗效达病理 CR 的为 45%，而 ER（+）的，病理 CR

为 10%（$P = 0.001$）。同样，PR（－）和（＋）的病理 CR 分别是 36% 和 13%（$P = 0.001$）。所有新辅助化疗期间，患者未接受他莫昔芬治疗。经多因素分析，进一步显示仅 ER 和淋巴结情况与肿瘤对化疗反应的病理 CR 相关。

八、新辅助化疗患者手术后的化疗、放疗问题

（一）化疗

一般而言，如新辅助化疗尚未完成预定的全程化疗者，术后应继续完成。炎性乳腺癌，术后化疗是综合治疗中不可缺少的部分，但在术前应加强化疗，以能使肿瘤获得最大程度的化疗反应。对可手术的乳腺癌，如新辅助化疗完成预定全程化疗，术后原发肿瘤和腋窝淋巴结均达病理 CR 者，可不再化疗；对未达到 CR 的，是否需要术后化疗，以及新辅助化疗＋术后化疗的效果是否优于全程化疗在术前完成等问题，可能在不久的将来从 NSABP B-27 及 ECTO 等研究的结果中获得信息。

（二）术后放疗

对 LABC 患者放疗是综合治疗中一个重要部分。术后胸壁照射以及加或不加区域淋巴结区照射的适应证应以肿瘤最初的大小及腋窝淋巴结的转移情况而定。对行保乳手术者，即使原发肿瘤对化疗反应达病理 CR，仍应行乳房照射。需强调的是，虽然放疗对肿瘤局部有很好的疗效，但有足够的资料证实单以放疗对局部区域肿瘤的控制是不够的。最近报道，早期乳腺癌经新辅助化疗后，原发肿瘤临床疗效为 CR 的病例，局部治疗分手术及单纯放疗两组对照观察。虽然两组患者 5 年和 10 年生存率无明显差异，但单纯放疗组局部复发率高。总体来看，普遍认为还不能单以放疗替代外科手术。

九、有关新辅助化疗未来的工作

新辅助化疗旨在以术前化疗作为一体内化疗药物敏感性试验，力争使每位接受新辅助化疗者受益。最重要的是为患者选择最大可能使肿瘤达到病理 CR 的个体化治疗方案。新辅助化疗是评估预测临床、病理因子最为理想的方法。在新辅助化疗前、中、后可使用现代的技术如免疫组化、荧光原位杂交、DNA 微阵、RNA 微阵、蛋白组学等检测肿瘤。

任何一种新的抗肿瘤特异的生物学靶治疗需要在对肿瘤初始治疗中探索。无疑，新辅助治疗提供了良好的验证疗效，并作为临床评价其利弊的可靠指标，以指导有效的抗乳腺癌新药的开发。

第六节 乳腺癌的手术治疗

乳腺癌应采用综合治疗的原则，根据肿瘤的生物学行为和患者的身体状况，联合运用多种治疗手段，兼顾局部治疗和全身治疗，以期提高疗效和改善患者的生活质量。手术治疗是乳腺癌综合治疗的重要组成部分，手术方式的选择和手术是否规范直接影响后续的治疗策略。近年来，乳腺癌手术治疗的发展趋势是越来越多地考虑如何在保证疗效的基础上，降低外科治疗对患者生活质量的影响。乳腺癌的手术治疗正在朝着切除范围不断缩小、切除与修复相结合的方向发展，其中比较有代表性是保乳手术、前哨淋巴结活检技术以及肿瘤整形修复技术的广泛开展。同时，针对不同生物学类型及不同分期的乳腺癌采取及时、规范化的手术治疗，是提高患者生存率、改善生活质量的保证。

一、非浸润性癌

2016 版美国《国际综合癌症网络（national comprehensive cancer network，NCCN）乳腺癌临床实践指南》中指出，单纯非浸润性癌的治疗目的在于预防浸润性癌的发生，或在病灶仍局限在乳腺内时发现其浸润成分。对于通过病理复审或在再次切除、全乳切除以及腋窝淋巴结分期时发现存在浸润性癌（即使是微浸润）的患者，应当按照相应浸润性癌的指南接受治疗。

（一）小叶原位癌（LCIS）

1941 年，首次提出了"小叶原位癌"（lobular carcinoma in situ，LCIS）的概念，认为是一种起源于

小叶和终末导管的非浸润性病变。1978 年提出了"小叶肿瘤（lobular neoplasm）"的概念，包括从不典型小叶增生到 LCIS 在内的全部小叶增生性病变，认为 LCIS 与不典型性小叶增生一样，本质上属于良性病变。

目前，普遍的观点认为 LCIS 是浸润性乳腺癌（invasive breast cancer，IBC）高危因素之一。研究发现，LCIS 患者继发浸润性乳腺癌的风险是正常人群的 8～10 倍。长期随访资料显示具有 LCIS 病史的女性，累积浸润性乳腺癌的发生率不断升高，平均每年约增加 1%，终身患浸润性癌的风险为 30%～40%。临床上 LCIS 通常没有明确的症状和影像学表现，隐匿存在，常由于其他原因需要进行乳腺活检时被偶然发现；病理组织学检查显示 LCIS 具有多灶性、多中心性和双侧乳腺发生的特性。目前 LCIS 诊断后常选择随访观察，哪些患者需要接受双侧乳房预防性切除治疗仍有争议。

1. 随访观察　切除活检诊断为单纯 LCIS 的患者，由于出现浸润性乳腺癌的风险很低（15 年内约为 21%），首选的治疗策略是随访观察。美国国家外科辅助乳腺癌和肠癌计划（national surgical adjuvant breast and bowel program，NSABP）P-01 试验的研究结果显示，应用他莫昔芬治疗 5 年可使 LCIS 局部切除治疗后继发浸润性乳腺癌的风险降低约 46%（风险比 0.54；95% CI，0.27～1.02）。NSABP 他莫昔芬和雷洛昔芬预防试验（STAR）的结果显示，雷洛昔芬作为降低绝经后 LCIS 患者发生浸润性乳腺癌风险的措施，其效果与他莫昔芬相同。基于以上结果，对于选择随访观察的 LCIS 患者，绝经前妇女可考虑选用他莫昔芬、绝经后妇女可考虑选用他莫昔芬/雷洛昔芬以降低发生浸润性乳腺癌的风险。另外，观察期间需定期接受临床检查和乳房 X 线摄影（超声）检查。对于乳房 X 线摄影（超声）检查发现的 BI-RADS Ⅳ～Ⅴ级病变均需进行病理组织学活检，首选粗针穿刺活检，根据活检病理结果选择相应的处理措施。

2. 双侧乳房预防性切除　一般来说，LCIS 不需要手术治疗。有 LCIS 的女性发生 IBC 的风险虽高于一般人群，但多数患者终生都不会出现 IBC。当存在 LCIS 病变时，双侧乳腺发生浸润性癌的危险性相同。因此，如果选择手术治疗作为降低风险的策略，则需要切除双侧乳腺以使风险降到最低。由于患有 LCIS 的妇女无论接受随访观察还是双侧乳房切除治疗，其预后都非常好，因此对没有其他危险因素的 LCIS 患者不推荐进行乳房切除术。对于有 BRCA1/2 突变或有明确乳腺癌家族史的妇女，可考虑行双侧乳房切除术。接受双侧乳房切除的妇女可以进行乳房重建手术。

3. 与 LCIS 相关的其他治疗问题

（1）空芯针活检发现 LCIS 的后续处理：空芯针活检（core needle biopsy，CNB）发现导管上皮不典型增生（atypical ductal hyperplasia，ADH）或导管原位癌（ductal carcinoma in situ，DCIS）时需要进一步手术切除已经成为推荐的标准做法，同样的原则是否也适用于 LCIS 仍存在争议。一些研究建议对 CNB 诊断的 LCIS 进行常规手术切除。研究显示，749 例因乳腺乳房 X 线摄影异常而接受 CNB 的患者，共发现 7 例 LCIS，全部 7 例患者接受进一步手术活检后发现，1 例伴有浸润性小叶癌（invasive lobular cancer，ILC），2 例伴有 DCIS，1 例可能伴有灶性浸润性导管癌；仅 3 例 CNB 和手术切除活检均为 LCIS。而研究后认为 CNB 诊断 LCIS 后，下列几种情况应考虑进一步的手术切除。①病理组织学检查诊断为 LCIS，而影像学检查结果提示其他类型乳腺疾病，两者不一致时。②CNB 诊断 LCIS 和 DCIS 不易区分或二者病理组织学特征交叠时。③LCIS 伴有其他高危病变时，如放射状瘢痕或 ADH。对于有更强侵袭性的 LCIS 变异型（如"多形性"LCIS）也应考虑常规后续切除活检以便进一步组织学评价。

（2）同时有 LCIS 存在的浸润性癌的保乳治疗：由于小叶原位癌具有多灶性、多中心性和双侧乳腺发生的特性，其与浸润性癌共存时保留乳房治疗的安全性受到质疑。多数研究结果显示，同时有 LCIS 存在的 IBC 保乳治疗后，同侧乳房内乳腺癌复发的危险性未见升高，LCIS 的范围不影响局部复发的风险，且同一侧乳腺内 LCIS 的病变范围大小同样不影响对侧乳腺癌和远处转移的风险。哈弗联合放射治疗中心的 Abner 等研究发现，119 例癌旁伴有 LCIS 的 IBC 保乳治疗后 8 年局部复发率为 13%，而 1 062 例不伴 LCIS 者为 12%，两者差异没有统计学意义。然而，来自 Fox Chase 癌症中心的研究显示了不同的结果，同时有 LCIS 存在的 IBC 保乳治疗后同侧乳腺内肿瘤复发（ipsilateral breast tumor recurrence，IBTR）的风险明显升高，在不伴 LCIS 的患者中同侧乳腺内肿瘤 10 年累计发生率为 6%，而伴有 LCIS

者为 29%（$P = 0.000\ 3$）；在伴有 LCIS 的患者中给予他莫昔芬治疗后，IBTR 降低至 8%。笔者推荐当这类患者保乳治疗治疗时，应考虑服用他莫昔芬以降低 IBTR。

（二）导管原位癌

导管原位癌（ductal carcinoma in situ，DCIS）的治疗争议较多，治疗的标准仍未明确统一。局部治疗选择包括全乳切除术加或不加乳房重建、保乳手术加全乳放疗以及单纯肿块切除术。虽然以上三种治疗方案在局部复发率上有差异，但没有证据表明其在生存率上有明显的统计学差异。在考虑局部治疗时必须选择对患者明确有益的治疗方案，既要避免手术范围扩大，又要避免因治疗不规范而使患者承受不必要的复发风险。

1. 保乳手术加放疗　对于经乳房 X 线摄影或其他影像学检查、体检或病理活检未发现有广泛病变（即病灶涉及 ≥2 个象限）证据且无保留乳房治疗禁忌证的 DCIS 患者，首选的治疗方案是保乳手术加全乳放疗。关于 DCIS 保乳手术中阴性切缘的定义仍存在很大的分歧。现有的共识是：切缘距肿瘤大于10mm 是足够的，而小于 1mm 则不充分。对于范围在 1~10mm 的切缘状态没有统一的共识。对 DCIS 患者仅接受单纯局部切除治疗的回顾性分析显示，切缘宽度是局部复发最重要的独立预测因子，切缘越宽，局部复发风险越低。对 DCIS 患者行保乳手术加放疗的荟萃分析显示，与切缘为 2mm 的患者相比，切缘 <2mm 患者的同侧乳腺肿瘤复发率较高，切缘为 2~5mm 或者 >5mm 的患者与切缘为 2mm 患者的同侧复发率则没有显著差异，对于在保乳手术后接受放疗的患者来说，更宽的切缘（≥2mm）并不能带来额外的获益，但却可能影响美容效果。多项前瞻性随机试验的研究结果表明，DCIS 保乳手术后加用放疗可减少 50%~60% 的复发风险，但对患者的总体生存率、无远处转移生存率没有影响。患者年龄、肿瘤大小和核分级以及切缘宽度等都是影响 DCIS 保乳手术后局部复发风险的因素，对于筛选可能从放疗中获益的患者是有帮助的。

2. 全乳切除术　多中心性、具有弥散的恶性微钙化表现的或保乳手术中切缘持续阳性的 DCIS 患者需要进行全乳切除术。大多数初始治疗时即需要全乳切除术的 DCIS 患者可在手术前通过仔细的影像学检查评估而被筛选出。全乳切除术也可作为 DCIS 保乳治疗后局部复发的补救性治疗措施。绝大部分的DCIS 复发为保乳术后的同侧乳房内复发，且其中大部分的复发灶位于原发灶附近。DCIS 初次治疗后局部复发的病例中有一半仍为 DCIS，其余的为浸润性癌。那些局部复发为浸润性癌的患者需被看作新诊断的浸润性乳腺癌而接受相应的全身治疗。

3. 单纯肿块切除术　回顾性研究的证据显示，对于经过选择的患者，只接受单纯肿块切除而不进行乳房放疗也有很低的乳房内复发风险。有人进行的一项纳入 186 例仅接受单纯肿块切除术的 DCIS 患者的回顾性研究中，低风险 DCIS 患者的 10 年无病生存率为 94%，中/高风险患者为 83%。关于 215 例仅接受单纯肿块切除术而未行放疗、内分泌治疗和化疗的 DCIS 患者的回顾性研究中，低、中、高风险患者的 8 年复发率分别为 0、21.5% 和 32.1%。因此，根据现有的回顾性研究证据，只有经过严格筛选并告知相关复发风险的 DCIS 患者才可行单纯肿块切除术治疗，术后密切随访观察。

4. 前哨淋巴结活检　由于单纯 DCIS 累及腋窝淋巴结的情况非常少见（DCIS 腋窝淋巴结转移发生率为 1%~2%），因此不推荐单纯 DCIS 的患者接受腋窝淋巴结清扫。CNB 诊断为 DCIS 后是否需要进行 SLNB 应根据随后进行的手术方式而定。如果进行保乳手术，一般可不进行 SLNB（术后病理检查即使发现有浸润性癌，仍可再进行 SLNB）。但当估计乳房内存在浸润性癌的风险较高时，即使术中未发现浸润性癌成分，行保乳手术的同时也可考虑行 SLNB。DCIS 伴浸润性癌的危险因素包括：高分级或粉刺型 DCIS、DCIS 病变大于 2.5cm、有可触及的肿块、乳房钼靶摄片发现的结节状密度增高影或超声检查发现的实性肿块、伴有佩吉特（Paget）病或乳头溢血。对于需要接受乳房切除或对特定解剖位置（如乳腺腋尾部）切除的单纯 DCIS 患者，由于手术有可能影响以后的 SLNB，可在手术的同时进行 SLNB。

二、早期乳腺癌

早期乳腺癌是指临床 I 期、II 期乳腺癌。近年来，随着乳腺癌筛查和乳房钼靶摄片的广泛应用，越来越多的乳腺癌患者得以早期诊断；加之辅助系统治疗的进步，目前大多数早期乳腺癌的预后较好，早期乳腺癌试验者协作组（early breast cancer trialists' collaborative group，EBCTCG）的荟萃分析结果表明，早期乳腺癌 5 年总生存率高达 83.6%～98.0%。手术治疗是乳腺癌综合治疗中的重要组成部分，近 100 年来早期乳腺癌的手术治疗方式存在一个持续演进过程，其总体的发展趋势是越来越多的考虑如何在保证疗效的基础上，降低外科治疗对患者生活质量的影响。具体表现为手术范围越来越小，保乳手术及前哨淋巴结活检的比例逐渐增加。对早期乳腺癌患者来说，仅就乳房局部可供选择的手术方式包括乳房切除术加或不加乳房重建及保乳术等。尤为值得注意的是近年来肿瘤整形技术的引入，不仅提高了保乳患者术后美容效果且扩大了保乳适应证，是现代乳腺外科发展的一个重要方向。同时，最近的脂肪移植技术和干细胞技术也给乳房重建患者带来更多的选择。

腋窝淋巴结外科分期能提供重要的预后信息，对全身系统治疗方案的制定具有重要的意义。与标准的腋窝淋巴结清扫相比，前哨淋巴结活检技术同样能准确判定患者腋窝淋巴结是否转移，而且避免了标准腋窝淋巴结清扫带来的并发症，是早期乳腺癌手术治疗的又一巨大进步。

（一）乳房切除术

乳房切除术是指从胸壁上完整切除整个乳房，可同时行腋窝淋巴结清扫或前哨淋巴结活检术。

1. **乳房切除术的发展史**　1894 年，首次采用根治性手术治疗 50 例乳腺癌患者的经验，该手术切除全部乳腺、胸大肌和腋窝淋巴结。1898 年，同时切除胸小肌的术式。随后该术式迅速得到广泛认可，成为 20 世纪前 3/4 占主导地位的手术治疗观念。与以往的单纯肿块局部切除相比，Halsted 的根治术使局部复发率从 60%～82% 降低到 6%，3 年生存率从 9%～39% 提高到 38%～42%。必须注意到的是 Halsted 时期，大多数乳腺癌患者属局部晚期，3/4 患者存在腋窝淋巴结转移。20 世纪前 3/4 的时间里，根治性乳房切除术的治疗效果不断有所提高，但其根本原因不是手术技术的革新，而是早期病例的增加以及外科医师对手术指征的严格掌握。

1948 年，Patey 和 Dyson 等首创乳腺癌改良根治，该术式切除全部乳房和腋窝淋巴结。1960 年以后，改良根治术逐渐成为常规术式。时至今日，Halsted 根治术已很少采用。

2. **乳房切除术的适应证**　乳房切除术适用于乳房肉瘤、病变广泛的导管原位癌或浸润性癌、不愿行保乳手术的患者。也适于有 BRCA1/2 基因突变患者的预防性切除。

3. **其他形式的乳房切除术**　对有意在乳房切除术后行乳房重建的患者，可考虑行保留皮肤或保留乳头的乳房切除术。

保留皮肤的乳房切除术可通过乳头乳晕复合体旁的环乳晕切口（±放射状切口）切除包括乳头乳晕复合体在内的全部乳腺实质，同时保留绝大部分原有的乳房包被皮肤。此术式常结合即时乳房重建或者用于乳房预防性切除以及广泛导管癌患者。在符合肿瘤切除原则的情况下，切除范围应下至乳房下皱襞，而不是腹直肌前鞘，这样使乳房重建的美容效果更好。如果需要腋窝淋巴结清扫，常另取切口。多个回顾性研究表明此种术式的局部复发率为 0～7%，与常规乳房切除术相仿；而且局部复发与肿瘤的病理学特征和疾病分期相关，与采用何种方式切除乳房无关。

对乳头受累风险低的患者，可选择行保留乳头的乳房切除术，以求术后更好地美学效果。但该术式的大部分研究都是回顾性的，患者的选择标准各不相同，而且随访期较短。最大的一项研究来自于德国，该研究包含 246 例患者、随访 101 个月的研究显示：在术中乳头乳晕复合体下切缘阴性的情况下，保留乳头的乳房切除术与传统的乳房切除术，无论在局部复发率和总生存上均无差别。但需要强调的是术中需行乳头乳晕下切缘检测，如果切缘阳性，则乳头乳晕复合体也必须切除；同时即使是切缘阴性，术后乳头乳晕复合体也存在感觉丧失甚至缺血坏死的可能。因此，目前认为该术式适于肿块较小且距离乳头超过 2cm 的乳腺癌患者及行预防性乳房切除术的患者。

4. **乳房切除术后乳房重建**　为满足乳房切除后患者对形体美的需求，可考虑行乳房重建术。乳房重建可以在乳房切除的同时进行（称"即刻重建"），也可以在肿瘤治疗结束后某个时间进行（称"延迟重建"）。乳房重建可使用乳房假体、自体组织（"皮瓣"）或结合二者进行重建（如背阔肌皮瓣/假体联合重建）。因为放疗会导致重建乳房美容效果受损，多数学者建议对需行术后放疗的患者，若采用自体组织重建乳房，一般首选在放疗结束后进行延迟重建术；当使用假体重建乳房时，首选即刻重建而非延迟重建。尽管近年来乳房重建比率不断增加，但仍只有少部分患者接受乳房重建。这可能与患者教育不足、医患缺乏沟通等因素有关。值得注意的是关于乳房重建，患者需要充分理解一点是乳房重建本身可能是一个多期手术过程，而即刻重建仅仅是第一步。下一步手术的目的在于提升美学效果，包括矫正"猫耳"畸形、提高双乳对称性、自体脂肪移植修复局部美容学缺陷等。

（二）保乳手术

在过去的 40 年间，早期乳腺癌手术治疗的最大进步是作为一种可替代乳房切除术的保乳手术的出现，并被人们所接受。其根本的原因是人们对乳腺癌生物学特性认识的提高，以解剖学概念为指导 Halsted 理论逐渐被以生物学观点为指导的 Fisher 理论所取代。两种理论的具体比较见表 7-4，两者最主要的区别是：Halsted 认为可手术乳腺癌是局部区域性疾病，手术范围和类型是影响预后的重要因素；Fisher 认为可手术乳腺癌是全身性疾病，不同的局部治疗方法对生存率无根本影响。这种治疗理念的转变是乳腺癌保乳手术的理论基础。

表 7-4 Halsted 与 Fisher 理论的比较

Halsted 理论	Fisher 理论
肿瘤转移遵循以机械转移模式为基础的固定转移模式	肿瘤细胞播散无固定的模式
肿瘤细胞通过浸润淋巴管进入淋巴结——整块切除	肿瘤细胞通过栓子进入淋巴管——对整块切除理论提出挑战
淋巴结转移是肿瘤播散的标志，并可能是进一步播散的起源地	淋巴结转移是宿主—肿瘤关系的反映，预示可能转移，但不是进一步播散的起源地
区域淋巴结是肿瘤播散的屏障	区域淋巴结对肿瘤播散无屏障作用
区域淋巴结在解剖学上具有重要意义	区域淋巴结在肿瘤生物学上具有重要意义
血行播散不是乳腺癌播散的主要途径，仅在晚期出现	血行播散是乳腺癌播散的重要途径且与淋巴结转移无相关性，是治疗效果决定因素
肿瘤对宿主是自主性的	复杂的肿瘤—宿主相互关系影响肿瘤的发生、发展和播散
可手术乳腺癌是局部区域性疾病	可手术乳腺癌是全身性疾病
手术范围和类型是影响预后的重要因素	不同的局部治疗方法对生存率无根本影响

保乳手术是指切除原发肿瘤和邻近的乳腺组织，术后辅以放疗。保乳手术的原则是保证美容效果的前提下完整切除原发肿瘤并且获得阴性切缘。

1. 保乳手术的安全性 有长期随访资料的 6 个大型前瞻性随机临床研究结果证实，对适合的患者而言，保乳手术能获得与乳房切除术相同的治疗效果（表 7-5）。其中最为广泛引用的是 Fisher 等在 1989 年进行的美国国家乳腺癌及肠癌外科辅助治疗计划 B-06（national surgical adjuvant breast and bowel project B-06，NSABP B-06）研究。在这个研究中，肿块直径 ≤4cm 的 N_0 或 N_1 的乳腺癌患者被随机分为 3 组：全乳切除术、保乳手术加放疗或单纯肿块切除术。该研究 20 年的随访结果表明，无论在无病生存、无远处转移生存和总生存上，三组间均无明显差别。但是在 570 个单纯肿块切除的患者中有 220 个患者在 20 年随访中出现同侧乳腺内复发，复发率为 39.2%；而在接受保乳手术加放疗的 567 个患者中仅有 78 个出现同侧乳腺内复发，复发率为 14.3%。两者有明显统计学差异。需要指出的是由于 NSABP B-06 研究中只有淋巴结阳性的患者才接受化疗，且化疗方案有改进的余地，因此同侧乳腺内复发率较高。目前一般认为 5 年复发率乳房切除术后为 3%~5%，保乳治疗为 5%~7%（包括了第二原发）。并且即使出现同侧乳腺内复发，患者在接受补充性全乳切除术后仍可获得很好的疗效，因此保乳手术对早期乳腺癌患者是安全的。

除 NSABP B-06 研究外，意大利 Milan 研究中心、欧洲癌症治疗研究组织（European organization for research on treatment of cancer，EORTC）等研究机构也对保乳手术的安全性进行了深入研究。随访年限从 6 年到 20 年不等，结果均一致表明无论在无病生存还是总生存上，保乳手术加放疗均等同于全乳切除术。因此，考虑到乳房缺失对女性患者心理的不利影响，出于人性化治疗的考虑，对适合保乳条件的早期乳腺癌患者施行保乳手术不仅是安全的，也是必须的。

表 7-5　早期乳腺癌保乳手术＋放疗与乳房切除术生存率的比较

试验	随访（年）	总生存率（%）			无病生存率（%）		
		保乳加放疗/全乳切除			保乳加放疗/全乳切除		
Milan	20	42	(NS)	41	91	(NS)	98
Institute Gastave-Roussy	15	73	(0.19)	65	91	(0.38)	86
BSABP B-06	20	46	(0.74)	47	35	(0.41)	36
National cancer institute	20	54	(0.67)	58	63	(0.64)	67
EORTC	10	65	(NS)	66	80	(0.74)	88
Danish Breast Cancer Group	6	79	(NS)	82	70	(NS)	66

2. 保乳手术率　在欧美国家保乳手术已经成为早期乳腺癌的首选术式，50%以上的Ⅰ期、Ⅱ期乳腺癌患者接受了保乳手术，但中国据多中心研究数据显示，保乳手术仅占全部乳腺癌手术的9%，占符合行保乳手术者的19.5%。

国内有学者认为我国保乳手术比例明显低于欧美国家的原因如下。①中国尚未开展大规模规范化的乳腺癌筛查，早期乳腺癌所占比例明显低于欧美国家。②科普知识宣传教育急需提高，非医疗界人士对乳腺癌保乳治疗尚缺乏了解，特别是患者本人认为治疗乳腺癌就必须马上手术切除乳房，保留乳房将治疗不彻底，容易复发，对保乳手术没有需求。③保乳手术需要较高的手术技巧，需要病理科的配合，如开展以放射性胶体示踪的前哨淋巴结活检还需要核医学科的参与。保乳手术若需要行腋窝淋巴结清扫则是在小切口下进行，需要积累实践经验。保乳手术兼顾了疗效和乳房美容效果，并不是掌握乳房切除术的所有医师都能轻而易举地完成的，存在学习曲线，熟能生巧。④拥有放疗设备也是保乳手术的必备条件，术后放疗已成为早期乳腺癌保乳治疗的重要组成部分。循证医学显示：保乳手术后放疗可以防止和减少局部复发，提高远期存活率。保乳术后必须安排患者接受放疗，若本院没有放疗设备，也要介绍到其他医院放疗，否则局部复发率高，教训屡见不鲜。因某种原因患者不同意或不能接受术后放疗，医师就只能放弃保乳手术。⑤与乳房切除术相比，部分患者增加了医疗费用。因此，从全国范围看，我国大多数早期乳腺癌还在沿用乳房切除术。而且保乳手术尚未形成统一模式，手术的随意性较大，规范化已成为我国开展保乳手术面临的首要问题。

3. 保乳手术的适应证和禁忌证　2015 年版美国 NCCN 乳腺癌诊疗指南强调：临床Ⅰ期、Ⅱ期或 $T_3N_1M_0$ 乳腺癌患者，只要肿瘤和乳房的比例合适，且无以下禁忌证，均可选择保乳治疗。对 T_2、T_3 有强烈保乳意愿的患者也可考虑新辅助化疗后施行保乳手术。

近年来，随着肿瘤整形技术在保乳手术中的应用，保乳治疗的适应证有扩大趋势。目前认为保乳手术的绝对禁忌证如下。①病理切缘阳性患者。病理切缘阳性患者一般需要进行再切除以获得阴性切缘。若切缘仍为阳性，则需要行全乳切除术以达到理想的局部控制。为了充分评估肿块切除术的切缘情况，专家组建议应当对手术标本方位进行定位，病理科医师需提供切缘状态的大体和镜下描述，以及肿瘤距最近切缘的距离、方位和肿瘤类型（浸润性或 DCIS）等信息。关于保乳手术阴性切缘的宽度，一直存在争议。在早些年，切缘大于 1cm 才被认为是可接受的；而近年来荟萃分析显示，较宽的阴性切缘并不能降低局部复发率。因此，目前大多数专家接受将"肿瘤表面无墨迹染色"定义为阴性切缘。②乳腺或胸壁先前接受过中等剂量或高剂量放疗，难以耐受放疗的患者。

保乳治疗的相对禁忌证如下。①累及皮肤的活动性结缔组织疾病（特别是硬皮病和狼疮）。②大于 5cm 的肿瘤。③切缘病理局灶阳性。局灶阳性病理切缘而没有接受再次切除的患者应考虑对瘤床进行更高剂量的推量照射。

4. 可能影响保乳手术选择的因素　总体来说，NCCN 指南对保乳治疗的相对禁忌证有逐渐放宽趋势，如 2007 版指南将年龄≤35 岁或有 $BRCA1/2$ 突变的绝经前患者也作为相对禁忌证，而近年来的指南已不将其作为禁忌证。

（1）年龄：我国乳腺癌接受保乳手术的青年患者较多，主要是该类患者的保乳意愿较为强烈。但早在1998年美国纽约的一项研究显示≤35岁患者接受保乳手术后其局部区域复发率高于年长患者（该研究中位随访8年，≤35岁组复发率16%，>35岁组复发率11.5%）；且年轻患者总生存率较低。针对这一问题国内并没有循证医学的依据。欧美国家进行过对照研究，将保乳手术的患者分为≤35岁组和>35岁组，局部复发率随访结果：美国宾夕法尼亚大学两组分别为24%和14%～15%，欧洲癌症治疗研究组和丹麦乳腺癌协作组（danish breast cancer cooperative group，DBCG）（EORTC&DBCG）两组分别为35%和9%。可见保乳术后局部复发率≤35岁组是>35岁组的2～3倍。

但需要注意的是对该类年轻患者来说，高局部复发率不等于高死亡率。同样在1998年美国纽约的研究中，对接受保乳手术的患者来说无论年龄是否小于35岁，出现局部复发的患者与未出现局部复发的患者相比，其总生存无明显差别。也就是说即使保乳患者出现了局部复发也不增加患者的死亡率。在2004年的一个荟萃分析结果也表明，无论患者年龄是否小于35岁，保乳手术较高的局部复发率都不会增加患者死亡风险。因此，对年龄小于35岁的患者术前应向其讲明：与年长患者相比，其接受保乳手术后局部复发风险可能会高2～3倍，但不会增加死亡风险；而且局部复发风险高可能是年龄因素造成的，即使施行乳房全切术也不能提高总生存率。因此，年龄并不是保乳手术的禁忌证。

（2）分子分型：近来乳腺癌分子分型的研究日益受到重视。在著名的Danish研究中，与Luminal亚型患者相比，HER2阳性和三阴性乳腺癌患者在接受保乳手术后其5年局部复发率明显增高。

2010年美国外科学杂志上发表的一篇文章回顾性比较了202个三阴性乳腺癌患者接受保乳手术和乳房切除术后生存的差异。结果表明虽然三阴性乳腺癌患者保乳术后其区域淋巴结复发率略高于全乳切除患者，但其同侧乳房局部复发率低于全乳切除患者，因此其5年无病生存率甚至略高于全乳切除患者，且总生存率也好于全乳切除患者。对此作者的解释是由于全乳切除创伤较大，术后损伤修复基因的激活可能促进了增殖活跃的三阴性乳腺癌细胞的生长；此外，保乳术后的放疗也可能在一定程度上抑制了三阴性乳腺癌细胞的生长。

（3）多中心和多灶性乳腺癌：近年来随着核磁应用的增加、乳腺钼靶摄片和B超灵敏度的提高，多中心和多灶性乳腺癌的比例有所提高。早期研究表明，多中心或多灶性乳腺癌患者施行保乳手术其术后复发率高达25%～40%，因此认为这些患者是不适合保乳手术的。2002年美国外科学杂志上发表的一篇文章对15个同侧乳腺存在多灶性乳腺癌的患者施行保乳手术且切缘阴性，中位随访76个月。结果表明14个患者（93%）无复发及转移，1个患者死于远处转移而不是局部复发。因此，对可通过单一切口进行局部切除的多灶性乳腺癌患者施行保乳手术是可行的。

2012年美国外科医师学会杂志上发表的研究比较了单一病灶和多灶性乳腺癌施行保乳手术的治疗效果。该研究共包括1 169个乳腺癌患者，其中164个为多灶性乳腺癌，但这些患者的多个病灶均可通过单一手术切口或单一的区段切除术完全切除。中位随访112个月，结果表明存在多灶性乳腺癌的患者施行保乳手术后其10年局部复发率高于单一病灶患者，10年无病生存率和总生存率也较低。但需要注意的是，另有研究表明多灶性乳腺癌患者易于发生腋窝淋巴结转移，其预后差于单一病灶的患者。因此该研究中，多灶性患者的预后差可能是由疾病本身决定的，与接受何种手术治疗方式无关。

因此，对这类患者行保乳手术时，必须选择适合的患者，同时注意肿瘤的位置、乳房形状和体积等。术前应告知患者切缘阳性率和局部复发率可能会增高。如果出现局部复发，则建议乳房全部切除。

5. 肿瘤整形技术在保乳手术中的应用　保乳术后美容效果日益受到患者和外科医师的关注。在遵循乳腺癌治疗原则前提下的熟练应用乳腺肿瘤整形术可扩大局部切除范围，修复美容缺陷，相应地扩大了保乳适应证，是现代乳腺外科发展的一个重要方向。

（1）修复美容缺陷：2010年报道通过对切除腺体量的多少和术后美容效果关系的研究指出，切除腺体量达20%以上时，乳房会产生明显畸形，严重影响术后整体美容效果。常见的美容缺陷是患侧乳房变小致双乳不对称和乳头的偏斜、移位。针对因切除范围过大致患侧乳房变小而出现双乳不对称的问题，除同期施行对侧乳腺的缩乳术外，还可通过自体组织瓣转移修复缺损，常用的修复方法包括邻位皮瓣法修复缺损、背阔肌肌瓣填充修复缺损、腹壁下动脉穿支皮瓣和下腹壁浅动脉蒂游离皮瓣修复缺损和股薄肌肌皮瓣修复缺损等。

当肿瘤位于乳房下象限时，如果保乳手术处理不当，可由于术后皮肤皱缩和乳头乳晕复合体的下移导致乳房出现"鸟嘴样"畸形。因此对肿瘤位于下象限，且属大中乳房和乳房下垂的患者可选用倒"T"缩乳成形术，该方法具有塑形后乳房曲线弧度自然，形态效果良好，同时由于对乳头乳晕复合体的血供影响不大，也有利于其感觉的恢复等优点。

（2）扩大保乳适应证：以往研究认为乳腺佩吉特病（Paget disease）和乳晕下乳腺癌因可能需要切除乳头乳晕复合体，因此该类患者不适合行保乳手术。乳晕下乳腺癌是指距离乳晕 2cm 范围内乳腺癌，占所有乳腺癌的 5% ~20%，也称作中央区乳腺癌。许多外科医师推荐对乳晕下早期乳腺癌施行乳房切除术。其原因是早期研究表明：在所有乳腺癌患者中，有约 11.1% 的患者会发生乳头乳晕复合体的累及，其中肿块 >4cm、位于中央区是乳头乳晕复合体的累及的高危因素；乳晕下乳腺癌累及乳头乳晕复合体的机会更是超过 30%。如何保证切除受累的乳头乳晕复合体后的美容效果是该类患者能否施行保乳手术的关键。1993 年，Andrea Grisotti 首次将肿瘤整形技术引入中央区小乳腺癌患者的手术治疗中，提出采用 Grisotti 腺体瓣来弥补切除 NAC 在内的中央区乳腺组织后的组织缺损，从而保证较好的美容效果。随后又有意大利学者对经典 Grisotti 腺体瓣进行改良，以降低切口张力利于切口愈合。美国耶鲁新港医院和纽约芒特西奈医学中心曾分别开展乳晕下早期乳腺癌患者的保乳手术治疗，其中部分患者切除了受累的乳头乳晕复合体并采用 Grisotti 腺体瓣修复。两个研究皆表明乳晕下早期乳腺癌也可成功施行保乳手术；但对累及乳头乳晕复合体的患者，术后放疗是必需的。

三、局部晚期乳腺癌

随着目前乳腺癌普查水平和早期诊断水平的提高，早期乳腺癌占乳腺癌新发病例数的比例不断提高，但局部晚期乳腺癌（locally advanced breast cancer，LABC）在世界范围内仍是一个严重危害女性健康的具有挑战性的问题。参加乳腺癌定期普查的妇女 LABC 的发病率不足 5%。然而，在许多发展中国家，包括美国一些欠发达地区 LABC 占新发乳腺癌的 30% ~50%。据估计，全世界每年新增确诊的 LABC 患者数为 25 万~30 万，LABC 的治疗仍然是乳腺癌治疗方面最棘手的问题之一。

（一）定义

局部晚期乳腺癌的定义至目前为止尚未有明确的标准。目前主要是指原发病灶直径 >5cm（T_3）、有皮肤和胸壁粘连固定（T_4）和（或）区域的腋淋巴结互相融合（N_2）、同侧锁骨上淋巴结转移（N_3）的乳腺癌。根据 2010 年美国 AJCC 的第 7 版临床分期系统，LABC 主要是指Ⅲa 期（$T_{0-3}N_2M_0$ 和 $T_3N_1M_0$）、Ⅲb 期（T_4N_0-$2M_0$）和Ⅲc 期（任何 TN_3M_0）的乳腺癌。虽然炎性乳腺癌的临床特性和生物学行为都与普通 LABC 有所不同，且预后相对更差，但在一些分类中也将炎性乳腺癌归入 LABC。

最新的《NCCN 指南》推荐使用 AJCC 分期系统来确定患者是否能直接手术治疗。该分期系统进一步又将 LABC 患者分为可手术和不可手术乳腺癌，其中可手术 LABC 主要是指临床分期为Ⅲa 期的 $T_3N_1M_0$ 患者。

（二）可手术 LABC 患者的治疗选择

早期的一项包括 3 575 例患者的研究表明：对 LABC 患者来说，单纯的局部治疗（手术或放疗）是不够的，其 10 年总生存率仅为 22%，而单纯手术组和放疗组的局部复发率分别高达 60% 和 25% ~72%。20 世纪 70 年代，随着系统全身治疗理念（辅助和新辅助治疗）的引入，LABC 的多学科综合治疗模式逐渐建立起来。这一模式的建立极大地改善了 LABC 患者的预后，其 5 年无病生存率也随之提高到 35% ~70%。

根据 2004 年加拿大学者推出的临床Ⅲ期或 LABC 患者的治疗指南，目前对可手术 LABC（主要是 $T_3N_1M_0$）患者可供选择的治疗推荐如下。

（1）新辅助治疗后行手术治疗，术后给予辅助治疗和放疗。

（2）手术治疗后行辅助治疗和放疗：NSABP B-18 和 B-27 的随访结果表明，与辅助化疗相比，新辅助治疗虽然可提高保乳手术率但并不能改善患者的生存。因此对一个可手术的 LABC 患者来说，上述两种治疗选择均是合理的。

在具体术式选择上，由于可手术 LABC 患者（$T_3N_1M_0$）的肿块直径 >5cm，为保乳手术的相对禁忌证，因此多推荐行乳房切除术，术后是否行乳房重建目前尚缺少证据；对有强烈保乳意愿的患者，可考虑在新辅助治疗后行保乳治疗。LABC 新辅助化疗后进行保乳手术的指征是：皮肤无水肿，残余肿瘤直径 <5cm，无多中心病灶的证据，内乳淋巴结无肿瘤转移及乳房内无弥散性恶性钙化灶。

四、初诊Ⅳ期乳腺癌原发病灶的手术治疗

初诊Ⅳ期乳腺癌即初诊时已伴有远隔部位转移病灶的晚期乳腺癌。近年来随着医学影像学的发展，越来越多的初诊Ⅳ期乳腺癌患者被发现。监测、流行病学和最终结果（SEER）以及癌症患者生存与关爱欧洲协作计划（EUROCARE）的数据显示，约有 6% 新诊断的乳腺癌患者为Ⅳ期乳腺癌。2005 年美国有约 126 000 例新诊断的Ⅳ期乳腺癌患者。据美国癌症协会统计，这类患者的 5 年总生存率为 16% ~ 20%，中位生存期为 18 ~ 24 个月。

传统观点认为，Ⅳ期乳腺癌的治疗应以全身治疗为主，只有在出现脑转移、脊髓压迫、心包填塞、严重胸腔积液、病理性骨折等情况时，才考虑应用局部治疗来延缓或者缓解症状，而局部治疗对晚期乳腺癌的生存率并没有提高。

由于影像学技术的进步和乳腺癌筛查的普及，更多的初诊Ⅳ期乳腺癌患者得以被早发现。其累及脏器较少、全身损害较轻，对全身治疗（化疗、内分泌治疗等）敏感性好。在转移性卵巢癌、胃肠肿瘤的治疗中，切除病灶以减少肿瘤负荷似乎有利于改善远期生存。因而对初诊Ⅳ期乳腺癌患者而言，手术治疗的价值不仅仅局限于缓解局部症状和并发症，更有可能提高生存率。

至少有 13 项回顾性研究评价了初诊Ⅳ期乳腺癌患者原发病灶的手术治疗，数据显示 41% 的患者（1 670/4 061）接受了原发病灶的手术治疗，而且在大多数研究中，原发灶手术切除与初诊Ⅳ期乳腺癌患者更好的生存结果相关。几乎所有的研究均显示对于转移灶较少、仅有骨转移或者 ER 阳性、较年轻乳腺癌的患者更有可能接受手术治疗。然而，这些研究多为单中心研究，未做到随机对照，并且入选病例个体间差异较大，治疗方案差异亦较大，其选择性的偏移降低研究结果的可信度。然而，已有结果的两项前瞻性随机对照研究 Tata Memorial 研究和 Turkey MF 07-01 研究却表明：初诊Ⅳ期乳腺癌患者从原发肿瘤切除等局部治疗中不能得到总生存的获益；在原发病灶完全手术切除的前提下，对系统治疗反应好、单发转移病灶、年轻患者可能获得潜在的生存优势，但需要更多的大型前瞻性随机性研究以证实。

初诊Ⅳ期乳腺癌在临床表现、肿瘤特征和治疗反应上存在明显的异质性。目前，全身治疗仍然是初诊Ⅳ期乳腺癌患者的主要一线治疗手段；手术仅在可行的临床试验中进行，并且缺乏生存获益的证据；尚需更多的前瞻性研究以评价原发肿瘤手术治疗的价值。

第七节 乳腺癌的内分泌治疗

一、晚期乳腺癌的内分泌治疗

1. 首选内分泌治疗的适应证
（1）患者年龄大于 35 岁。
（2）无病生存期大于 2 年。
（3）仅有骨和软组织转移。
（4）或存在无症状的内脏转移。
（5）ER 和（或）PR 阳性。
2. 药物选择与注意事项
（1）根据患者月经状态选择适当的内分泌治疗药物：一般绝经前患者优先选择三苯氧胺，也可联合药物或手术去势。绝经后患者优先选择第三代芳香化酶抑制剂，通过药物或手术达到绝经状态的患者

也可以选择芳香化酶抑制剂。

（2）三苯氧胺和芳香化酶抑制剂失败的患者，可以考虑换用化疗，或者换用其他内分泌药物，如孕激素或托瑞米芬等。

二、早期乳腺癌的辅助内分泌治疗

1. 适应证　激素受体［ER 和（或）PR］阳性的早期乳腺癌。

2. 药物选择与注意事项

（1）绝经前患者辅助内分泌治疗首选三苯氧胺。

（2）绝经前高复发风险的患者，可以联合卵巢抑制/切除。

（3）三苯氧胺治疗期间，如果患者已经绝经，可以换用芳香化酶抑制剂。

（4）绝经后患者优先选择第三代芳香化酶抑制剂，建议起始使用。

（5）不能耐受芳香化酶抑制剂的绝经后患者，仍可选择三苯氧胺。

（6）术后辅助内分泌治疗的治疗期限为 5～10 年。

（7）针对具有高复发危险因素的患者，可以延长内分泌治疗时间，延长用药仅针对第三代芳香化酶抑制剂。制定个体化治疗方案。

（8）ER 和 PR 阴性的患者，不推荐进行辅助内分泌治疗。

第八节　乳腺癌的分子靶向治疗

分子生物学研究进展为肿瘤靶向治疗提供了科学依据，为肿瘤综合治疗揭开了新的篇章。靶向治疗的优势主要在于它能够针对肿瘤细胞的相应靶点发挥效应，与传统的细胞毒药物产生协同作用，毒副反应少。非特异治疗可贯穿于治疗的全过程，但一般不宜与细胞毒药物同步应用，治疗晚期乳腺癌胸腔积液疗效确切，且不影响患者的生活质量。乳腺癌的靶向治疗在复发转移性乳腺癌的治疗中已经取得可喜的进展，曲妥珠单抗［赫赛汀（Herceptin, Trastuzumab）］是一种人源化单克隆抗体，能特异性地作用于人表皮生长因子受体-2（HER-2）过度表达的乳腺癌细胞，限制原癌基因 HER-2/neu 的过度表达，抑制肿瘤细胞生长。临床上单独或联合用于转移性乳腺癌的治疗已取得了良好效果，能增强化疗药物（尤其是紫杉类）的疗效并减轻其毒副反应，并且具有毒副反应小，使用安全的优点（但与蒽环类化疗药物有协同的心脏毒性作用）。

一、适应证

Her-2/neu 基因过度表达的各期可手术乳腺癌：

（1）*Her-2/neu* 基因过度表达：免疫组化法（IHC）3＋，或荧光原位杂交法（FISH）阳性，或者色素原位杂交法（CISH）阳性。

（2）Her-2 IHC 法 2＋的患者值得进一步 FISH 或 CISH 明确是否有基因扩增。

二、相对禁忌证

（1）治疗前左心室射血分数（LVEF）＜50%。

（2）同期正在进行蒽环类药物化疗。

三、治疗前谈话

（1）目前正在进行中的临床研究初步结果显示：对于 *Her-2/neu* 基因过度表达的乳腺癌患者采用 1 年 Herceptin 辅助治疗可以降低乳腺癌的复发。

（2）Herceptin 是一种生物靶向制剂，经 10 年以上的临床应用证实它的不良反应少，但其中较严重的不良反应是，当其与蒽环类药物联合应用会增加充血性心力衰竭的机会。

（3）Herceptin 高昂的价格，*Her-2/neu* 状态确认的重要性及其检测费用。

四、治疗前准备

（1）精确的 *Her-2/neu* 检测：建议将浸润性乳腺癌组织的石蜡标本（蜡块或白片）送往国内有条件的病理科进行复查。

（2）心功能检查（心脏超声或同位素扫描，以前者应用更为普遍）。

（3）签署治疗知情同意书。

五、治疗方案和注意事项

（1）Herceptin 6mg/kg（首剂 8mg/kg）每 3 周方案，或 2mg/kg（首剂 4mg/kg）每周方案。目前暂推荐的治疗时间为 1 年。

（2）首次治疗后观察 4~8 小时。

（3）与蒽环类化疗同期应用须慎重，但可以前后阶段序贯应用。与非蒽环类化疗、内分泌治疗或放疗都可以同期应用。

（4）每 4~6 个月监测 1 次 LVEF：治疗中若出现 LVEF 低于 50%，应暂停治疗，并跟踪监测 LVEF 结果，直至恢复 50% 以上方可继续用药。若不恢复，或继续恶化，或出现心力衰竭症状则应当终止 Herceptin 治疗。

第八章

消化系统肿瘤的内科治疗

第一节　食管癌

我国是世界上食管癌（esophageal cancer）发病率和病死率最高的国家。一般发病率男性明显高于女性。高发年龄为 60~64 岁，而 50~69 岁者占 60%。食管癌的预后极差，5 年生存率为 5%~7%，超过 90% 的诊断病例最终死亡。单独手术 2 年生存率为 25%~30%，5 年生存率仅为 20% 或更低。单独放疗的中位生存时间仅为 6~12 个月，5 年生存率在 10% 左右，局部复发率高达 68%~84%。

一、病理分类

食管肿瘤组织学分类：①鳞状细胞癌，包括疣状（鳞）癌、基底细胞样鳞状细胞癌、梭形细胞（鳞）癌；②腺癌；③腺鳞癌；④黏液表皮样癌；⑤腺样囊性癌；⑥小细胞癌；⑦未分化癌；⑧类癌；⑨平滑肌肉瘤；⑩横纹肌肉瘤；⑪卡波西（Kaposi）肉瘤；⑫恶性黑色素瘤。

二、临床分期

1. TNM 分期（UICC&AJCC，2010）

（1）T—原发肿瘤。

T_x：原发肿瘤不能评估。

T_0：无原发肿瘤证据。

T_{ia}：重度不典型增生 *。

T_a：肿瘤侵犯黏膜固有层、黏膜肌层和黏膜下层。

T_{1a}：肿瘤侵及黏膜固有层或黏膜肌层。

T_{1b}：肿瘤侵及黏膜下层。

T_2：肿瘤侵及固有肌层。

T_3：肿瘤侵犯纤维膜。

T_4：肿瘤侵犯邻近结构。

T_{4a}：肿瘤侵及胸膜、心包和横膈。

T_{4b}：肿瘤侵及其他邻近结构，如主动脉、椎体或气管等。

注：* 为重度不典型增生，包括所有的非侵袭性肿瘤上皮，之前称为原位癌，但原位癌已不再用于胃肠道肿瘤的诊断。

（2）N—区域淋巴结。

N_x：区域淋巴结转移不能确定。

N_0：无区域淋巴结转移。

N_1：1~2 个区域淋巴结转移。

N_2：3~6 个区域淋巴结转移。

N_3：7 个或 7 个以上区域淋巴结转移。

注：必须将转移淋巴结数目与清扫淋巴结总数一并记录。

（3）M：远处转移。

M_0：无远处转移。

M_1：有远处转移。

2. 临床分期

0 期：$T_{is}N_0M_0$。

Ⅰa 期：$T_1N_0M_0$。

Ⅰb 期：$T_2N_0M_0$。

Ⅱa 期：$T_3N_0M_0$。

Ⅱb 期：$T_{1\sim2}N_1M_0$。

Ⅲa 期：$T_4N_0M_0$，$T_3N_1M_0$，$T_{1\sim2}N_2M_0$。

Ⅲb 期：$T_3N_2M_0$。

Ⅲc 期：$T_{4a}N_{1\sim2}M_0$，T_{4b}，任何 N，M_0，任何 T，N_3M_0。

Ⅳ期：任何 T，任何 N，M_1。

3. 临床病理分期 我国将食管癌分为 0～4 期，见表 8-1。

表 8-1 我国食管癌的临床病理分期

分期	病变长度	病变范围	转移情况
早期 0 期	不定	限于黏膜层	无淋巴结转移
Ⅰ 期	<3cm	侵及黏膜下层	无淋巴结转移
中期Ⅱ期	3～5cm	侵及部分肌层	无淋巴结转移
Ⅲ 期	>5cm	侵及全肌层或外侵	有局部淋巴结转移
晚期Ⅳ期	>5cm	有明显外侵	有远处淋巴结或其他转移

三、治疗原则

食管癌确诊时中晚期患者居多，仅 20% 能行根治切除术，其余的 80% 将主要依靠放疗为主的治疗方式，故食管癌仍以手术切除及放射治疗为主。最近的随机临床试验显示，术前放化疗（CROSS 研究）和术后放化疗（MAGIC 实验）在很大程度上改善了可切除食管癌患者的生存率。

1. 0 期、Ⅰ期 首选手术切除，可在术后给予免疫治疗，不需要术后辅助化疗。

2. Ⅱ期、Ⅲ期 行手术切除，也可先放疗或化疗，或同时放化疗，再争取手术治疗或术后化疗、放疗，以提高切除率和远期疗效。

3. Ⅳ期 患者以化疗和放疗为主，以延长生存期和提高生活质量。

食管下段癌有利于手术切除，上段和中段癌对放疗敏感，但放疗对缩窄型和深溃疡型效果不佳。晚期患者给予化疗和放疗，对缩窄型患者可给腔内近距离放疗、腔内激光治疗或试用电化学治疗。介入治疗亦在进行研究。为缓解吞咽困难症状，也可向腔内放支架。

国内报道大组食管癌手术的 5 年生存率为 24.9%～40.6%。术前放疗多认为生存率有一定提高。单纯放射治疗国内资料的 5 年生存率为 8.4%～16.8%。此外，还可进行腔内放疗和腔内激光治疗。放疗加化疗的合并治疗，可提高局部控制率和生存率。近年来较多采取术前化疗（新辅助化疗）或术前放化疗，取得一定疗效。

四、综合治疗

1. 化疗与放疗的综合治疗 对增强食管癌局部肿瘤的控制和减少远处转移是有益的。

（1）化疗方案的选择：选择对食管癌有效的和对放射线有增敏作用的化疗药物组成联合化疗方案。

（2）放射治疗的剂量和方法。①根治性放疗，用于病变局限，无转移患者，一般总量给 60Gy。②姑息性放疗，用于病变较长或已有转移患者，一般总量给 40 ~ 50Gy。③分割放疗，将放射剂量分割为两段时间进行，可与化疗相互结合。④加速分割放疗，每次 2Gy，1 日照射 2 次（间隔 6 ~ 8 小时），短期内给完总量，也可分为两段进行。化疗加放疗比单放疗对食管鳞癌的局部控制和远期疗效为优。

采用化疗加放疗与单放疗比较，放化疗组：化疗给予 DDP 75mg/m²，第 1 天 + 5-FU 1 000mg/m²，每日 1 次，第 1 ~ 4 天，3 周重复，用 2 周期；之后给放疗 DT 50Gy，再给化疗（用药同上）2 个周期，治疗 62 例；单放疗组：放疗 DT 64Gy，治疗 62 例。结果：中位生存期，放化疗组为 14.1 个月，单放疗组为 9.3 个月；5 年生存率，放化疗组为 27%，单放疗组为 0。说明化疗加放疗的生存期明显更长。

2. 同期放化疗　化疗与放疗同期进行时，化疗药在发挥其局部和全身抗癌作用的同时，还对放射线有增敏作用。一般选择具有放射增敏作用的药物，并间歇使用，以减轻两者产生相加的不良反应。常见的不良反应和并发症有骨髓抑制、胃肠道反应、放射性食管炎、气管炎、肺炎、食管穿孔、食管气管瘘和出血。治疗 174 例中晚期患者，放疗（R）总量 50 ~ 70Gy；化疗方案为 PYM（B）每次 10mg，肌内注射，每周 2 次，6 周，总量 120 ~ 160mg；DDP（P）每次 20mg，静脉滴注，每周 2 次，6 周，总量 240 ~ 260mg。放化疗同时进行，随机分为 4 组：Ⅰ组（R）、Ⅱ组（B + R）、Ⅲ组（P + R）和Ⅳ组（BP + R），治后吞咽困难症状消失和减轻的有效率分别为 56%、68%、89% 和 93%；客观疗效，食管病变恢复正常和显效的有效率为分别 43%、60%、68% 和 78%；正常 + 显效 + 改善的有效率分别为 83%、90.5%、90% 和 98%；无瘤生存率分别为 20%、36%、57% 和 58%；1 年生存率分别为 38%、57%、71% 和 65%；局部复发率分别为 67%、34%、16% 和 15%；远处转移率Ⅰ组为 16%，Ⅱ、Ⅲ、Ⅳ组为 3%。上述结果表明近期疗效，化疗加放疗的三个组均优于单放组，以 BP 化疗加放疗组的疗效最好；无瘤生存率和 1 年生存率，Ⅲ、Ⅳ组均高于Ⅰ、Ⅱ组；局部控制率，化放组好于单放组，而以Ⅲ、Ⅳ组更好；远处转移率，化放组也低于单放组。不良反应，Ⅱ、Ⅳ组（含 PYM）各有 1 例合并肺炎。有作者认为 DDP 加放疗为合理而有效的方案。

采用化疗（5-FU 1 000mg/m²，静脉滴注，24 小时，第 1 ~ 4 天 + DDP 100mg/m²，静脉滴注，第 1 天，4 周重复，用 4 ~ 5 周期），同时分割放疗（30Gy，第 1 ~ 19 天；20Gy，第 67 ~ 78 天。总量 50Gy），治疗 27 例，近期疗效 CR 70%，PR 23%，有效率为 93%；中位随诊时间为 43 个月（3.6 年），无病生存率为 39%，总生存率为 47%。Ⅰ期 4 例均生存，无病生存 43 个月。有效的 25 例中，14 例在 11 个月内复发（局部 9 例，远处转移 5 例）。有作者认为上段食管癌局限病变（Ⅰ期），支持做化疗加放疗，而避免做食管和喉切除，局部晚期（Ⅲ期）做化疗加放疗，不做手术也有较好疗效，但局部复发率较高。用 PV 方案化疗（DDP 50mg，静脉滴注，第 1、第 15、第 29 天 + VDS 2 ~ 3mg，静脉滴注，第 1、第 15、第 29 天，5 周重复）同时加放疗（每次 2Gy，每周 5 次，总量 40 ~ 50Gy），治疗晚期复发患者 68 例，分为 4 组：单放组（R）31 例、单用 DDP 组（P）18 例、放疗加 DDP 组（R + P）9 例、放疗加 DDP + VDS 组（R + PV）10 例。结果各组的有效率分别为 0、11.1%、66.7% 和 100%；1 年生存率为 16.3%、10.4%、22.3% 和 51.4%；2 年生存率为 3.2%、10.4%、11.2% 和 0。有作者认为放疗加 PV 化疗的疗效最好。用 MBF 化疗（MTX 25mg/m²，静脉注射，第 1 天 + BLM 15mg/m²，静脉注射，每日 1 次，第 2 ~ 4 天 + 5-FU 700mg/m² 静脉滴注，每日 1 次，第 2 ~ 6 天，3 周重复，用 1 ~ 3 周期）。同时放疗（原发肿瘤 60Gy，纵隔 40Gy），治疗 41 例Ⅲ、Ⅳ期患者（无内脏转移），结果 CR 16 例（39%），PR 18 例（44%），有效率为 83%，与治疗有关死亡 3 例，中位生存期全组 14 个月，CR 病例 24 个月。认为放化疗合并治疗晚期食管癌，MBF 为一种有效方案，提高有效率。同时放化疗治疗局部晚期食管癌 50 例，化疗：DDP 40mg/m²，静脉滴注，第 1、第 8 天 + 5-FU 400mg/m²，连续静脉输注，每日 1 次，第 1 ~ 5 天，第 8 ~ 12 天，2 周重复 + 放疗（每日 2G，15 次，用 3 周），5 周重复，总量 60Gy。结果 CR 17 例（34%），PR 26 例（52%），有效率为 86%，1 例与治疗相关死亡，中位生存时间为 9 个月，1 年生存率为 43%，3 年生存率为 22%。以上资料表明放化疗比单放疗的疗效好，生存期延长。

3. 先化疗后放疗　此法可增加化疗药物的剂量和强度，提高抗癌作用，并可减轻两者毒性的重叠，使患者易于耐受。周际昌等将患者随机分为两组，放化疗组，先用 PPF 化疗 DDP 50mg/m²，静脉滴注，正规水化、利尿止吐，第 1、第 2 天 + PYM 6mg/m²，肌内注射，每周 2 次，用 2 周 + 5-FU 300mg/m²，静脉滴注，每周 2 次，用 2 周，3 周为 1 周期，用 2～3 周期，之后给予放疗 DT 65～75Gy，治疗 32 例；单放疗组，单用放疗 DT 65～75Gy，治疗 32 例。结果近期疗效、完全缓解率，放化疗组和单放疗组分别为 40.6% 和 21.95%，总有效率为 87.5% 和 81.35%；1 年生存率，放化疗组为 78.1%（25/32），单放疗组为 28.1%（9/32）；3 年生存率，放化疗组为 28.6%（8/28），单放疗组为 25.0%（7/28）。随诊 3 年，放化疗组 7 例生存，25 例死亡；单放疗组 1 例生存，31 例死亡，说明放化疗组的近期完全缓解率和 1 年生存率均明显优于单放疗组。al-Sarraf M 等报道采用化疗加放疗与单放疗做比较研究。放化疗组，化疗（DDP 75mg/m²，第 1 天 + 5-FU 1 000mg/m²，每日 1 次，第 1～4 天，3 周重复，用 2 周期）→放疗（DT 50Gy）→化疗（DDP 75mg/m²，第 1 天 + 5-FU 1 000mg/m²，每日 1 次，第 1～4 天，3 周重复，用 2 周期），治疗 61 例（鳞癌占 85%，肿瘤直径 ≥5cm，占 80%）；单放疗组，放疗（64Gy），治疗 62 例（鳞癌占 90%，肿瘤直径 ≥5cm，占 90%）。结果放化疗组中位生存时间为 14.1 个月，单放疗组为 9.3 个月；放化疗组的 5 年生存率为 27%，单放疗组为 0。全身不良反应（恶心、呕吐、肾功能异常和骨髓抑制）放化疗组较多，局部不良反应两组相似。该作者在另一组报道 69 例患者中，用同样放化疗治疗结果，中位生存期为 17.2 个月，3 年生存率为 30%。认为对局部晚期食管癌采用 DDP + 5-FU + 放疗（50Gy）方案比标准单放疗方法为好。

4. 术前化疗及术前放化疗　作用在于：①缩小肿瘤大小和范围，以改善切除的可能性；②早期治疗微小转移灶；③术前疗效评价为术后治疗效果和治疗选择提供依据。对局部晚期患者，术前给予化疗和放疗，可提高手术切除率，加强局部控制和消灭微小转移灶，以提高生存率。但要缩短化疗用药时间，减少放射剂量（一般总量给 30Gy 左右），以减少手术并发症。

术前放化疗，用 PF 化疗（5-FU 1 000mg/m²，静脉滴注 24 小时，第 1～4 天，第 29～32 天 + DDP 100mg/m²，静脉滴注，第 1、第 29 天）同时放疗（每次 2Gy，每周 5 次，用 2 周，总量 30Gy），治疗 34 例，其中 Ⅱ 期 15 例，Ⅲ 期 19 例。近期有效率为 79%（27/34），21 例 CR 病例中，6 例病理 CR，Ⅱ 期有效率为 87%（13/15），Ⅲ 期有效率为 74%（14/19）。结果支持对局部晚期食管癌患者做术前化疗加放疗。有报道无转移的胸段食管鳞癌 111 例给予术前放化疗同时进行，化疗用 DDP 100mg/m²，静脉滴注，第 1、第 29 天 + 5-FU 1 000mg/m²，连续静脉输注，每日 1 次，第 1～4 天，第 29～32 天 + 放疗第 1～21 天，总量 30Gy。完成治疗 101 例，行手术患者 87 例，切除率为 91%（79/87），根治性切除 48 例。结果全组 2 年生存率为 30%，5 年生存率为 16%，中位生存期为 14 个月。病理有效率为 41%（36/87），病理亚组的 5 年生存率：T_0 为 35%，T_1 为 40%，T_2 为 24%，T_3 为 10.5%，T_4 为 0。T_0、T_1 和显微镜下有癌残留患者的 2 年和 5 年生存率分别为 49% 和 33%，其余病例分别为 28% 和 7%（$P = 0.006$），认为此种多手段治疗是可行的，其有效率和生存率均较高。有人报道术前加速分割放疗加化疗，用 PF 化疗（DDP 100mg/m²，静脉滴注，第 1 天 + 5-FU 1 000mg/m²，静脉滴注，24 小时，第 1～5 天/2 周，1 周期，DDP 60mg/m²，静脉滴注，第 1 天 + 5-FU 800mg/m²，静脉滴注，24 小时，第 1～5 天/2 周，1～2 周期）同时放疗（2Gy，1 天 2 次，每周 5 次，2 周 + 2Cy 每日 1 次，1 周 5 次，1 周，总量 40～50Gy），治疗 15 例，5 例用 2 周期化疗加放疗，10 例用 3 周期化疗加放疗。结果近期有效率为 93%（14/15），中位随诊时间为 18.6 个月（7～29 个月），无病生存率为 47%（7/15）。有作者认为本组局部控制率较好，患者一般可耐受，因后期放疗反应，以后改为 1.7Gy，每日 2 次。另一项随机实验的长期结果显示，术前放化疗，用依托泊苷和顺铂较单纯手术者显著改善食管鳞癌患者的 OS 和 DFS，5 年生存率分别为 26% 和 17%。有人进行的一项荟萃分析纳入 1 854 例患者，12 项随机试验用于比较术前放化疗和单纯手术的疗效。显示可切除食管腺癌患者可以获益于术前放化疗。在另一项 Ⅱ 期临床随机研究中，对于可切除的食管和食管胃连接处的患者，术前行放疗加顺铂和氟尿嘧啶化疗的方案并不比单纯术前化疗的效果好，术前化疗和术前放化疗的无进展生存期分别为 26 个月和 14 个月（$P = 0.37$），总生存期为 32 个月和 30 个月（$P = 0.83$）。然而 HRR 为 31% 和 8%（$P = 0.01$），R1 切除率为 0 和 11%（$P = 0.04$），显示术前放化疗的优越性。然而其远期效果尚需进一步有说服力的随机研究和探讨证实。

5. 术后放化疗　具有标志性的组间实验 SWOG 9008/INT-0116 研究，术后给予放化疗对可切除的胃或食管胃交界处肿瘤患者的生存影响。在这项实验中，556 例患者（20% 患者为食管胃交界处肿瘤）被随机分为术后放化疗组（281 例）和单纯手术组（275 例），结果显示术后放化疗组改善中位 OS 分别为 36 个月和 27 个月（$P = 0.005$），RFS 率为 48% 和 31%，同时也显著降低了局部治疗的失败率（19% 和 29%），由此可将术后放化疗作为未接受术前治疗的完全切除的胃肿瘤患者的标准治疗。而最近的回顾性分析显示，术后放化疗也会使出现淋巴结转移的食管胃交界处腺癌患者在没有接受新辅助化疗的前提下，有效切除后的 DFS 有所改善。

五、肿瘤内科治疗

1. 单药化疗　有效的药物有 DDP、BLM、PYM、MMC、5-FU、MTX、VDS、VP-16、NVB、CBP、CPT-11 等，有效率 20% 左右，缓解期 2~5 个月。

2. 联合化疗　目前多用联合化疗，其疗效较单一用药好，缓解期有所延长。DDP 引入联合化疗后疗效有一定提高，有效率为 30%~50%。以顺铂为主的联合化疗方案，还有紫杉类加铂类、依立替康加顺铂的联合化疗、非顺铂为主的联合化疗方案、化疗合并生物反应调节剂等。还有报道紫杉醇（PTX）和长春瑞滨（NVB）对食管癌也有效。有人用紫杉醇治疗食管鳞癌和腺癌 50 例，227 疗程，紫杉醇 250mg/m^2，静脉滴注 24 小时，21 天为 1 个疗程，结果有效率为 32%，其中腺癌 32 例，有效率为 34%；鳞癌 18 例，有效率为 28%，中位缓解期为 17 周，中位生存期为 13.2 个月。

3. 靶向药物治疗　曲妥珠单抗。有人进行的前瞻性、多中心的Ⅲ期临床实验，对 HER-2 阳性的胃和胃食管交界处腺癌 594 例，随机分为曲妥珠单抗联合顺铂和氟尿嘧啶/卡培他滨方案组和单用化疗组（顺铂和氟尿嘧啶/卡培他滨方案组），3 周为 1 周期，用 6 周期。以后给予曲妥珠单抗单药维持至疾病进展。结果总有效率分别为 47.3% 和 34.5%，中位无进展生存时间为 6.7 个月和 5.5 个月，中位总生存期为 13.5 个月和 11.1 个月。显示曲妥珠单抗联合化疗用于对 HER-2 阳性的胃和胃食管交界处腺癌可提高有效率和使生存期延长。

六、化疗方案

1. PF 方案一　治疗食管癌的标准一线方案。

DDP 100mg/m^2 静脉滴注，第 1 天（正规水化、利尿）。

5-FU 1 000mg/m^2 静脉滴注，每日 1 次，第 1~5 天。

28 天为 1 周期，3~4 周期为 1 个疗程。

疗效：有效率为 47%~66%，中位生存时间为 7~8 个月。

2. PF 方案二

DDP 20mg/m^2 静脉滴注，每日 1 次，第 1~5 天。

5-FU 1 000mg/m^2 静脉滴注 8 小时以上或连续滴注 120 小时，第 1~5 天。

28 天为 1 周期，3 周期为 1 个疗程。

疗效：MD Anderson 肿瘤中心曾给予 34 例食管鳞癌患者 6 个周期的 PF 方案化疗，有效率为 66%，中位生存期为 28 个月。

3. TP 两周方案

PTX 90mg/m^2 静脉滴注 3 小时，第 1 天。

DDP 50mg/m^2 静脉滴注，第 1 天（正规水化、利尿）。

14 天为 1 周期，6 周期为 1 个疗程。

疗效：治疗晚期食管、贲门癌 51 例，可评价疗效 51 例，结果 22 例有效（43%），22 例稳定（43%），7 例进展（14%）。中位缓解期为 8 个月。

4. TP 三周方案

PTX 200mg/m² 静脉滴注 3 小时，第 1 天。

DDP 75～80mg/m² 静脉滴注，第 1 天（正规水化、利尿）。

21 天为 1 周期，6 周期为 1 个疗程。

疗效：西班牙胃肠道研究组在治疗局部晚期食管癌 29 例，结果 12 例有效（41.4%），11 例病情稳定（37.9%），仅 6 例进展（20.7%）。

5. TCF 方案

PTX 175mg/m² 静脉滴注 3 小时，第 1 天。

DDP 20mg/m² 静脉滴注，每日 1 次，第 1～5 天。

5-FU 750mg/m² 连续静脉输注 24 小时，每日 1 次，第 1～5 天。

28 天为 1 周期，3 周期为 1 个疗程。

疗效：应用 TCF 方案治疗初治的，有可测量病灶的晚期或转移性食管癌患者 60 例，结果有效率为 48%，中位缓解期为 5.7 个月，中位生存期为 10.8 个月。

6. GP 方案

GEM 800mg/m² 静脉滴注，第 1、第 8、第 15 天。

DDP 100mg/m² 静脉滴注，第 15 天（正规水化、利尿）。

28 天为 1 周期。

疗效：由西南肿瘤组（SWOG）设计的 GP 方案，治疗转移和复发的食管腺癌和鳞癌，结果中位生存时间为 7.2 个月，3 个月生存率为 81%，1 年生存率为 20%。

7. PBF 方案

DDP 50mg/m² 静脉滴注，4 周重复（正规水化、利尿）。

BLM 20mg/m² 静脉滴注，2 周重复。

5-FU 330mg/m² 静脉滴注，每日 1 次，第 1～5 天，第 15～19 天。

21 天为 1 周期，3 周期为 1 个疗程。

疗效：治疗晚期不能手术的食管鳞癌 12 例，CR 1 例、PR 8 例，有效率为 75%，中数生存时间，有效者为 46.1 周，无效者为 17.9 周。

第二节　胃癌及贲门癌

胃癌（gastric cancer）是目前世界上最常见的恶性肿瘤之一，其发病率及病死率居恶性肿瘤第 3 位。胃癌的流行病学有明显的地理差别，约 56% 的胃癌患者分布在亚洲地区，其中中国和日本尤为高发。在我国，胃癌的发病率与病死率有明显的地区和城乡差异，农村发病率高于城市，发病部位以胃窦为主，远端胃癌发病率下降，但贲门癌（或食管胃结合部癌）的发病率仍在上升；弥漫型和低分化癌比例增加。胃癌的危险因素包括幽门螺杆菌感染、吸烟、高盐饮食和其他饮食因素。

一、病理分类

胃肿瘤组织学分类。

腺癌：包括肠型、弥漫型；乳头状腺癌；管状腺癌；黏液腺癌；印戒细胞癌；腺鳞癌；鳞状细胞癌；小细胞癌；未分化癌；类癌（高分化神经内分泌肿瘤）；平滑肌肉瘤；恶性胃肠间质瘤；卡波西肉瘤。

二、临床分期

1. TNM 分期

（1）T—原发肿瘤。

T_x：原发肿瘤不能评估。

T_0：无原发肿瘤的证据。

T_{is}：原位癌：上皮内肿瘤，未侵及黏膜固有层。

T_1：侵及黏膜固有层、黏膜肌层或黏膜下层。

T_{1a}：侵及固有层或黏膜肌层。

T_{1b}：侵及黏膜下层。

T_2：侵及黏膜固有肌层。

T_3：侵透浆膜下结缔组织，而尚未侵及脏层腹膜或邻近结构。

T_4：侵及浆膜（脏层腹膜）或邻近结构。

T_{4a}：侵及浆膜（脏层腹膜）。

T_{4b}：侵及邻近结构。

（2）N—区域淋巴结。

N_x：区域淋巴结不能评价。

N_0：无区域淋巴结转移。

N_1：1~2个区域淋巴结转移。

N_2：3~6个区域淋巴结转移。

N_3：7个或7个以上区域淋巴结转移。

N_{3a}：7~15个区域淋巴结转移。

N_{3a}：16个或16个以上区域淋巴结转移。

（3）M—远处转移。

M_0：无远处转移。

M_1：有远处转移。

（4）G—组织学分级。

G_x：分级无法评估。

G_1：高分化。

G_2：中分化。

G_3：低分化。

G_4：未分化。

2. 临床分期

0 期：$T_{is}N_0M_0$。

 Ⅰa 期：$T_1N_0M_0$。

 Ⅰb 期：$T_2N_0M_0$，$T_1N_1M_0$。

 Ⅱa 期：$T_3N_0M_0$，$T_2N_1M_0$，$T_1N_2M_0$。

 Ⅱb 期：$T_{4a}N_0M_0$，$T_3N_1M_0$，$T_2N_2M_0$，$T_1N_3M_0$。

 Ⅲa 期：$T_{4a}N_1M_0$，$T_3N_2M_0$，$T_2N_3M_0$。

 Ⅲb 期：$T_{4b}N_0M_0$，$T_{4b}N_1M_0$，$T_{4a}N_2M_0$，$T_3N_3M_0$。

 Ⅲc 期：$T_{4b}N_2M_0$，$T_{4b}N_3M_0$，$T_{4a}N_3M_0$。

 Ⅳ期：任何 T，任何 N，M_1。

三、治疗原则

胃癌及贲门癌，也称食管胃结合部癌。

T_{is}或者 T_{1a}、N_0 期病例：行内镜下黏膜切除术（EMR）或手术治疗。

T_{1b}病例：手术治疗。

T_2 或 T_2 以上、N + 病例：手术或术前化疗或术前放化疗。对于肿瘤无法切除，但 M_0 的患者推荐局部放疗＋氟尿嘧啶类（5-FU、卡培他滨）或紫杉类为基础的放疗增敏剂。

M_1 期病例：姑息治疗。以全身化疗为主的综合治疗是治疗晚期胃癌的重要方法。

目前胃癌手术治疗的 5 年生存率：Ⅰa 期为 78%，Ⅰb 期为 58%，Ⅱ期为 34%，Ⅲa 期为 20%，Ⅲb 期为 8%，Ⅳ期为 7%。

四、综合治疗

1. **手术治疗** 胃癌早期以手术切除为主，手术主要目的是达到 R0 切除（切缘阴性的完全切除），然而只有 50% 的患者能够在首次手术时获得 R0 切除。在东亚，胃切除联合 D2 淋巴结清扫术是可根治性胃癌的标准治疗方法。

（1）可切除肿瘤：①T_{is} 或局限于黏膜层（T_{1a}）的肿瘤可考虑内镜下黏膜切除术。②$T_{1b} \sim T_3$ 肿瘤，应切除足够的胃，一般距肿瘤边缘 ≥5cm。行远端胃切除术、胃次全切除术或全胃切除术。③T_4 肿瘤，需将累及组织整块切除。④胃切除术需包括区域淋巴结清扫（D1），推荐行 D2 式手术，至少切除/检查 15 个淋巴结。⑤常规或预防性脾切除并无必要，当脾或脾门处受累时可考虑行脾切除术。⑥部分患者可考虑胃造口术和（或）放置空肠营养管，尤其是进行术后放化疗时。

（2）无法切除肿瘤：对于局部晚期（影像学检查高度怀疑或经活检证实的 3 或 4 级淋巴结转移，或侵犯包绕主要大血管）和远处转移或腹膜种植者，行姑息治疗。①可切除部分胃，即使切缘阳性也可切除。②不需进行淋巴结清扫。③连接近端胃的胃空肠吻合旁路手术可能有助于缓解梗阻症状。④胃造口术和（或）放置空肠营养管。

2. **放射治疗** 不论术前放疗、术后辅助放疗或者姑息性放疗均为胃癌治疗中的一部分。术前诱导化疗序贯放化疗可以获得明显的病理学缓解，使患者生存期延长，并有机会接受手术切除。有报道显示，术前同步放化疗与术前化疗相比使 3 年生存率由 27.7% 提高至 47.4%。D0/D1 术后患者应采用术后放疗，D2 术后辅助放化疗是否有益有待探讨。

（1）无法切除的胃癌：单用中等剂量外照射放疗（45～50.4Gy）作为无法切除的局灶性胃癌的姑息性治疗的效果很小，不能提高生存率。然而，当与 5-FU 联合使用时，中等剂量外照射放疗可以提高生存率。有人对 5-FU 联合放疗与单独放疗无法切除的局灶性胃癌进行比较，结果显示中位生存期，5-FU 联合放疗组为 13 个月，单独放疗组为 6 个月；5 年生存率，5-FU 联合放疗组为 12%，单独放疗组为 0，说明 5-FU 联合放疗比单独放疗的生存期和 5 年生存率有显著提高。一些新类型药物多具有放射增敏性，与放疗合并使用可进一步研究。

（2）可手术的胃癌：有报道对贲门癌术前辅助放疗可改善远期生存，但对远端胃癌术前放疗或放化疗是否获益仍有争议。术前诱导化疗继之放化疗可产生明显的病理缓解和延长生存时间。

（3）术前放化疗：外照射 45Gy，同时持续静脉滴注 5-FU，随后行手术，并在术中放疗（10Gy）可增加缓解率。对于局部胃癌围手术期放化疗也可作为另一种标准治疗方法。数据研究显示，术前诱导化疗继以放化疗可以获得病理学明显缓解，使患者的生存期延长。有人进行Ⅲ期临床研究，在 119 例局部晚期胃食管结合部腺癌患者中使用相同的方案（顺铂、氟尿嘧啶和亚叶酸钙）比较术前化疗和同步放化疗的疗效。局部晚期的食管下段或胃食管结合部腺癌患者被随机分为两组：化疗序贯手术组（A 组）或化疗序贯同步放化疗序贯手术组（B 组）。结果显示，B 组在术后经病理检查获得病理学完全缓解（15.6% 和 2.0%）和淋巴结阴性（64.4% 和 37.7%）的比例显著较高。术前同步放化疗使得 3 年生存率也有所提高。目前，术前同步放化疗的临床价值仍不清楚，有待进行更大规模的前瞻性临床试验加以明确。

（4）术后放化疗：推荐用 5-FU 或卡培他滨加放疗（1 类）。每月静脉化疗 5-FU + CF 给 1 周期，共 5 周期，同时于第 2、第 3 周期同步放疗 45Gy，可明显降低复发率和延长生存期。

五、肿瘤内科治疗

1. **围术期化疗** 术前化疗Ⅲ期临床试验，随机分为 2 组。①围术期化疗组：术前和术后化疗，采用 ECF（EPI + DDP + 5-FU）方案，治疗 250 例。②单手术组：治疗 253 例。其中胃癌为 74%，低位食管癌 14%，贲门癌 11%。结果 5 年生存率，围术期化疗组为 36%，单手术组为 23%。研究显示，ECF 方案围术期化疗可显著延长可手术的胃癌和低位食管癌的无进展生存期和总生存期。ECF 方案作为术前和术后辅助化疗方案已基本得到共识。术前化疗推荐用 ECF 方案（1 类）。术前 ECF 方案 3 周期，术后 ECF 方案 3 周期。

2. 术后化疗　对于术前进行了 ECF 方案新辅助化疗的患者，术后推荐按照 MAGIC 研究流程仍然进行 3 个周期 ECF 辅助化疗，但对术前未接受 ECF 新辅助化疗的患者，术后是否应接受辅助化疗仍存在争议。2008 年荟萃分析显示与单独手术相比，术后进行辅助化疗的 3 年生存率、无进展生存期和复发率均有改善趋势。2009 年关于胃癌 D1 以上根治术后辅助化疗的荟萃分析结果显示，术后辅助化疗较单独手术可以降低 22% 的死亡风险，故对于术前未接受 ECF 或其改良方案新辅助化疗的 II 或 III 期患者，中国专家组认为术后仍应接受辅助化疗。ACTS-GC 研究的 III 期临床试验，入组 1 059 例 D2 根治术后的 IIIa 期和 IIIb 期胃癌患者，术后随机入 S-1 单药口服组和单纯手术组，中期总结结果，3 年生存率 S-1 单药口服组 80.1%，单纯手术组 70.1%，证明 S-1 单药口服组的 3 年生存率较单纯手术组明显提高。术后化疗推荐用 ECF 方案（1 类）。术后放化疗推荐用 5-FU 或卡培他滨加放疗。

3. 晚期或转移性胃癌的化疗　单药有效的药物有 5-FU、MMC、VP-16 和 DDP，有效率为 10% ~ 20%。几种新药及其联合方案显示对晚期胃癌有效，如 PTX、TXT、CPT-11、EPI、OXA、口服 VP-16 和 UFT。联合化疗方案有 FAM、FAMTX（5-FU + ADM + MTX + CF 解救）、ECF（EPI + DDP + 5-FU）、EFL（VP-16 + CF + 5-FU），相对 FAMTX 和 MCF 方案而言，ECF 方案的中位生存期和生活质量均有改善，然而尚无标准治疗方案。

在单药组和随机临床试验中，对依立替康单药或者联合治疗进行广泛研究。随机 III 期研究显示，依立替康联合 5-FU/亚叶酸治疗晚期胃或胃食管结合部腺癌的无进展生存期非劣效于顺铂联合 5-FU 持续输注，并且前者的耐受性更好，因此，不能采用含铂化疗方案治疗时，可将含依立替康的方案作为替代，但是依立替康仍然推荐在一线治疗失败后使用。在转移性胃或胃食管腺癌患者中比较卡培他滨 + 依立替康或顺铂的疗效，结果显示依立替康组的中位总生存期有改善的趋势。

改良方案，如以多西他赛为基础的两药方案有 DC（TXT + DDP）方案和 DF（TXT + 5-FU）方案，或以卡培他滨或奥沙利铂替代 5-FU 或 DDP，或改变给药方法为每周给药。初步显示上述改良方案较 DCF 方案的不良反应明显降低，生存期似有延长趋势，但疗效无明显差异。V325 研究组随机多中心 III 期临床研究，445 例晚期胃癌分为 2 组。①DCF 组（TXT + DDP + 5-FU，3 周重复）。②CF 组（DDP + 5-FU）组。结果：进展时间，DCF 组为 5.6 个月，CF 组为 3.7 个月；2 年生存率，DCF 组为 18%，CF 组为 9%；中位生存期，DCF 组为 9.2 个月，CF 组为 8.6 个月（P = 0.02），说明 DCF 组的生存期比 CF 组明显延长。2006 年 FDA 已批准 DCF 方案用于治疗既往未经化疗的晚期胃癌。对 PF 方案和 DF 方案进行比较，结果两方案的疗效相似，但前者的耐受性和生活质量似乎更佳，提示紫杉醇可替代多西他赛。REAL-2 试验的 III 期临床研究，比较卡培他滨和氟尿嘧啶以及奥沙利铂和顺铂治疗晚期胃癌和食管癌。REAL-2 试验，入组 1 003 例食管癌、贲门癌和胃癌包括腺癌、鳞癌或未分化癌，随机分为 ECF（EPI + DDP + 5-FU）、EOF（EPI + OXA + 5-FU）、ECX（EPI + DDP + 卡培他滨）、EOX（EPI + OXA + 卡培他滨）方案 4 组，中位随机 17.1 个月。结果显示其有效率，ECF 方案为 41%，EOF 方案为 42%，ECX 方案为 46%，EOX 方案为 48%，4 组间无明显差别，在治疗胃癌和食管癌时，卡培他滨不比 5-FU 差，奥沙利铂也不比顺铂差。ML17032 试验用卡培他滨/顺铂（XP）方案和卡培他滨/氟尿嘧啶（XF）方案治疗既往未治疗的胃癌，结果有效率，XP 方案为 41%，XF 方案为 29%；总生存期，XP 方案为 10.5 个月，XF 方案为 9.3 个月；中位无进展时间，XP 方案为 5.6 个月，XF 方案为 5.0 个月，说明卡培他滨不比氟尿嘧啶差。

4. 靶向药物联合化疗治疗晚期胃癌

（1）贝伐珠单抗：采用贝伐珠单抗联合伊立替康和顺铂治疗晚期胃癌和贲门癌有效，进展期为 8.3 个月，中位生存期为 12.3 个月，该方案不良反应有肠穿孔、高血压和血栓栓塞。贝伐珠单抗联合伊立替康和顺铂方案正在进行 III 期试验。

进行Ⅲ期随机研究，对进展期胃癌 774 例一线治疗，随机分为贝伐珠单抗联合 Cape 或5-FU + DDP 组和单用化疗（同前）加安慰剂组，其中 Cape、贝伐珠单抗和安慰剂用至疾病进展，DDP 最少用 6 周期。结果总有效率两组分别为 46% 和 37%，无进展生存时间分别为 6.7 个月和 5.3 个月，总生存期分别为 12.1 个月和 10.1 个月（总生存期未达终点），显示贝伐珠单抗加化疗对于进展期胃癌可提高疗效和延长生存期。

（2）曲妥珠单抗：在 ASCO 会议报道 584 例 HER-2 阳性胃癌，随机分为 2 组：XFC + T 组（5-FU/xeloda + DDP + 曲妥珠单抗）和 XFC 组（5-FU/xeloda + DDP）。结果总有效率分别为 XFG + T 组 47.3% 和 XFC 组 34.5%，中位无进展时间分别为 6.7 个月和 5。5 个月（$P = 0.000\ 2$）。显示曲妥珠单抗加化疗可使 HER-2 阳性胃癌患者的死亡风险降低 26%，中位生存期延长近 3 个月（13.8 个月和 11.1 个月）。曲妥珠单抗加化疗成为治疗 HER-2 阳性晚期胃癌的新选择。

（3）西妥昔单抗：对 HER-2（＋）初治的晚期胃癌 49 例，用西妥昔单抗联合 IRI + 5-FU + CF 化疗。结果 CR 2 例，PR 19 例，SD 15 例，PD 13 例，总有效率为 43%，疾病控制率为 73%，中位无进展时间为 8.5 个月，总生存期为 16.6 个月。提示加用西妥昔单抗对晚期胃癌有效。

（4）其他靶向药：尼妥珠单抗、马妥珠单抗、帕尼单抗、索拉非尼和舒尼替尼等联合化疗也报道有效。

六、化疗方案

NCCN 指南对晚期胃癌治疗的推荐方案。1 类：DCF 方案（TXT + DDP + 5-FU）；ECF 方案（EPI + DDP + 5-FU）。2B 类：IP 方案（CPT-11 + DDP）；IF 方案（CPT-11 + 5-FU）（5-FU 或卡培他滨）；OXF/X 方案（OXA + 5-FU/卡培他滨）；DCF 改良方案，如 PF，DF，DX，PX 方案。贲门癌可参考使用。FAM 方案：综合文献资料治疗 520 例，有效率为 33%（17% ~ 56%），中位生存期为 5.5 ~ 7.2 个月。FAM 方案现多为其他方案取代，已较少使用。

临床常见化疗方案如下。

1. ECF（FAP）方案

EPI 50mg/m^2 静脉滴注，第 1 天。

DDP 60mg/m^2 静脉滴注，第 1 天。

5-FU 200mg/m^2 静脉滴注 24 小时，每日 1 次，第 1 ~ 21 天。

21 天为 1 周期。

综合文献资料治疗 194 例，CR 14 例，PR 59 例，有效率为 38%（20% ~ 71%），中位缓解期为 6 ~ 9.2 个月，中位生存期为 6 ~ 12 个月。

随机比较 ECF（FAP）方案（EPI + DDP + 5-FU 连续静脉输注）与 FAMTX 方案（5-FU + ADM + MTX），对既往未治的晚期胃癌 274 例，评价疗效病例 237 例。结果：ECF 方案组（121 例）和 FAMTX 方案组（116 例）的完全缓解率分别为 8%（10 例）和 2%（2 例）；部分缓解率为 38%（46 例）和 19%（22 例）；稳定率为 21%（25 例）和 21%（24 例）；进展率为 19%（23 例）和 37%（43 例），未评价病例为 17 例和 25 例，总有效率：ECF 方案为 46%（95% CI，37% ~ 55%），FAMTX 方案为 21%（95% CI，13% ~ 28%）（$P = 0.000\ 03$）。中位生存期：ECF 方案为 7.8 个月，FAMTX 方案为 6.1 个月（$P = 0.000\ 5$）。2 年生存率：ECF 方案为 14%（95% CI，8% ~ 20%），FAMTX 方案为 5%（95% CI，2% ~ 10%）（$P = 0.03$），说明 ECF 方案的近期和远期疗效好。

2. DCF（DFP）方案　优于 DC 方案的二线方案。

DTX 75mg/m^2 静脉滴注，第 1 天。

DDP 75mg/m^2 静脉滴注，第 1 天（正规水化、利尿）。

5-FU 750mg/m^2 静脉滴注 24 小时，第 1 ~ 5 天。

21 天为 1 周期。

进行的Ⅲ期临床中期阶段性分析，DCF 方案入组 111 例，结果 CR 为 2.7%，PR 为 36.0%，RR 为

38.7%，NC 为 30.6%，PD 为 17.1%，未评价为 13.5%。

3. TCF（TFP）方案　治疗复发性、转移性或局部不能切除晚期胃癌的二线方案。

PTX 175mg/m² 静脉滴注，第 1 天。

DDP 20mg/m² 静脉滴注，每日 1 次，第 1~5 天。

5-FU 750mg/m² 静脉滴注 24 小时，第 1~5 天。

28 天为 1 周期。

在 41 例可评价病例中，CR 4 例，PR 17 例，有效率为 51%，中位缓解期为 17 周，中位生存期为 26 周。

4. DC（DP）方案　为二线方案。

DTX 75~85mg/m² 静脉滴注，第 1 天。

DDP 75mg/m² 静脉滴注，第 1 天（正规水化、利尿）。

28 天为 1 周期。

近年有关 DC 方案的 Ⅱ 期研究文献显示有效率在 36%~56%，Ⅲ 期研究显示有效率为 35%。

5. ELF 方案　适用于 65 岁以上的老年人或不适合使用阿霉素类药物治疗的转移性胃癌。

VP-16 120mg/m² 静脉滴注，每日 1 次，第 1~3 天。

CF 300mg/m² 静脉滴注，每日 1 次，第 1~3 天。

5-FU 500mg/m² 静脉滴注，每日 1 次，第 1~3 天。

21~28 天为 1 周期。

有效率为 31.7%~52%，中位生存时间为 8~12 个月。综合文献资料用 ELF 方案治疗 51 例，CR 6 例，PR 21 例，有效率为 53%，中位缓解期为 9.5 个月（3~16 个月），中位生存期为 11 个月（0.5~26 个月）。

6. LEFP 方案（ELFP 方案）

EPI 35mg/m² 静脉滴注，每周 1 次。

DDP 40mg/m² 静脉滴注，每周 1 次（适当水化、利尿）。

CF 250mg/m² 静脉滴注，每周 1 次。

5-FU 500mg/m² 静脉滴注，每周 1 次。

4 周为 1 周期。

以上用完药次日给 G-CSF 5μg/kg，皮下注射，每日 1 次，共 5 次。有效率 62%，中位生存期 11 个月。

7. EAP 方案

ADM 20mg/m² 静脉注射，第 1、第 7 天。

DDP 40mg/m² 静脉滴注，第 2、第 8 天（适当水化、利尿）。

VP-16 120mg/m² 静脉滴注，第 4、第 5、第 6 天。

28 天为 1 周期，3 周期为 1 个疗程。

中国医学科学院肿瘤医院报道应用 EAP 方案治疗晚期胃癌 44 例，有效率为 54%。但尽管在化疗停止 48 小时后给予 G-CSF 支持，Ⅲ~Ⅳ度骨髓抑制仍然达到 34%，该方案毒性较明显。

8. FOLFOX 4 方案　可作为晚期或转移性胃癌的二线方案或救援性方案使用。

L-OHP 85~100mg/m² 静脉滴注 2 小时，第 1 天。

CF 200mg/m² 静脉滴注 2 小时，每日 1 次，第 1、第 2 天。

5-FU 400mg/m² 静脉冲入，每日 1 次，第 1、第 2 天。

5-FU 600mg/m² 连续静脉输注 22 小时，第 1、第 2 天。

14 天为 1 周期。

有进行的 Ⅱ 期临床研究，118 例可评价病例，有效率在 42.5%~55.2%，TTP 为 5~6 个月，MST 为 8~8.5 个月。

9. FAB 方案

5-FU 600mg/m^2 静脉滴注，第 1、第 8 天。

ADM 30mg/m^2 静脉冲入，第 1 天。

BCNU 100mg/m^2 静脉滴注，第 1 天（8 周重复）。

4 周为 1 周期。

综合文献资料治疗 146 例，有效率为 42%，中位生存期为 5.5～12 个月。用 5-FU 600mg/m^2 静脉滴注，第 1、第 8 天 + ADM 30mg/m^2 静脉注射，第 1 天（4 周重复）+ BCNU 100mg/m^2 静脉注射，第 1 天（8 周重复），治疗 35 例，CR 2 例，PR 16 例，有效率为 51.4%。

第三节 结直肠癌

结直肠癌又称大肠癌，包括结肠癌和直肠癌，在世界范围内以经济发达国家的发病率高，可高达（30～50）/10 万，占所有癌症第 4 位，死亡率为第 2 位。大肠癌在我国的发病率和死亡率也处于逐年上升的趋势。

一、病理分类

结肠和直肠肿瘤组织学分类。

①腺癌。②黏液腺癌。③印戒细胞癌。④小细胞癌。⑤鳞状细胞癌。⑥腺鳞癌。⑦髓样癌。⑧未分化癌。⑨类癌（高分化内分泌肿瘤）。⑩混合性类癌—腺癌。⑪血管肉瘤。⑫卡波西肉瘤。⑬恶性黑色素瘤。⑭恶性淋巴瘤：a. 边缘区 B 细胞 MALT 淋巴瘤；b. 套细胞淋巴瘤；c. 弥漫性大 B 细胞淋巴瘤；d. 伯基特（Burkitt）淋巴瘤；e. 伯基特样淋巴瘤。

二、临床分期

1. TNM 分期

（1）T—原发肿瘤。

T_x：原发肿瘤无法评估。

T_0：无原发肿瘤证据。

T_{is}：原位癌：肿瘤位于上皮内或侵及黏膜固有层。

T_1：肿瘤侵犯黏膜下层。

T_2：肿瘤侵犯肌层固有层。

T_3：肿瘤穿透肌层固有层到浆膜下层或进入非腹膜覆盖的结肠周围或直肠周围组织。

T_4：肿瘤直接侵犯其他器官或结构，和（或）穿透脏层腹膜。

T_{4a}：肿瘤侵犯脏层腹膜。

T_{4b}：肿瘤直接侵犯或粘连于其他器官或结构。

（2）N—区域淋巴结。

N_x：区域淋巴结无法评估。

N_0：无区域淋巴结转移。

N_1：1～3 个淋巴结转移。

N_{1a}：1 个区域淋巴结转移。

N_{1b}：2～3 个区域淋巴结转移。

N_{1c}：肿瘤种植（tumor deposit，TD），如卫星结节，位于浆膜下层或者在无腹膜覆盖的结肠/直肠周围组织，无区域淋巴结转移。

N_2：4 个及以上淋巴结转移。

N_{2a}：4～6 个区域淋巴结转移。

N_{2b}：7 个或以上区域淋巴结转移。

（3） M—远处转移。

M_0：无远处转移。

M_1：有远处转移。

M_{1a}：远处转移局限于单个器官或部位（如肝、肺、卵巢、非区域淋巴结）。

M_{1b}：远处转移至腹膜或一个以上的器官、部位或腹膜转移。

2．pTNM 病理分期

pT，pN 和 pM 范畴相应于 T，N，M 范畴。pN_0 区域淋巴结切除标本的组织学检查一般要查 12 个或以上的淋巴结。

结直肠癌各段所属区域淋巴结分组如下。①盲肠—结肠周、盲肠前、盲肠后、回结肠、右结肠。②升结肠—结肠周、回结肠、右结肠、中结肠。③肝曲—结肠周、中结肠、右结肠。④横结肠—结肠周、中结肠。⑤脾曲—结肠周、中结肠、左结肠、肠系膜下。⑥降结肠—结肠周、左结肠、肠系膜下、乙状结肠。⑦乙状结肠—结肠周、肠系膜下、直肠上、乙状结肠、乙状结肠系膜。⑧直乙交界处—结肠周、直肠周、左结肠、乙状结肠系膜、乙状结肠、肠系膜下、直肠上（痔的）、直肠中（痔的）。⑨直肠—直肠周、乙状结肠系膜、肠系膜下、骶外侧、骶前、髂内、骶岬、髂外、直肠上（痔的）、直肠中（痔的）、直肠下（痔的）。

3．临床分期

0 期：$T_{is}N_0M_0$。

Ⅰ期：$T_1N_0M_0$，$T_2N_0M_0$。

Ⅱa 期：$T_3N_0M_0$。

Ⅱb 期：$T_{4a}N_0M_0$。

Ⅱc 期：$T_{4b}N_0M_0$。

Ⅲa 期：$T_{1\sim2}N_1M_0$，$T_1N_{2a}M_0$。

Ⅲb 期：$T_{3\sim4a}N_1M_0$，$T_{2\sim3}N_{2a}M_0$，$T_{1\sim2}N_{2b}M_0$。

Ⅲc 期：$T_{4a}N_{2a}M_0$，$T_{3\sim4a}N_{2b}M_0$，$T_{4b}N_{1\sim2}M_0$。

Ⅳa 期：任何 T，任何 N，M_{1a}。

Ⅳb 期：任何 T，任何 N，M_{1b}。

Ⅳc 期：任何 T，任何 N，M_{1c}。

4．Dukes' 分期

Dukes'A：肿瘤局限于肠壁内，未穿出肌层，无淋巴结转移。

Dukes'B：肿瘤已穿出深肌层并侵入浆膜层、浆膜外或直肠周围组织，但无淋巴结转移。

Dukes'C：肿瘤伴有淋巴结转移，又分为 C1 和 C2 期。①Dukes'C1：肿瘤邻近淋巴结转移（肠旁及系膜淋巴结）。②Dukes'C2：肿瘤伴有肠系膜动脉结扎处淋巴结转移。

Dukes'D 肿瘤伴有远处器官转移，或因局部广泛浸润或淋巴结广泛转移而切除术后无法治愈或无法切除者。

三、治疗原则

（一）手术治疗

对大肠癌的治疗仍然是尽可能手术切除，术后总的 5 年生存率均在 50% 左右。如病变限于黏膜下层，根治术后 5 年生存率可达 90%，反之如有淋巴结转移，则在 30% 以下。所以除争取早期诊断外，还应改进手术方法或加用化疗、放疗和免疫治疗等综合治疗，以增加切除率，延长生存期。

1．结肠癌　对于可切除的非转移性结肠癌，外科治疗方法是结肠切除术加区域淋巴结清扫。不同病例根治性切除手术的处理。

（1）病变局限于黏膜、黏膜下层，淋巴结未发现转移，术后定期观察。

（2）病变侵犯肌层以外，或有淋巴结转移者，术后需行辅助化疗。术后辅助化疗，一般于术后 4 周左右开始。

2. 直肠癌 根治性切除手术，局部肿瘤较大，影响手术切除者可行术前放疗；切除术后病变侵及深肌层或有淋巴结转移者，则术后行辅助放疗，放疗后化疗。直肠癌于放疗后开始，一般化疗 6 个周期加口服左旋咪唑。手术方式有经肛切除和经腹切除手术。

（1）经肛切除术：肿瘤占据肠腔小于 30%；肿瘤直径小于 2.5cm；肿瘤活动，不固定；肿瘤距肛缘 8cm 以内；切缘阴性（距离肿瘤大于 3mm），仅适用于 T_1 肿瘤。

（2）经腹切除术：包括腹会阴联合切除术、低位前切除术、全直肠系膜切除术（TME）。切除原发肿瘤，保证切缘足够干净；采用 TME 手术清除肿瘤的淋巴引流区域；5 周半足量的新辅助放化疗后，应在 5~10 周内进行手术。

对晚期不能切除的结直肠癌患者，或切除术后有复发转移的患者，应采用全身化疗和生物治疗、局部放疗及中医中药治疗。有肝转移的病例可行肝介入化疗。

（二）放射治疗

1. 结肠癌

（1）治疗对象：T_4 肿瘤穿透至邻近器官，复发不能手术的肿瘤。

（2）照射野：应包括肿瘤床。

（3）放疗剂量：总剂量 45~50Gy，分 25~28 次照射。对距离切缘较近切缘阳性者给予追加剂量。小肠的受量应限制在 45Gy 之内。以 5-FU 为基础化疗与放疗同步给予。

（4）照射方法：当存在正常组织与放疗相关的高危因素时，应考虑采用调强放疗（IMRT）或断层治疗。但治疗时需小心，以确保覆盖足够的瘤床。

（5）T_4 或复发肿瘤患者：如有可能应考虑将术中放疗（IORT）作为追加剂量手段。这些患者行术前放疗，有助于增加肿瘤的切除性。如不能进行术前放疗，可考虑在辅助化疗之前进行低剂量外照射。

2. 直肠癌

（1）治疗对象：推荐用于肿瘤距肛缘 12cm 以下的患者。

（2）照射野：包括肿瘤和距瘤床 2~5cm 的安全边缘，直肠、骶前和髂内淋巴结。T_4 肿瘤侵犯前方结构时须照射髂外淋巴结。肿瘤侵犯远端肛管时须照射腹股沟淋巴结。

（3）放疗剂量：盆腔（45~50）Gy/（25~28）次。对可切除肿瘤照射 45Gy 之后应给予瘤床和边缘 2cm 范围追加剂量。术前放疗剂量为 5.4Gy/3 次，术后放疗为（5.4~9.0）Gy/（3~5）次。小肠剂量限制：绝对容积剂量限制 V15＜120mL。因小肠有蠕动，如按其在整个腹腔中的容积剂量限制为 V45＜195mL。

（4）T_4 或复发肿瘤：如切缘距肿瘤太近或切缘阳性者，可术中放疗（IORT）作为追加剂量，如不能做 IORT，应于术后和辅助化疗前考虑局部追加外照射 10~20Gy。不可切除肿瘤者，放疗剂量应高于 54Gy。

（5）放疗期间同时加化疗：给予以 5-FU 为主的化疗。

四、综合治疗

因直肠癌手术时约 30% 有隐匿性转移，加之直肠位于盆腔内，因此，选择性采取术前放疗、和（或）术后放、化疗等综合治疗，可在一定程度上减少复发、转移而提高生存率。大肠癌术后常发生肝转移，发生率可高达 50%，如果仅为孤立转移灶，其他部位未发现复发转移的，可选择手术切除，术后 5 年生存率可达 42%。如果不适于手术，可行肝动脉灌注化疗。

（一）辅助化疗

除临床试验外，不推荐贝伐珠单抗、西妥昔单抗、帕尼单抗、依立替康用于非转移性结肠癌的辅助治疗，术后辅助治疗的选择根据分期而定。Ⅰ期患者不需要任何辅助治疗；低危Ⅱ期患者可参加临床试验，不予化疗单独观察，或考虑使用卡培他滨或 5-FU/LV，但 FOLFOX 不适用于无高危因素的 Ⅱ 期患者辅助治疗；高危 Ⅱ 期考虑方案为 5-FU/LV/奥沙利铂、5-FU/LV，或卡培他滨，也可采用姑息观察；结肠癌 Ⅲ 期患者，术后行 6 个月的辅助化疗，可选择 mFOLFOX6、FLOX、CapeOX，对不能使用奥沙利铂的患者可选单药卡培他滨或 5-FU/LV。卡培他滨与 5-FU 推注/LV 的疗效相当，但辅助治疗中不支持用卡培他滨的联合方案，FOLFOX 的疗效更好。

进行 MOSATC 试验比较 FOLFOX 方案与 5-FU/LV 方案辅助治疗 2 246 例，完全切除的 Ⅱ 期和 Ⅲ 期结肠癌患者的疗效。结果显示在 Ⅲ 期随访 6 年时，FOLFOX 组的总生存率明显高于 5-FU/LV。虽然 MO-SAIC 试验的亚组分析结果显示，FOLFOX 方案治疗 Ⅱ 期患者 DFS 较 5-FU/LV 并没有明显改善（HR 0.84；95% CI 0.62 ~ 1.14；$P = 0.258$），但部分伴有高危因素（至少含有以下一项：肿瘤 T_4 期、组织学分级差、淋巴血管侵犯、周围神经浸润、肠梗阻、伴有局部穿孔或肿瘤靠近切缘、切缘不确定或阳性、淋巴结活检数目不足）的 Ⅱ 期采用该方案可能会受益，但仍更受益于辅助化疗。推荐改良的 FOL-FOX 方案（首选 mFOLFOX 6）用于治疗 Ⅲ 期结肠癌。FLOX 是 FOLFOX 的替代方案，用于早期结肠癌的其他辅助治疗方案包括 5-FU 为基础的方案加依立替康。而研究数据并不支持在 Ⅱ 或 Ⅲ 期结肠癌的辅助化疗中使用含依立替康的方案。5-FU 推注/LV/伊立替康不支持用辅助治疗。对 SEER 医学数据库 7 263 例患者的回顾性分析及其他一些相关研究显示老年人同样获益于辅助化疗方案。

（二）晚期或转移性结肠癌的化疗

1. 初始治疗

（1）可耐受强烈治疗的病例。①FOLFOX ± 贝伐珠单抗或 CapeOX ± 贝伐珠单抗。②FOLFIRI ± 贝伐珠单抗。③5-FU/LV ± 贝伐珠单抗。

（2）不能耐受强烈治疗病例。①卡培他滨 ± 贝伐珠单抗。②5-FU 输注/LV ± 贝伐珠单抗。

2. 进展后的治疗 ①FOLFIRI。②伊立替康。③西妥昔单抗 + 伊立替康（2B 类）。④FOLFOX 或 CapeOX。⑤不能耐受联合用药时，可单用西妥昔单抗或帕拉妥单抗。

结直肠癌根治术后 CEA 水平升高的处理：应进行肠镜检查、胸腹部和盆腔 CT 扫描和体检。如 CEA 水平升高，而影像学检查正常时，如有症状，则应每 3 个月复查 1 次 CT 扫描。如 CT 扫描为阴性时，可进行 PET-CT 扫描来确定有无转移灶。对 CEA 升高而检查为阴性患者，不建议盲目行剖腹探查术。

五、肿瘤内科治疗

（一）单药化疗和联合化疗

有效药物有 5-FU、DDP、OXA、HCPT、CPT-11、TPT。首选药为 5-FU，治疗大肠癌的近期有效率约为 20%。我国临床试用国产 UFT 治疗大肠癌，48 例中 24 例有效，有效率为 50%。另一种 5-FU 衍生物卡莫氟（HCFU），在临床试用中发现对大肠癌的疗效为 43%，国内试用在大肠癌的有效率为 35%，也优于 5-FU。对一般情况差或骨髓脆弱的晚期大肠癌患者，口服 FT-207 或 UFT 或 HCFU，可能获得短期缓解症状。

大肠癌联合化疗较之单药化疗的有效率有所提高。亚叶酸（CF）能调节 5-FU 代谢，增强 5-FU 的生物活性，加强并延长 5-FU 对胸苷酸合成酶的竞争性抑制，所以 CF 与 5-FU 联用可增加 5-FU 的抗肿瘤作用。在临床上 CF + 5-FU 以不同剂量、不同给药次序等广泛深入试用，总的说来，多数文献报道，对以往未用过 5-FU 的结肠癌，疗效在 30% ~ 50%，以往用过 5-FU 的患者也取得 10% ~ 20% 的近期疗效，较单用 5-FU 的疗效提高一倍。试用也表明，CF 剂量增大（500mg/m²）对疗效的提高不优于 200mg/m²；另外在 CF 与 5-FU 使用的先后次序上，似乎先用 CF，继用 5-FU 的效果好。CF + 5-FU 疗法在提高疗效的同时，也要注意其毒性。

（二）分子靶向药物

1. 西妥昔单抗

（1）西妥昔单抗单药治疗：对 EGFR 表达的既往化疗抵抗的结直肠癌患者，公开标签 Ⅱ 期临床试验。西妥昔单抗首次 $400mg/m^2$，静脉滴注 2 小时，以后剂量 $250mg/m^2$，静脉滴注 1 小时，每周 1 次。疗效：西妥昔单抗治疗结直肠癌 57 例，PR 5 例，9%，MR 或 SD 21 例，37%，中位生存期为 6.4 个月。认为西妥昔单抗每周 1 次方案对既往化疗抵抗的结直肠癌患者有效，并可耐受。

（2）西妥昔单抗 + CPT-11 联合治疗：对 576 例转移性结直肠癌，82% 为 EGFR（+），其中 329 例患者在经过 CPT-11 为主方案治疗 3 个月后疾病进展患者，随机分合并治疗组和单药组。疗效：爱必妥 + CPT-11 联合组（218 例）和爱必妥单药组（111 例）PR 分别为 23%（50 例）和 11%（12 例）（$P = 0.0074$）。PR + SD 分别为 56%（122 例）和 32%（35 例）（$P = 0.0001$）。中位进展时间分别为 4.1 个月和 1.5 个月（$P < 0.0001$）。中位总生存期分别为 8.6 个月和 6.9 个月（$P = 0.48$）。认为 CPT-11 抵抗的结直肠癌患者，爱必妥 + CPT-11 联合治疗与爱必妥单药治疗比较，有效率、稳定率、中位进展时间和中位生存时间在联合治疗组明显高于单药组。

（3）西妥昔单抗与 CPT-11 加 FU/LV 联合治疗：对 CPT-11 抵抗，EGFR 表达的初次治疗的转移性结直肠癌进行大组、随机、公开标签、多中心研究，西妥昔单抗（不同剂量）与 CPT-11 加 FU/LV 联合治疗。疗效：西妥昔单抗加 IFL 联合，CR 为 5%（仅一组研究），PR 为 43% ~ 58%，SD 为 32% ~ 52%。与西妥昔单抗单药比较，有较高的部分缓解率和疾病控制率，疾病进展时间延长，而生存期两组相似。

2. 贝伐珠单抗

（1）贝伐珠单抗 + FU/LV：对转移性结直肠癌的治疗进行研究，FU/LV 加贝伐组，治疗 249 例，接受 FU/LV 加贝伐珠单抗（5mg/kg，每 2 周 1 次）；FU/LV 加安慰剂组，治疗 241 例，接受 FU/LV + 安慰剂，每周 1 次，用 4 周，6 周重复。疗效：FU/LV 加贝伐组和 FU/LV 加安慰剂组的客观有效率，CR 分别为 2.4%（6 例）和 0.8%（2 例）；PR 分别为 31.7%（79 例）和 23.7%（57 例），总有效率分别为 34.1%（85 例）和 24.5%（59 例）（$P = 0.019$），中位无进展生存期分别为 8.77 个月和 5.55 个月（$P = 0.0001$）；中位生存期分别为 17.94 个月和 14.59 个月（$P = 0.0081$）。有效率、无进展生存期和总生存期，FU/LV 加贝伐珠单抗组均较 FU/LV 加安慰剂组明显为好。表明对既往未治的转移性结直肠癌患者应用贝伐珠单抗加 FU/LV 具有显著统计学意义和临床受益。

（2）贝伐珠单抗加 CPT-11 和 FL：将 813 例既往未治的转移性结直肠癌，随机分为 2 组。①IFL 加贝伐珠单抗组，402 例，CPT-11、推注 5-FU 和 LV 加贝伐珠单抗（5mg/kg，每 2 周重复）。②IFL 加安慰剂，411 例，IFL 用法同前。疗效：IFL 加贝伐组和 IFL 加安慰剂组的有效率分别为 44.8% 和 34.8%（$P < 0.004$），中位缓解期分别为 10.4 个月和 7.1 个月（$P < 0.001$），中位无进展生存期分别为 10.6 个月和 6.2 个月（$P < 0.001$），中位生存期分别为 20.3 个月和 15.6 个月（$P < 0.001$），IFL 加贝伐珠单抗组均较 IFL 加安慰剂组显著为好。不良反应：高血压 3 度毒性，IFL/贝伐珠单抗组（11.0%）较 IFL 加安慰剂组（2.3%）要多，但容易处理。贝伐珠单抗加 IFL 化疗比 IFL 加安慰剂对转移性结直肠癌患者的疗效和生存期有重要改善和统计学意义。

（3）高剂量贝伐珠单抗合并 IFL 化疗：初次治疗晚期结直肠癌的 Ⅱ 期研究，首次 20 例接受 CPT-11 $125mg/m^2$，5-FU $500mg/m^2$ 和 CF $20mg/m^2$，每周 1 次，用 4 周，6 周为 1 周期，与大剂量贝伐珠单抗 10mg/kg，每 2 周 1 次。可评价疗效 81 例。总有效率为 49.4%，其中 CR 为 6.2%。中位随诊时间为 37.5 个月，中位总生存期为 26.3 个月，中位无进展期为 10.7 个月，1 年生存率为 85%。显示对于未治的转移性结直肠癌，高剂量贝伐珠单抗加 IFL 可作为耐受良好且疗效较高的方案。

3. 帕尼单抗 Ⅲ 期研究，入组 463 例标准化疗后进展的转移性结直肠癌患者随机分为治疗组 231 例和最佳支持治疗组 232 例。治疗组给帕尼单抗 6mg/kg，每 2 周 1 次。客观有效率：治疗组为 10%，支持治疗组为 0（$P < 0.0001$）。中位无进展生存期：治疗组为 8 周，支持治疗组为 7.3 周。平均无进展生存期：治疗组为 13.8 周（标准差 0.8 周），支持治疗组为 8.5 周（标准差 0.5 周）。治疗组患者显著延长无进展生存期（$P < 0.0001$），总生存期两组间无差别。

六、化疗方案

（一）NCCN 指南推荐方案（参考）

1. 用于结肠癌早期病例的辅助化疗方案

（1）FOLFOX4 方案。

OXA 85mg/m² 静脉滴注 2 小时，第 1 天。

LV 200mg/m² 静脉滴注 2 小时，每日 1 次，第 1、第 2 天。

5-FU 400mg/m² 静脉推注，第 1 天；接着给予 5-FU 600mg/m² 连续静脉输注 22 小时，第 1、第 2 天。

2 周重复。

（2）mFOLFOX6 方案。

OXA 85mg/m² 静脉滴注 2 小时，第 1 天。

LV 400mg/m² 静脉滴注 2 小时，第 1 天。

5-FU 400mg/m² 静脉推注，第 1 天；接着给予 5-FU 每日 1 200mg/m²，连续静脉输注 46～48 小时，总量 2 400mg/m²。

2 周重复。

（3）FLOX 方案（2B 类）。

5-FU 500mg/m² 静脉推注，第 1 天，每周 1 次，用 6 周。

LV 500mg/m² 静脉滴注，第 1 天，每周 1 次，用 6 周。

OXA 85mg/m² 静脉滴注，第 1、第 3、第 5 周各 1 次。

每 8 周重复，用 3 周期。

（4）5-FU/LV 方案。

5-FU 370～400mg/m² 静脉推注，每日 1 次，用 5 天。

LV 500mg/m² 静脉滴注，每日 1 次，用 5 天。

28 天为 1 周期，用 6 周期。

（5）卡培他滨单药治疗。

卡培他滨 1 250mg/m² 口服，每日 2 次，第 1～14 天，3 周重复。

2. 用于直肠癌的辅助化疗方案

（1）直肠癌接受术前放化疗病例的术后辅助化疗。

1）FL 方案。5-FU 380mg/m² 静脉滴注，每日 1 次，第 1～5 天。LV 20mg/m² 静脉滴注，每日 1 次，第 1～5 天。28 天为 1 周期，用 4 周期。

2）FOLFOX 方案：见前（2B 类）。

（2）直肠癌未接受过术前治疗病例的术后辅助治疗。

1）5-FU/LV 方案。5-FU/LV×1 周期，然后同期放化疗（方案见下），然后 5-FU/LV×2 周期。LV 500mg/m² 静脉滴注 2 小时，注射到 1 小时的时候静脉推注 5-FU 500mg/m²，每周 1 次，用 6 周，休息 2 周为 1 周期。

2）FOLFOX 方案（2B 类）。①FOLFOX 4 方案：方法同上，用 4 周期。②mFOLFOX 6 方案：方法同上。

3）卡培他滨治疗（2B 类）：卡培他滨 1 250mg/m² 口服，每日 2 次，第 1～14 天，3 周重复，共 24 周。

（3）直肠癌同期放化疗的给药方案。

1）放疗＋5-FU 每日 225mg/m² 连续静脉输注 24 小时，每周 7 天维持。

2）放疗＋5-FU/LV：放疗第 1、第 5 周给予 5-FU 每日 400mg/m² 静脉推注＋LV 每日 20mg/m² 静脉推注，第 1～4 天。

3）放疗＋卡培他滨（2B类）：放疗5周期间用卡培他滨每次825mg/m² 口服，每日2次，每周5或7天。

3. 用于结肠癌和直肠癌晚期和转移病例的化疗方案

（1）FOLFOX方案：方法见上。

（2）mFOLFOX6方案。

OXA 85mg/m² 静脉滴注2小时，第1天。

LV 400mg/m² 静脉滴注2小时，第1天。

5-FU 400mg/m² 静脉推注，第1天；接着给予5-FU 每日1 200mg/m²×2 连续静脉输注46～48小时，总量2 400mg/m²。

2周重复。

（3）CapeOX方案。

OXA 130mg/m² 静脉滴注2小时，第1天。

卡培他滨850～1 000mg/m² 口服，每日2次，第1～14天。

3周重复。

（4）FOLFIRI方案。

CPT-11 180mg/m² 静脉滴注30～90分钟，第1天。

LV 400mg/m² 静脉滴注，与CP-11同时静脉滴注，持续时间相同，第1、第2天。

5-FU 400mg/m² 静脉推注，第1天；接着给予5-FU 1 200mg/m² 连续静脉输注22小时，第1、第2天。

2周重复。

（5）5-FU/LV 静脉滴注2周方案。

LV 200mg/m² 静脉滴注2小时，第1、第2天。

5-FU 400mg/m² 静脉推注，第1天；接着给予5-FU 1 200mg/m² 连续静脉输注22小时，第1、第2天。

2周重复。

（6）贝伐珠单抗＋含5-FU方案：贝伐珠单抗用于KRAS检测野生型病例。

贝伐珠单抗5mg/kg 静脉滴注，每2周重复。

5-FU＋LV方案，或FOLFOX方案，或FOLFIRI方案。

（7）贝伐珠单抗单药治疗：贝伐珠单抗7.5mg/kg 静脉滴注，每3周重复。

（8）西妥昔单抗±伊立替康方案：西妥昔单抗用于KRAS基因检测野生型。

西妥昔单抗首次400mg/m² 静脉滴注，以后250mg/m² 静脉滴注，每周1次。

或每次500mg/m² 静脉滴注，2周重复。

伊立替康300～350mg/m² 静脉滴注，3周重复。

伊立替康180mg/m² 静脉滴注，2周重复，或伊立替康120mg/m² 静脉滴注，每周1次，用4次，6周重复。

（9）西妥昔单抗单药治疗：用于KRAS检测野生型病例。

西妥昔单抗首次400mg/m² 静脉滴注，以后250mg/m² 静脉滴注，每周1次。

（10）帕尼妥单抗单药治疗：帕尼妥单抗用于KRAS检测野生型。

帕尼妥单抗6mg/kg 静脉滴注大于60分钟，2周重复。

（11）GEMOX方案：治疗晚期结直肠癌的有效二线方案。

GEM 1 000mg/m² 静脉滴注大于30分钟，第1、第8天。

OXA 100mg/m² 大于2小时，第1天，3周重复。

（12）静脉推注或静脉滴注5-FU/LV：Roswell-Park方案。

LV 500mg/m² 静脉滴注2小时，第1天。

5-FU 500mg/m² 在 LV 滴注开始 1 小时后静脉推注，第 1、第 8、第 15、第 22、第 29、第 36 天。每 8 周重复。

（13）IROX 方案。

奥沙利铂 85mg/m² 静脉滴注 2 小时，然后依立替康 200mg/m² 滴注 30 或 90 分钟，每 3 周重复。

（14）FOLFOXIRI 方案。

依立替康 165mg/m²。

奥沙利铂 85mg/m²。

LV 400mg/m² 静脉滴注，第 1 天。

5-FU 3 200mg/m²，48 小时持续滴注（第 1、第 2 天）。

每 2 周重复。

（二）其他方案

1. 5-FU/CF 方案

CF 200mg/m² 静脉滴注 2 小时，每日 1 次，第 1～5 天；或 20mg/m²（Mayo Clinic 方案）。

5-FU 500mg/m² 静脉滴注，每日 1 次，第 1～5 天；或 425mg/m²（Mayo Clinic 方案）。

4 周重复。

2. FOLFOX 2 + 放疗方案

OXA 130mg/m² 静脉滴注 2 小时，第 1 天。

CF 100mg/m² 静脉滴注 30 分钟，每日 1 次，第 1～5 天。

5-FU 350mg/m² 连续静脉输注 24 小时，每日 1 次，第 1～5 天。

4 周为 1 周期，连用 2 周期。

放疗 1.8Gy/d，盆腔总量 45Gy + 1Gy 局部加量/次，每周 5 天，用 5 周。

3. FOLFOX 3 方案

OXA 85mg/m² 静脉滴注，第 1 天。

CF 500mg/m² 静脉滴注，每日 1 次，第 1、第 2 天。

5-FU 1 500～2 000mg/m² 连续静脉输注 24 小时/天，第 1、第 2 天。

每 2 周重复。

疗效：治疗 67 例，PR 为 21%，SD 为 58%，中位生存时间为 7.75 个月。

4. FOLFOX4 方案

OXA 85mg/m² 静脉滴注 2 小时，第 1 天。

CF 200mg/m² 静脉滴注，每日 1 次，第 1、第 2 天。

5-FU 400mg/m² 静脉冲入，每日 1 次，第 1、第 2 天。

5-FU 600mg/m² 连续静脉输注，连滴 24 小时/天，第 1、第 2 天。

每 2 周重复。

疗效：PR 50.7%，生存时间 16.2 个月，1 年生存率为 69%。

5. Saltz 方案　IFL 方案（Saltz 方案）2000 年美国 FDA 批准用于转移性大肠癌的一线治疗。

CPT-11 125mg/m² 静脉滴注 30～90 分钟，第 1、第 8、第 15、第 22 天。

CF 20mg/m² 静脉滴注 2 小时，第 1、第 8、第 15、第 22 天。

5-FU 500mg/m² 静脉滴注，第 1、第 8、第 15、第 22 天。

6 周重复。

6. XELOX 方案　晚期结直肠癌一线治疗。

OXA 130mg/m² 静脉滴注，第 1 天。

希罗达每次 1 000mg/m² 口服，每日 2 次，第 1～14 天。

3 周重复。

疗效：治疗 96 例，有效率为 55%，1 年生存率为 67%。

7. Douillard 方案

CPT-11 80mg/m² 静脉滴注 90 分钟。

CF 500mg/m² 静脉滴注 2 小时。

5-FU 2 300mg/m² 连续静脉输注，24 小时/天。

每周 1 次，连用 6 周，休息 1 周，7 周后重复。

8. FOLFIRI 方案　为二、三线方案。

CPT-11 150 ~ 180mg/m² 静脉滴注 30 ~ 90 分钟，第 1 天。

CF 200mg/m² 静脉滴注 2 小时，每日 1 次，第 1、第 2 天。

5-FU 400mg/m² 静脉冲入，每日 1 次，第 1、第 2 天。

5-FU 600mg/m² 连续静脉输注，22 小时/天，第 1、第 2 天。

2 周重复。

疗效：有效率为 40% 以上，中位生存期达 17 个月。

9. L-OHP + CF + 5-FU 方案

L-OHP 130mg/m² 静脉滴注 2 小时，第 1 天。

CF 200mg/m² 静脉滴注 2 小时，每日 1 次，第 1 ~ 5 天。

5-FU 300mg/m² 静脉滴注 2 ~ 6 小时，每日 1 次，第 1 ~ 5 天。

21 天重复。

10. FOLFOX 2 方案

OXA 100mg/m² 静脉滴注 2 小时，第 1 天。

CF 500mg/m² 静脉滴注 2 小时，每日 1 次，第 1、第 2 天。

5-FU 1. 5 ~ 2g/m² 连续静脉输注 24 小时，第 1、第 2 天。

2 周重复。

疗效：有效率为 46%，中位生存期达 17 个月。

11. GEMOX 方案　治疗晚期结直肠癌的有效二线方案。

GEM 1 000mg/m² 静脉滴注大于 30 分钟，第 1、第 8 天。

OXA 100mg/m² 静脉滴注大于 2 小时，第 1 天。

3 周重复。

12. IFL + 贝伐珠单抗方案

CPT-11 125mg/m² 静脉滴注 30 ~ 90 分钟，第 1、第 8、第 15、第 22 天，每 6 周重复。

CF 20mg/m² 静脉滴注 2 小时，第 1、第 8、第 15、第 22 天，每 6 周重复。

5-FU 500mg/m² 静脉滴注，第 1、第 8、第 15、第 22 天，每 6 周重复。

贝伐珠单抗 5mg/kg 静脉滴注，第 1 天，每 2 周重复。

第四节　原发性肝癌

我国属原发性肝癌（primary liver cancer）的高发地区，尤以东南沿海多见。就全球肝癌的发病率而言，具有明显的地理差异。根据发病率可将世界各国归为以下 3 类。①高发病率地区的年发病率≥20/10 万（男性）的国家和地区有中国、东南亚、西南非等。②年发病率（6 ~ 19）/10 万（男性）的国家有日本、保加利亚、波兰等。③年发病率 <5/10 万的国家有英国、美国、加拿大等。此外，全球范围内肝癌的死亡率也不均衡。

一、病理分类

大体分型如下。①巨块型，多见。②结节型，多见。③弥漫型，较多见。

组织学分类如下。①肝细胞型，多见，约占 40%。②肝管细胞型，较少见，预后较好。③混合型，较少见。此外，尚有肝管囊腺癌、肝母细胞瘤及未分化癌等。

二、临床分期

1. TNM 分期

（1）T—原发肿瘤。

T_x：原发肿瘤无法评定。

T_0：无原发瘤的证据。

T_1：单个肿瘤无血管侵犯。

T_2：单个肿瘤伴血管侵犯或多个肿瘤而其最大径≤5cm。

T_3：多个肿瘤，任何一个的最大径 >5cm 或肿瘤累及门静脉/肝静脉主要分支。

T_{3a}：多个肿瘤，任何一个的最大径 >5cm。

T_{3b}：肿瘤侵犯门静脉或肝静脉的主要分支。

T_4：肿瘤直接侵犯胆囊以外的邻近器官或穿透脏层腹膜。

（2）N—区域淋巴结。

N_x：淋巴结转移无法评定。

N_0：无淋巴结转移。

N_1：有淋巴结转移。

（3）M—远处转移。

M_x：远处转移无法评定。

M_0：无远处转移。

M_1：有远处转移。

2. 临床分期

Ⅰ期：$T_1N_0M_0$。

Ⅱ期：$T_2N_0M_1$。

Ⅲa 期：$T_{3a}N_0M_0$。

Ⅲb 期：$T_{3b}N_0M_0$。

Ⅲc 期：$T_4N_0M_0$。

Ⅳa 期：任何 T，N_1，M_0。

Ⅳb 期：任何 T，任何 N，M_1。

3. 国内分期

Ⅰ期：无明显肝癌症状和体征者。

Ⅱ期：超过Ⅰ期标准而无Ⅲ期证据者。

Ⅲ期：有明确恶病质、黄疸、腹腔积液或肝外转移之一者。

4. 国内分型

单纯型：临床和化验均无明显肝硬化表现。

硬化型：临床和化验均有明显肝硬化表现。

炎症型：病情发展快，伴有持续性癌症高热或谷丙转氨酶持续增高在 1 倍以上。

三、治疗原则

早期肝癌：手术切除、肝移植或经皮消融治疗后的 5 年生存率为 50% ~ 70%。中期和晚期不能切除的肝癌：中位生存期 <1 年。未治疗中期肝癌的自然生存期为 16 个月，化疗栓塞病例的中位生存期延长至 19 ~ 20 个月。未治晚期病例的自然生存期为 6 个月。终末期的自然生存期为 3 ~ 4 个月。

早期单发肿瘤尽可能手术切除，术后酌情加介入治疗。单发肿瘤较大病例可先行介入治疗，待肿瘤缩小后，再做二期切除手术，术后再行介入治疗。不能手术者先行介入治疗及栓塞和（或）放射治疗。

其他局部治疗还有瘤内无水乙醇注射、冷冻治疗、微波凝固治疗、高强度聚焦超声治疗、射频治疗、电化学治疗和激光凝固治疗等。晚期病例可做介入治疗、放疗、中医中药及生物治疗，有远处转移或不能进行介入治疗者做全身性化疗，对症支持治疗。

四、综合治疗

（一）手术治疗

1. 肝切除　包括根治性切除和姑息性切除仍是提高原发性肝癌远期疗效的首选方法，而提高肝癌的手术切除率尤为重要。因此，通过综合治疗使不能切除的大肝癌变为可切除的小肝癌是综合治疗发展的主要方向。为提高肝癌治疗的整体疗效水平，宜根据病程、病变特点及肝功能等具体情况加以综合判断，选择适合每个患者的最佳方案。近年肝癌术前、术后插管化疗或栓塞化疗并用免疫治疗等研究也较为活跃。

2. 肝移植　肝移植治疗原发性肝癌也是目前研究方向之一，特别是人们在其适应证和禁忌证等一些原则问题上已基本形成共识，现认为肝癌仍是肝移植的适应证之一。只要病例选择适当，肝移植术治疗肝癌仍可获得满意疗效。临床上发现一些"意外癌"（术中、术后肝标本发现有早期肝癌）患者肝移植后 3 年生存率可达 70%，接近无癌的肝移植术患者生存率。然而，不同肿瘤分期及不同病理学特征的肝癌，其术后 3 年无瘤生存率有明显区别，T_1 期（＜2cm，单发癌灶）为 100%，而 T_4 期［多发灶，有血管侵犯及（或）淋巴转移］仅为 40%。

目前比较一致的意见是合并肝硬化的小肝癌是肝移植的理想指征，其理由如下。①肝癌常为多中心发生，仅切除肝癌难免遗留其他可能存在的小癌灶，致术后很快复发。②全肝切除可彻底去除肝内癌灶和以后肝硬化继续癌变的可能。③部分肝切除可引起肝功能减退和加重门脉高压，易并发术后大出血。④临床上死于肝功能衰竭者较肿瘤复发更常见，全肝切除肝移植可同时解决肝癌和肝硬化。但是，肝癌有肝外转移者是肝移植的绝对禁忌。

（二）放疗

1. 适应证　①肿瘤局限不能切除。②术后有残留病灶。③门静脉和肝静脉瘤栓，胆管梗阻（先引流后放疗）。④淋巴结转移、肾上腺转移、骨转移，可减轻症状。

2. 照射方法　①常规分割照射：每次 2Gy，每日 1 次，1 周 5 次，总量 50～62Gy。对肿瘤明显抑制，对正常肝耐受较好。②大分割照射：每次 5Gy，每日 1 次，1 周 5 次，总量 50Gy。肿瘤效应强但对正常肝损伤大。采用三维适形放疗（3DCRT）或调强放疗（IMRT）照射方法更好。

（三）消融治疗

适应证：用于早期肝癌，单发肿瘤直径≤5cm，或多发 3 个以内肿瘤且直径≤3cm，无血管、胆管侵犯或远处转移，Child-Pugh 肝功能 A 或 B 级。射频消融或微波消融是手术外的最好选择。对单发直径≤3cm 小肝癌可获根治性消融，乙醇消融也可达到同样目的。消融范围应包括 0.5cm 的癌旁组织，对边界不清、形状不规则肿瘤，可扩大范围至≥1cm。

疗效评估：于 1 个月后，用增强 CT、MRI 或 B 超判断是否达 CR（完全无血供，即无增强）。若消融不完全即刻补充治疗，3 次仍不达 CR，应改用其他治疗。

1. 射频消融（RFA）　对 3～5cm 肿瘤的治疗，具有根治率高、远期生存率高和治疗次数少的优势。不适用于影像盲区的肝癌。

2. 微波消融（MWA）　与射频消融的疗效和生存期无明显差异。它可一次性灭活肿瘤。对血供丰富的肿瘤，应先阻断肿瘤的主要滋养血管，再灭活肿瘤可提高疗效。

3. 高强度聚焦超声消融（HIFUA）　是非侵入性的体外适形肿瘤治疗的新技术，疗效确切。但其聚焦区域小，需多次治疗，超声探测有盲区，存在照射通道被肋骨遮挡问题，由于肝脏受呼吸影响使准确定位有一定难度。可作为肝动脉化疗栓塞（TACE）后的补充治疗或姑息治疗。

4. 经皮无水乙醇注射（PEI）　乙醇消融适用于直径在 3cm 内的小肝癌和复发小肝癌，对 3cm 以上不宜手术者，也可起姑息治疗作用。对贴近肝门、胆囊、胃肠道组织的肿瘤，RFA 和 MWA 可能有损伤，用此法或与热消融并用。

五、肿瘤内科治疗

全身化疗的适应证如下。①合并肝外转移。②不适合手术和 TACE。③合并门静脉主干癌栓。

（一）单药化疗

有效的药物有 MMC、5-FU、ADM、DDP 和 TSPA 等。但全身化疗多无明显疗效，有效率小于10%。而早年经腹肝动脉插管化疗组 75 例，CR + PR 24 例，有效率为 32%，主要为 MMC、5-FU 和 TSPA 联合用药。全身化疗组和插管组的半年生存率分别为 18.4% 和 30.7%，1 年生存率为 7.4% 和16%，可见动脉给药可明显提高疗效。近年对吉西他滨（GEM）和草酸铂（L-OHP）也有临床试用。

（二）联合化疗

全身给药的联合用药也未能明显提高疗效。联合化疗现今主要用于经动脉给药。

（三）经导管肝动脉栓塞化疗（TACE）

1. 经导管肝动脉化疗（TAC）

（1）适应证。①不宜手术的原发性或继发性肝癌。②肝功能差或难以采用插管治疗。③肝癌术后复发者。④术后需预防性肝动脉灌注化疗者。

（2）禁忌证。①肝功能严重障碍。②大量腹腔积液。③全身状况衰竭。④WBC 和 PLT 显著减少。

2. 肝动脉栓塞（HAE）

（1）适应证。①切除术前应用，可使肿瘤缩小，并能了解病灶数，控制转移。②无肝功能严重障碍、无门静脉主干完全阻塞、肿瘤占据率 <70% 者。③手术失败或切除术后者。④控制疼痛、出血和动静脉瘘。⑤切除术后的预防性 TACE。⑥肝癌肝移植术后复发。

（2）禁忌证。①肝功能严重障碍 Child-Pugh C 级。②凝血功能减退显著。③门静脉高压伴逆向血流及门脉主干完全阻塞，侧支血管形成少。④感染，如肝脓肿。⑤全身广泛转移。⑥全身衰竭。⑦肿瘤占全肝 ≥70%，肝功能正常者可采用少量碘油分次栓塞。

（3）化疗药物：常用化疗药物的单次给药剂量为 5-FU（F）1 000~2 000mg、MMC（M）10~20mg、ADM（A）40~60mg、EPI 60~100mg、DDP（P）50~100mg、OXA、GEM 等。现多采用联合用药，如 FAM、MFP、AFP、MF、OXFL、GEMOX 方案，4 周左右重复 1 次，一般 3 次为 1 个疗程。国外常用导管留置连续灌注法和皮下埋藏式药物泵持续滴注法。前者操作简便、不良反应小，后者操作复杂，自动泵价格较高。单纯灌注化疗的有效率为 30%~60%。

（4）栓塞剂：由于经高压灭菌后小块的明胶海绵体积进一步缩小，注射后吸收延缓，目前常将其和泛影葡胺混合，在电视监视下注入，以免栓塞剂进入非治疗区域，造成重要器官的栓塞与坏死等。现临床常用的栓塞剂是碘油。由于碘化油具有可长时间积聚在肿瘤血管内的特点，它又是化疗药物的载体，使化疗药在肿瘤内缓慢释放，同时能显示小癌灶，帮助分辨肿瘤的范围。国内外常用于肝动脉栓塞化疗。国内常用 40% 碘化油，而国外产品多为 Lipidol。

（5）动脉导管插入途径：主要采用介入治疗技术。经皮股动脉穿刺插管，先行腹腔动脉或肝动脉造影，了解血管的解剖及肿瘤的部位、大小和血供，同时观察门静脉是否通畅、有无瘤栓、有无门脉高压等。血管变异时常需要肠系膜血管造影。依据血管造影的资料，将动脉导管在导引钢丝的指引下，尽量置入肝固有动脉内，至少也要置入肝总动脉内。此点在进行肝动脉栓塞时尤为重要。尽量靠近肿瘤的靶血管，避免栓塞剂进入非供肝血管。如进行单纯灌注化疗，导管最好置于胃十二指肠动脉开口以远，可减少胃肠道反应。如插管困难，导管置入腹腔动脉也可以灌注化疗。

（四）分子靶向药物治疗

索拉非尼为一种口服的多重激酶抑制剂，是目前唯一获得 FDA 和 SFDA 批准治疗 HCC 的分子靶向药物，其 Ⅱ 期临床试验，治疗 137 例，结果 PR 7 例，MR 5 例，总生存期 280 天，中位无进展生存期

123 天。多中心、双盲对照Ⅲ期试验中，602 例未治的晚期肝细胞肝癌，随机分为索拉非尼组 299 例（400mg，每日 2 次）和安慰剂组 303 例。治疗结果：索拉非尼组和安慰剂组 PR 分别为 2% 和 1%，SD 71% 和 67%，疾病控制率为 43% 和 32%（$P = 0.002$），中位症状进展时间为 4.1 个月和 4.9 个月（$P = 0.77$），放射影像学疾病进展时间为 5.5 个月和 2.8 个月（$P < 0.001$），1 年生存率为 44% 和 33%（$P = 0.009$），总生存期为 10.7 个月和 7.9 个月（$P < 0.001$）。说明索拉非尼治疗晚期肝癌的疾病控制率显著高于安慰剂组，中位放射影像学疾病进展时间和中位生存期比安慰剂组延长约 3 个月。国内外多个指南推荐索拉非尼作为治疗晚期 HCC 的标准治疗方案。国内临床试验也取得成效。NCCN 已将索拉非尼列为晚期原发性肝癌的一线治疗药物。此外，贝伐珠单抗也在进行晚期临床研究。

在Ⅲ期临床试验（SHARP 实验）中，602 例晚期肝癌患者随机分配到索拉非尼组或安慰剂组。结果显示，索拉非尼组的中位 OS 要比安慰剂组显著延长，且耐受性良好，该实验中索拉非尼相关的不良反应包括腹泻、体重下降及手足皮肤不良反应。在亚洲太平洋地区的另一项Ⅲ期实验中，将 226 例患者随机分为索拉非尼组（150 例）和安慰剂组（176 例），得出与 SHARP 实验相似的结论。两项研究表明，索拉非尼对于晚期肝癌患者是有效的治疗措施，且有研究表明索拉非尼在肝功能 Child-Pugh B 级患者的作用是有限的，且中位 OS 短于肝功能 Child-Pugh A 患者。

研究 47 例肝癌患者接受索拉非尼和 TACE 治疗肝癌，结果显示总体中位生存期为 18.5 个月，并没有出现预期的不良反应。为研究晚期肝癌患者使用索拉非尼联合 TACE-DEB 的疗效及安全性，在不可切除的肝癌患者中开展一项前瞻性的单中心的Ⅱ期临床试验，35 例患者经过 128 次周期治疗，索拉非尼 + TACE-DEB 60 个周期，索拉非尼单药 68 个周期，期间出现的常见不良反应包括乏力（94%）、厌食（67%）、肝转氨酶改变（64%）及皮肤不良反应（48%），结果显示：在不可切除肝癌患者中行索拉非尼 + DEB-TACE 方案是可耐受的和安全的，不良反应可以通过调节索拉非尼的量加以控制。

六、化疗方案

全身性化疗方案如下。

1. 低剂量 PF 持续注射方案

5-FU 170mg/m² 连续静脉输注，每日 1 次，第 1~7 天。

DDP 3mg/m² 连续静脉输注，每日 1 次，第 1~5 天。

连用 4 周，休息 1 周，5 周为 1 周期。

2. FI 持续注射方案

5-FU 200mg/m² 连续静脉输注，每日 1 次，第 1~21 天。

干扰素 α-2b 400 万 U 皮下注射，每周 3 次。

28 天重复。

3. FAM 方案

MMC 6mg/m² 静脉滴注，第 2 天。

ADM 20mg/m² 静脉滴注，第 1、第 8 天。

5-FU 300~500mg/m² 静脉滴注，每日 1 次，第 1~5 天。

3 周为 1 周期，3 周期为 1 个疗程。

4. L-OHP + GEM 方案

GEM 1 000mg/m² 静脉滴注 30 分钟，第 1 天。

L-OHP 100mg/m² 静脉滴注 2 小时，第 1 天。

14 天重复。

第九章

肾肿瘤

第一节　肾细胞癌

肾癌也称肾细胞癌、肾腺癌、肾上腺样瘤（hypernephroma）、格拉维茨（Grawitz）肿瘤等，占原发性肾脏恶性肿瘤的85%。由于平均寿命的延长和医学影像学的进步，肾癌的发病率比以前增加，临床上无明显病症而在体检时偶尔发现的肾癌日渐增多。

一、病因

肾癌的病因迄今尚不清楚，一些可以使动物发生肾癌的致癌物并未在人类证实。近30年来对吸烟与肾癌的关系进行了研究，1989～1991年国际协作组调查结果，共有肾癌病1 732例，对照2 309例，吸烟者发生肾癌相对危险因素（RR）=2。1977～1993年多个中心医院为基础配对调查，肾癌788例，对照779例，现在吸烟与从不吸烟相比，男性肾癌差异（OR）为1.4，吸烟30年时差异比上升。多数报告认为烟草对肾癌有危险性，吸烟者肾癌的相对危险性为1.1～2.3，与吸烟的量和开始吸烟的年龄密切相关；有调查者认为男性吸烟是肾癌的病因，女性吸烟者与之无关。肾癌与工业致癌物质的关系尚未肯定，但男性吸烟并暴露于镉工业环境发生肾癌者高于常人。也有报告咖啡可能增加女性发生肾癌的危险性，与咖啡用量无关。

肾癌有家族发病倾向，Cohen 1979年报道一个3代家系中10例患有肾癌，其中双侧6例。家族性肾癌多为双侧、多病灶，发病年龄比较早，常伴有染色体畸变，Cohen报道的10例患者中8例染色体3短臂易位于8染色体长臂，在散发性肾癌中95%有第3染色体短臂重组、缺失或易位。希佩尔-林道（VHL）病为罕见的遗传病，发病率为新生儿的1/36 000，常伴有多发良性和恶性肿瘤（肾囊肿、肾细胞癌、胰腺囊肿和癌、嗜铬细胞瘤、视网膜血管瘤、小脑和脊髓血管瘤）；VHL病28%～45%发生肾癌者为透明细胞癌，18%有嗜铬细胞瘤，也常为双侧性。视网膜血管瘤、小脑和脊髓血管网状细胞瘤常见，占60%。家族性肾癌可分为以下3种类型。①染色体显性型：为第3染色体短臂易位的遗传性非乳头状肾细胞癌。②希佩尔-林道病患者45%患肾癌。③常染色体显性型乳头状肾癌。

肾癌多数有原癌基因 *C-myc* 和 *EGFR mRNA* 过度表达，*HER*-2（*erbB*-2）*mRNA* 低表达，也有 *C-Ha-ras*、*C-fos*、*C-fms*、*f-raf*-1 表达增高。抗癌基因的RB、p53 PTEN突变和失活是肾癌发生的另一种原因，有报道在114例 *VHL* 家系，*VHL* 基因突变占75%，散发性肾癌半数以上有 *VHL* 基因突变，*VHL* 基因突变可以发生在透明细胞癌、颗粒细胞癌和肉瘤样癌，但没有乳头状肾癌。

生长因子 TGF-α 和 TGF-β 产生肿瘤生长调节因子，对肾癌发生有影响。EGF是较强的有丝分裂原，参与组织内血管形成，对肾癌细胞系有影响。近年报告有丝分裂原激活蛋白（MAP）激素常在分化不良的肾癌中激活，参与肾癌的发生。

二、病理

肾癌绝大多数发生于一侧肾脏，双侧先后或同时发病者仅占2%左右。常为单个肿瘤，边界清楚，多病灶发病者占5%左右。希佩尔-林道病常为双侧多发肾癌。肾癌大小为3~15cm，但也有小于1cm或大至充满整个腹腔者。肾癌没有真正的组织学包膜，但常有被压迫的肾实质和纤维组织组成假包膜。肾癌切面为橘黄色或棕色，有出血灶，间有坏死组织呈灰白色，有时伴有囊性变，可见多个囊肿，可能因局部坏死、溶解所致。有的肾癌本身为囊腺癌。肾癌可有钙化，影像学检查可见到肿瘤钙化点彩状或斑块排列、壳状。青少年肾癌钙化灶多于老年患者。肿瘤可以破坏整个肾，也可侵及相邻脂肪、肌肉、血管、淋巴管，但肾周筋膜是防止局部扩散的一个屏障。肾癌容易向静脉内扩散，形成癌栓，癌栓可以在肾静脉、下腔静脉内，甚至进入右心房内。肾癌可以局部扩散至相邻组织、脏器、肾上腺、淋巴结，其预后不如静脉内有癌栓者。肾癌远处转移最多见为肺，其次为肝、骨、脑、皮肤、甲状腺等，也可转移至对侧肾。

三、分类

1. **肾透明细胞癌** 大体标本为圆形，较大时可表现为结节型或分叶状，外形不规则。切面为多种颜色，黄色为主，也可有灰色或白色病灶。黄色一般为细胞分化良好，灰色可能为分化不良或未分化肿瘤。肿瘤常为实性，少数也可以为囊性，有时有多个囊肿，2~3cm大小，内容物为透明液体。肿瘤退化有白色硬化间隔，局灶性钙化，液化坏死，不规则的出血病灶。显微镜下透明细胞癌圆形或多角形，胞浆丰富，内含大量糖原、磷脂和中性脂肪。这些物质在切片制作过程中被溶质溶解，呈透明状。单纯透明细胞癌不多见，多数有或多或少的颗粒细胞（暗细胞）。肾透明细胞癌随着肿瘤细胞恶性倾向加重，其胆固醇含量减少，分化好的肿瘤核位于中央，核固缩染色质增多，浓染。分化不良的核多样性，有明显的核仁。

2. **嗜色细胞癌** 乳头型，占肾癌的10%~15%。在肿瘤小于3cm时常为腺瘤，米黄色或白色，圆形有包膜。超过3cm一般为癌，富有油脂，中心坏死，由于血液供应不足或连续出血。有时有黄色闪光点，由于泡沫细胞重叠引起，常在外周与假包膜相邻。显微镜下碱性或嗜色细胞型，存在轻度嗜碱染色胞浆重叠的小细胞核位于中心。逆行分化细胞核增大，核仁明显，嗜酸或颗粒细胞质由线粒体聚集所致。嗜色细胞癌表现为乳头状或小管乳头状生长，在未分化肿瘤变为实性，其乳头的蒂常为充满了脂类的巨噬细胞和局灶性沙样瘤小体，乳头状腺癌预后比非乳头状好。细胞遗传学检查，乳头状腺癌无论大小都表现为特有的Y染色体丢失，同时有第7和第17染色体三体性。

3. **嫌色细胞癌** 嫌色细胞癌是近年发现的，约占肾癌的4%，常见一个或多个实性结节，外表轻度分叶状，切面常为橘黄色。显微镜下嫌色细胞的特点是细胞多角形，胞浆透明但有细的网状结构，有明显的细胞膜，很像植物细胞。其另一特点是常规染色细胞质不染，可以用Hale铁染胞质。其恶性趋势表现为胞质嗜酸性或颗粒状，线粒体增多，和嗜酸细胞类似，分化良好的细胞核固缩染色质增多，有的有双核，核仁变为非典型增生，恶性度增高。电镜下可见胞浆内有丰富的网状结构（小泡状），肝糖少，细胞形态和免疫组化表现是皮质集合管上皮。嫌色细胞癌的预后比透明细胞癌好。

4. **肾集合管癌** 肾集合管癌位于肾髓质，中部，扩展至肾周围脂肪和肾盂，肿瘤切面为白色，实性，间有散在深色出血灶。肿瘤边缘不规则，在皮质围绕肿瘤有结节，局部扩散至肾上腺和淋巴结。显微镜下中等大小细胞，嗜碱性，胞质淡，β糖原颗粒沉积，以PAS染色强阳性，常见细胞核退行性发育。

有时可见嗜酸（颗粒）细胞变异，梭形，多型性，肉瘤样型。肉瘤样肾癌主要是梭形细胞癌，具有侵袭性，预后不良。梭形细胞像多形的间质细胞，难与纤维肉瘤鉴别。

5. **神经内分泌型肾癌** 常为大的侵袭性肿瘤，破坏肾实质、肾盂和肾周围脂肪，有明显的血管和淋巴管浸润，实性无明显边界，众多呈灰色，内有深色和软化的坏死灶。显微镜下有分化不良的小细胞癌（燕麦细胞癌），极罕见，高度恶性。文献报道4例，3例在诊断后1年内死亡，1例表现为神经内分泌分化，可能因肾小细胞癌起源于多能细胞，有多种分化的能力。也有分化良好的嗜酸柱状细胞类癌型。银染可以发现激素前体。

6. **小儿透明细胞癌（肾癌）** 小儿肾原发肿瘤除肾母细胞瘤以外，肾癌最为多见。肾癌虽主要在成人发病，但有近 7% 肾肿瘤发生在 21 岁以下，绝大多数小儿肾癌在 5 岁或 5 岁以上时就诊，但也有 1 岁病例的报道。其临床表现与成人肾癌一样，有血尿、腹痛或腰痛、腹部肿物等，也可有消瘦、食欲不振和发热。排泄性泌尿系造影可发现肾盏肾盂变形，钙化比较常见。有学者观察病例 20 岁以下肾癌占 5.6%（8/143），年龄 4~18 岁，男 3 例，女 5 例。有的泌尿系平片即可见肿瘤有壳状钙化灶，病理特点肿瘤 75%（6/8）有钙化灶。小儿肾癌和成人相似，多数为散发，但也见有家族发病倾向，有一家庭 10 人通过常染色体显性特点遗传，表现为染色体易位。希佩尔-林道病和多囊肾家族发病也增加。小儿肾癌容易发生转移的部位是局部淋巴结、骨、肺、肝。小儿肾癌的预后较同龄肾母细胞瘤差，放射、化疗、内分泌治疗效果不好，最有效的是根治性肾切除术。

7. 获得性肾囊性疾病　肾癌、尿毒症长期血透析可发生 ARCD，约占长期血液透析患者 1/3。ARCD 主要发生肾腺瘤，但其发生肾癌的机会比常人高出 20 倍，也有报道高出常人 3~6 倍。因此有人规定血液透析 3 年以后应常规定期检查肾。尿毒症患者发生肾癌有以下特点：①平均年龄比一般肾癌患者小 5 岁；②男女比例为 7：1，高于一般肾癌的 2：1。

四、分　期

肾细胞癌的分期较不统一，主要以 Robson 分期和美国肿瘤协会提出的（1987 年）TNM 分期两种应用最广。

1. Robson 分期

Ⅰ期：肿瘤局限于肾包膜内。

Ⅱ期：肿瘤穿破肾包膜侵犯肾周围脂肪，但局限在肾周围筋膜以内，肾静脉和局部淋巴结无浸润。

Ⅲ期：肿瘤侵犯肾静脉或局部淋巴结，有或无下腔静脉、肾周围脂肪受累。

Ⅳ期：远处转移或侵犯邻近脏器。

以上是最简化的 Robson 分期，便于应用，其缺点是其 Ⅱ、Ⅲ期的预后一样，因此近年来也主张 TNM 分期，将静脉和淋巴结转移分开。

2. TNM 分期　1987 年国际抗癌协会提出的 TNM 分期如下：

T_0：无原发肿瘤。

T_1：肿瘤最大径小于 2.5cm 局限在肾内。

T_2：肿瘤最大径大于 2.5cm 局限在肾内。

T_3：肿瘤侵犯大血管，肾上腺和肾周围组织，局限在肾周围筋膜内。

T_{3a}：侵犯肾周围脂肪组织或肾上腺。

T_{3b}：肉眼可见侵犯肾静脉或下腔静脉。

T_4：侵犯肾周围筋膜以外。

N_0：无淋巴结转移。

N_1：单个，单侧淋巴结转移，最大径小于 2cm。

N_2：多个局部淋巴结转移，或单外淋巴结最大径 2~5cm。

N_2：局部淋巴结最大径大于 5cm。

M_1：远处转移。

五、临床表现

肾在体内位置比较隐蔽，受到周围组织和器官的保护，既不易受伤，有病也不易发现，加上肾癌临床病状多变，肾与外界唯一的联系是尿，肾癌出现尿改变都在肾癌侵犯肾盂以后，所以血尿已经不是肾癌的早期病状。肾癌有许多肾外症状，有时可以因转移癌症状就诊。简而言之，肾癌临床表现的特点是"多变"，有 25%~30% 肾癌求诊时已经有转移。

1. 血尿　血尿是临床上比较常见的症状，肾癌引起的血尿常为间歇性、无痛、全程肉眼可见血尿。间歇中可以没有肉眼可见血尿，但仍有镜下血尿。血尿间歇时间随病程而缩短，即病程越长血尿间歇越短，甚至出现持续血尿。严重血尿可伴肾绞痛，因血块通过输尿管引起。血尿严重程度与肿瘤大小和分期并不一致。邻近肾盂肾盏的肿瘤容易穿破肾盂肾盏出现血尿，而肿瘤向外增长可以达到很大体积，并无血尿发生。临床上也可见到以镜下血尿就诊的肾癌。1980 ~ 1988 年有学者观察 134 例肾癌，有血尿者 82 例（61%），即 2/3 左右。随着影像学的发展，近年来有学者观察 525 例肾癌，有血尿者仅占 34.1%。

2. 胁腹痛　胁腹痛是肾癌常见症状，多数为钝痛，可能因肿瘤长大牵扯肾包膜引起，肿瘤内部出血或尿中血块通过输尿管可以引起剧烈腰痛或腹痛。肿瘤侵犯邻近脏器，疼痛较重且为持续性。1980 ~ 1988 年有学者观察 134 例肾癌有腰痛者 69 例（51.5%），近年来 525 例肾癌有腹痛或腰痛 31.8%。

3. 肿物　腰、腹部肿物也是肾癌常见的症状，肾位置深在，肿物必须在相当大体积时方可被发现，表面光滑、硬，无明显压痛，肿物随呼吸活动，如肿物比较固定，可能已侵犯邻近器官和腰肌。1980 ~ 1988 年有学者观察 134 例肾癌，可触及肾肿物者 45 例（33.626%），近年 525 例肾癌有腹部肿物者占 15.2%。

多年来把血尿、腰痛和肿物称为肾癌三联征（triad），三联征齐全时已属晚期病例，存活率很低。1980 ~ 1988 年有学者等观察 134 例肾癌有三联征者共 19 例（14.2%），近年来 525 例肾癌中有三联征者仅 4.6%。一般报道肾癌具三联征者约占 10% 左右，现在常见的症状为腰痛和血尿，腹部肿物比较少见。随着超声检查等医学影像学的普及，接近半数患者没有任何症状而被体检偶然发现。所谓肾癌三联征实际价值需要重新评估。

肾癌还有几类临床表现：一类是肾外症状，如发热、消瘦、红细胞沉降率增快、贫血、红细胞增多症、高血压、非肝转移引起的肝功能损害、高血钙等。另一类是肾癌的转移症状：肺转移引起的咯血、骨转移继发的病理骨折、脊椎转移引起的神经病变、肾静脉癌栓引起精索静脉曲张等。

4. 发热　肾癌发热很常见，以往认为属肾癌四联征（血尿、腰痛、肿物和发热），临床上原因不明的发热必须检查肾有无肿物。关于发热的原因，有人认为是肾癌组织坏死吸收引起，现已明确是肾癌的致热原所致。致热原不仅可引起发热，同时可以导致消瘦、夜间盗汗、红细胞沉降率增快。有学者观察 134 例肾癌，体温超过 37℃者 61 例（45.5%），超过 38℃者 10 例，1 例超过 39℃，多数为低热，持续或间歇性，1 例因高热就医发现肾癌，手术切除肾癌后体温降至正常。临床上原因不明的发热，必须注意存在肾癌的可能性。

5. 红细胞沉降率增快　在肾癌比较常见，现认为是致热原所致，有学者观察 134 例肾癌，有红细胞沉降率记录 104 例，其中 61 例（58.7%）红细胞沉降率增快。红细胞沉降率增快和肿瘤细胞类型、血清蛋白的关系尚不明确，但发热伴红细胞沉降率增快是预后不良的征兆，有学者记录的肾癌红细胞沉降率增快的 61 例中，有 9 例术后半年内死亡。

肾也是内分泌器官，可以产生肾素、前列腺素、激肽释放酶（kallikrein）、双羟骨化醇、红细胞生成素、甲状旁腺激素、胰高血糖素、人绒促性素、细胞因子白细胞介素 IL-6 等。肾癌尚可能产生促肾上腺皮质激素引起库欣综合征、胰高血糖素引起蛋白肠病变，泌乳素引起溢乳，胰岛素引起低血糖，促性腺激素引起男子女性乳房、女性化、性欲降低、多毛症、闭经、秃发等，一般肾癌切除术后即消退，如未消退则预后不良。

6. 红细胞增多　肾癌时肾皮质缺氧，释放促红素，调节红细胞生成和分化，在肾癌患者血中促红素升高 3% ~ 10%，这种物质可以是肿瘤产生，也可能由正常肾组织受肿瘤挤压缺氧引起，红细胞增多，但血小板不增加。一组 1 212 例肾癌红细胞增多症 43 例（3.5%），有学者等观察 63 例肾癌中有红细胞增多症 5 例（7.9%）。在临床肾癌患者中以贫血更为多见，其主要原因不是失血或溶血，而是正常红细胞、正色红细胞，或是小红细胞、低色红细胞。其血清铁和全铁结合蛋白能力下降，和慢性病的贫血相似，铁剂治疗并无效果，切除肾癌可以使红细胞恢复正常。现认为贫血可能是因为有骨髓毒素存在。

7. 高血压　有报道肾癌引起高血压可以高达 40%，肾素水平升高可能由于高期肾癌中动静脉瘘引起，也可能从正常肾组织产生，常见于 40 岁以上病例。由于该年龄段原发性高血压病例较多，必须是肾癌切除后血压恢复正常者才能认为是肾癌导致的高血压。

8. 肝功能改变　肾癌未出现肝转移时即可有肝功能改变，包括碱性磷酸酶升高、胆红素升高、低白蛋白血症、凝血因子时间延长、高 α_2 球蛋白血症可以同时有发热、虚弱、消瘦，在肾癌切除术后消失。肾癌无肝转移引起的肝功能改变称为斯塔夫（Stauffer）综合征。肾癌切除后肝功能恢复正常者是预后较好的表现，88% 可望至少生存 1 年，但罕有生存 5 年以上者。如肝功能改变在肾癌切除后仍持续或反复说明肿瘤复发。

肾癌伴肾外症状可能性大致如下：是肾癌患者的 10% ~ 40%。贫血 20% ~ 40%；消瘦、虚弱、恶病质 33%；发热 30%；高血压 24%；高血钙 10% ~ 15%；肝功能改变 3% ~ 6%；淀粉样变 3% ~ 5%；红细胞增多症 3% ~ 4%；肠病变 3%；神经肌肉病变 3%。也有报道肿瘤蛋白导致肾小球肾炎。

六、诊断

肾癌临床表现多变，造成诊断困难。近 20 年来，医学影像学飞速发展，尤其是超声检查应用极广，已常规用于健康检查。无症状肾癌已经占所有住院肾癌患者的 1/2 左右，有报道 2/3 局限在肾以内的肾癌是偶然发现的，称为偶发肾癌（incidental carcinoma of kidney）。

早期可无任何症状，偶尔因健康体检或其他原因行 B 超检查时发现，称为偶发癌，诊断较早。晚期表现为血尿、腰痛、肿块，称为"肾癌三联征"。此外，肾癌还可以引起发热、血沉增快、贫血、体重下降、肝功能异常以及免疫系统的改变。

1. 影像学诊断　肾癌影像学检查能够提供最直接的诊断依据，且大多数情况下可作出正确的肿瘤分期，尤其是后者对治疗方法的选择及判断至关重要。

（1）腹部平片：为肾癌初步和最基本的诊断手段。主要通过肾影增大或变形、腰大肌改变等间接征象来推断。但这些改变也见于肾脏其他占位病变，因而无特异性。虽然肾癌有 5% ~ 10% 的钙化率，但钙化并非肾癌所特有，仅凭钙化这一征象不能作出准确的诊断。故平片检查在 RCC 检测中有一定局限。

（2）静脉尿路造影：尿路造影所见取决于肾脏肿瘤的大小、部位及对集合系统侵犯的程度。肿瘤发生的不同程度，在胶片上肾盂、肾盏有其特有的表现，但其敏感度与特异度较差，单独应用此项检查有可能致 RCC 误诊甚至漏诊。尚需 B 超、CT 或 MRI 检查协助。但由于其能直观了解泌尿系统形态及双肾功能，迄今仍为一不可缺少的检查方法。

（3）逆行上尿路造影：该项检查对肾癌的诊断帮助不大，但对静脉尿路造影不显影的肾脏，可以用来与其他上尿路病变进行鉴别。

（4）肾动脉造影：肾动脉造影显示肿瘤轮廓，确定肾动脉形态、数目、位置、肾内和肾肿块内血管的形态、结构及分布，以及肿块是否接受肾外滋养血管供应等。根据血管形成的多少分为无血管型、少血管型和多血管型三种。肾癌常显示为网状和不规则形杂乱血管伴池状充盈，动静脉漏使静脉早期显影，有些血管可中断或闭塞。肾动脉造影虽可经显示肾癌特征性病理血管影，具有重要的定性诊断价值，但由于其有创性，因而近年已被 B 超、CT 与 MRI 等无创性检查所取代。

（5）超声检查：超声检查可发现肾内直径为 1.0cm 大小的肿块，需与肾囊肿、肾错构瘤鉴别。RCC 为实质肿块，内部回声可不均匀，尤其在肿块有出血、坏死、囊性变时更明显。应注意肾肿瘤与周围组织的关系，有无肿大淋巴结，肾静脉和下腔静脉内有无癌栓，肝有无转移等。由于 B 超等手段的应用，使得肾癌的早期检测，特别是小肾癌及偶发癌的检出成为可能。彩色多普勒超声还可了解静脉受侵犯程度。

（6）CT 检查：CT 具有高的分辨率，不仅对肾癌部位、大小、形态能够显示，而且对邻近脏器的侵及、肾静脉及下腔静脉癌栓的区域性淋巴结转移乃至周围器官的远隔转移亦能显示。CT 扫描表现为形态不规则的软组织密度肿块，有包膜的肾癌边缘较为清楚，浸润性生长的肾癌边缘不清。螺旋 CT（SCT）可增加囊性 RCC 的分隔、结节及强化等恶性特征的显示能力，但也存在一些限度，即不能显示只有病理检查才能见到的细小分隔、结节，仍难免有极少数肾癌病例误诊可能。

（7）MRI 检查：肾癌在 MRI 上有肾脏轮廓异常局部皮髓质分界消失，邻近肾盂、肾盏受压推移及肿瘤假包膜形成等特征性表现。MRI 对肾癌有较高的检出率，在观察肾癌伴出血、坏死或囊变、肾静脉及下腔静脉瘤栓比 CT 优越，但显示钙化不如 CT 敏感。近年来开展的新技术如磁共振血管造影术（MRA），静脉注射钆前后 T_1 扫描可发生血管增强，尤其适用于肾功能不全或对碘造影剂严重过敏而有指征的患者。磁共振光谱学（spectroscopy）可明确不同组织代谢特征，可用于鉴别良性或恶性病变。

（8）放射性核素显像：该法对肾癌的诊断正确率高。放射性动脉、静脉显像均可显示肾内放射性缺损区或减低区。放射性核素血管造影可以显示肾动脉主干或供血动脉代偿性增粗，肿瘤血管增多及特征性较强的形态不规则的湖状肿瘤血管分布，失去正常动脉由粗变细的特点，同时可显示肿瘤内存在的静脉瘤。根据其边缘是否光滑及血流情况可以判断其为实质性或囊性。但非绝对可靠指标，需结合其他影像学检查。

（9）分子生物学检查：家族性或遗传性肾癌占 4%，其特征为发生年龄早，倾向于复发性、多发性和双侧性。常见的类型为希佩尔-林道病（VHL 病）、遗传性乳头状 RCC 和嗜酸细胞性嫌色细胞癌、遗传性乳头状肾细胞癌也是常染色体显性遗传，但外显率比 VHL 病低。但仍需对乳头状肾细胞癌的遗传性评价作进一步研究，因为在分子和细胞形成数据关于评价 I 型和 II 型乳头状癌还存在矛盾和差异。

2. 鉴别诊断

（1）肾癌亚型：肾癌各种亚型不仅其起源不同，且其生物学特性也有很大差异。有人将肾癌分为典型、肉瘤样、集合管、乳头状、嫌色细胞和嗜酸细胞瘤，预后有极大的差异。

从影像学所见，肾乳头状腺癌与嗜酸细胞瘤和典型肾癌不同。乳头状腺癌占肾癌 5%～15%，没有典型无乳头状肾癌表现的多血管，极少有肿瘤侵入毛细血管和静脉内，绝大部分为 I 期、II 期肿瘤，生长缓慢，预后较好。

嗜酸细胞瘤可以算作良性肿瘤，应进行保留肾组织的手术治疗。其血管像"车轮辐条"，因该肿瘤有中央瘢痕所致。在血管造影时肾嗜酸细胞瘤实质内为片状影，没有肾癌血管造影所见的造影剂不均匀、泥浆状、动静脉短路、肾静脉受侵犯。但必须注意嗜酸细胞瘤有时也可有肾癌的影像学所见，而影像学上肾癌也有可能和嗜酸细胞瘤相似。CT 所见嗜酸细胞瘤均匀，边缘光滑、清晰。有报告 CT 对 53 例嗜酸细胞瘤和 63 例肾癌的影像进行比较，结论是 CT 不能明确区分。

（2）肾囊性肿物：鉴别肾囊性肿物主要依靠超声扫描。单纯囊肿容易区分，高密度囊肿可以随访 6 个月，观察其变化。脂肪肿瘤表现为强回声，可不做处理。复合囊肿应考虑穿刺对其内容进行细胞学检查，注入造影剂观察囊壁有无肿物，必要时须手术治疗。

（3）肾血管平滑肌脂肪瘤：肾血管平滑肌脂肪瘤即错构瘤，因内部含脂肪，超声表现为中强回声，CT 为极低负值。小的肾癌和错构瘤临床上较难鉴别。错构瘤血管丰富，容易发生自发性肿瘤内出血、胁腹痛，严重的可发生肿瘤自发性破裂、腹膜后大出血、休克、急腹症症状。错构瘤一般为良性病变，没有侵袭和转移，偶尔有见到脂肪侵入下腔静脉。在 CT 问世以前，肾癌和错构瘤在血管造影时不易鉴别，因可能存在恶性肿瘤，一般都行手术切除。CT 问世以后，错构瘤从影像学检查即可确认，一般可等待观察，除非肿瘤大有出血、破裂或疼痛症状重，才考虑手术切除。手术应争取尽可能保留肾组织。肾癌有脂肪，可能因肿瘤侵入肾周脂肪，常在肿瘤外侧，不规则。肾癌内有小量脂肪可能是其非上皮基质部分骨性化生，有骨小梁和骨髓成分。肾癌基质内常可能见到钙化而在错构瘤极罕见。以上可以鉴别含脂肪的肾癌和错构瘤。错构瘤如前述可同时有结节性硬化、女性多见、有双侧倾向。文献中有报告错构瘤和肾癌发生在同一肾内，也有错构瘤和嗜酸细胞瘤发生在同一肾内。

（4）肾盂移行细胞癌：肾盂癌和肾癌有时很难鉴别，肾盏癌可以侵入肾实质内，肾癌也可穿破肾盂。有以下几点可以有助于鉴别。①CT 上肾癌典型的多血管，在无坏死或囊性变时，增强比肾盂癌更为显著。②肾盂癌一般位于肾中部，可向肾实质内侵袭，而肾癌往往位于肾外周向内侵袭肾窦。③肾盂癌尿细胞学检查可能阳性，并可能有输尿管、膀胱病变，而肾癌一般尿细胞学检查阴性，病变局限于肾。④肾盂癌早期即有肉眼可见血尿，而肾癌必须肿瘤侵犯肾盂、肾盏以后才见血尿。⑤肾癌诊断主要依靠 CT，而肾盂癌诊断依靠排泄性或逆行泌尿系造影。

（5）淋巴瘤：原发肾淋巴瘤比较罕见，肾淋巴瘤多见于死于恶性淋巴瘤的尸检。有报告恶性淋巴瘤致死者34%有肾淋巴瘤，3/4为双肾病变。因为肾淋巴瘤往往无症状，14%可能生前诊断，尿毒症仅0.5%。一般非霍奇金淋巴瘤发生肾淋巴瘤者多于霍奇金淋巴瘤。

肾淋巴瘤特点是多病灶、双肾、有淋巴结病变，可为结节状或弥散性分布。有报道肾淋巴瘤的表现如下。①双肾病变占59%。②腹膜后淋巴结肿大40%。③有侵犯肾外组织而无肾实质病变占10%。④仅3%肾内单个病变。肾淋巴瘤不宜手术治疗。必要时为明确诊断可在CT或超声指引下活检。

（6）肾转移癌：一般为多病灶，也有单个体积大的转移癌，不易与原发癌鉴别。肾癌转移癌可以发生在肺癌、乳腺癌、黑色素瘤、食管癌和结肠癌。肺癌和黑色素瘤的肾转移也可至肾周组织。一般肾转移癌不侵犯肾静脉和下腔静脉。

诊断肾癌时必须注意，VHL病发生肾癌可高达28%～66%，双侧者占63%～95%。有18%～33%死于肾癌转移。VHL肾病变有两类：双侧肾多发囊肿占75%，可混有小肾癌。另一类为实性肿物。凡VHL患者都应密切注意肾内病变，病变常为多病灶。

七、治疗

肾癌的基本治疗是根治性肾切除术，肾癌对放射治疗和化学治疗都不敏感，这些方法一般不能作为常规的辅助治疗。生物治疗主要用于晚期有扩散的肾癌，疗效很有限，有待提高。

1. 肾癌根治性肾切除术

（1）适应证：肾癌根治性肾切除术的适应证为局限于肾周筋膜以内的肿瘤。手术前必须系统检查肺相、腹部CT，如有骨骼系统疼痛或血碱性磷酸酶升高则应进行全身核素骨扫描，以除外骨转移灶。如已发现有转移，一般不考虑根治性肾切除术。

肾癌有肾静脉或（和）下腔静脉癌栓不是根治性肾切除术的禁忌证，但必须术前了解静脉内癌栓的情况，以便手术切除。肾癌有静脉内癌栓占3%～7%，手术时切除癌栓可望半数以上生存5年或超过5年，即不影响肾癌手术的预后。肾癌如侵犯下腔静脉，可有下肢水肿、同侧精索静脉曲张、蛋白尿、右心房内占位病变、肺栓子，病肾可能无功能。静脉内癌栓的诊断可用MRI、经腹多普勒超声，诊断不明确时可选用下腔静脉造影。肾动脉造影可以发现35%～40%癌栓内有动脉进入，可以术前行动脉栓塞术，不仅可以使癌栓缩小，也可以减少术中出血。近年下腔静脉高位癌栓可在深低温体外循环下进行手术，如手术前疑有冠状动脉供血不全，应行冠状动脉造影，证实梗阻性病变时，肾切除手术可同时行冠状动脉手术。

（2）手术范围：肾癌根治性肾切除术范围包括肾周筋膜、同侧肾上腺、上1/2输尿管、同侧淋巴结（上起肠系膜上动脉起源处，下至肠系膜下动脉起源以上、下腔静脉及主动脉旁淋巴结）。肾癌切除术应先结扎肾动、静脉。手术最关键的是必须从肾周筋膜外开始，有统计肾癌手术时约25%已穿透肾包膜进入肾周脂肪。肾上腺切除术适用于大的肾上部癌与肾上腺邻近时，如肿瘤位于肾下半部可以保留同侧肾上腺。

（3）手术径路：肾癌手术切口我国和欧美国家不完全相同，我国更多采用经腰切口，切除第11或第12肋，或第11肋间切口。我国泌尿外科医师在肾结核、结石手术积累了丰富经验，容易接受腹膜外腰切口径路。但是腹膜外腰切口不容易显露肾动、静脉，且如果患者腹壁厚、脂肪多，手术比较困难。现在国际上一般建议经腹腔手术或胸腹联合切口，优点是容易显露肾蒂，便于先结扎肾动、静脉。在右侧肾癌手术时，右肾静脉很短，手术时必须注意避免损伤下腔静脉，如果分离肾动脉可以从下腔静脉外侧（左侧）开始，可以在下腔静脉和主动脉间分离结扎肾动脉。左肾癌患者左肾静脉长，可以先结扎其睾丸或卵巢、肾上腺、腰部分支，肾静脉比较游离，容易显露肾动脉，先结扎肾动脉而后结扎肾静脉。胸腹联合切口适用于巨大肾癌，或便于切除下腔静脉癌栓。

（4）淋巴结清除范围：从膈下肠系膜上动脉起源处到肠系膜下动脉起始部以上，以及下腔静脉和主动脉旁淋巴结清除手术是完全性淋巴结清除术。也有主张局部性淋巴结清除术即切除肾蒂附近淋巴结，目的不是根治而在于分期。也有人不主张淋巴结清除术。

欧洲癌症研究治疗组（EORTC）1992 年报告前瞻性、随机、多中心研究。637 例临床局限无转移肾癌根治性肾切除术患者，行完全性淋巴结清除术 313 例、未行淋巴结清除术 324 例。病例选择完全随机，两组年龄、性别、健康情况、临床分期、并发疾病均是可比的。结果淋巴结清除组发现有转移淋巴结 5%，病情恶化 21 例（6.7%）。而未清除淋巴结组病情恶化 17 例（5.2%），两组差异不显著。但根治性淋巴结清除组手术出血超过 1 000mL 者，占 10.6%，而未清除淋巴结组出血超过 1 000mL 者，占 5.8%。另一组报道 356 例肾癌根治性肾切除术的远期生存情况，在Ⅰ期、Ⅱ期肾癌淋巴结清除术不影响生存率，而在Ⅲ、Ⅳ期淋巴结清除术可能改善生存情况。

关于完全性淋巴结清除术和部分性淋巴清除术的比较，有报道肾癌根治性肾切除术 511 例，分为两组，完全性淋巴结清除组 320 例、部分性淋巴结清除组 191 例，结果肿瘤 Robson 分期均属Ⅰ期或Ⅱ期。完全性淋巴结清除组 5 年生存率和 10 年生存率分别为 66.05% 和 56.15%，部分性淋巴结清除组为 58.0% 和 40.9%。完全性淋巴结清除术者生存率优于部分性淋巴结清除组。

肾癌根治术是否行淋巴结清除，完全性还是部分性？还是不进行淋巴结清除术？至今尚无统一结论。主张淋巴结清除术者认为可以清除肉眼和影像学检查未出现改变的转移淋巴结，提高生存率。不主张淋巴结清除术者认为早期肾癌极少有淋巴结转移，清除淋巴结往往不能发现转移病灶，而清除淋巴结手术增加了手术的创伤和复杂性，并不能提高生存率。至于已经有淋巴结转移的，多数已有血行转移病灶，即使切除了有转移的淋巴结，也不能提高生存率。因此，有待更多的临床实践方可找到更准确的结论。

（5）静脉内癌栓：肾癌容易发生肾静脉、下腔静脉癌栓，癌栓甚至可延伸至右心房。经验表明肾静脉和下腔静脉癌栓如果没有发现局部或远处扩散，肾癌根治性肾切除术时可同时切除癌栓，预后良好。1991 年 Hatcher 报道 653 例肾癌，手术切除 558 例，有静脉内癌栓 113 例（17.0%）、肾静脉癌栓 65 例（10.0%）、下腔静脉内癌栓 48 例（7.4%）。27 例肾癌局限在肾周筋膜以内，无淋巴结或远处转移（$T_3N_0M_0$），癌栓在下腔静脉内无粘连，取出后 5 年生存率达 69%，中位生存 9.9 年。癌栓直接侵犯下腔静脉壁者 5 年生存率 26%，中位生存仅 1.2 年。如果手术中将受侵犯的下腔静脉壁和癌栓一起切除，则 5 年生存率提高至 57%，中位生存 5.3 年。另有 17 例肾癌患者有下腔静脉癌栓，肿瘤侵犯肾周筋膜或淋巴结，或有远处转移，在下腔静脉癌栓切除术后 5 年生存率低于 18%，中位生存 0.9 年以下。

取癌栓时为了控制出血，可以阻断下腔静脉、门静脉和肠系膜上动脉，血管阻断时间不能超过 20 分钟，所以难以取出复杂的癌栓。Novick 等 1990 年报道 43 例在深低温体外循环下取出包括右心房内癌栓的成功经验，可达到良好的无肿瘤远期生存。这种手术切口在双侧肋缘下，如检查手术可能切除，则向上胸骨正中切开。从肾周筋膜分离，切断肾动脉及输尿管，仅有肾静脉相连，深低温体外循环心脏停搏下取出癌栓，包括已延伸至心房内癌栓。手术可以安全地进行至少 40 分钟，如果冠状动脉需搭桥手术，可以在复温时进行，复温一般从深低温-（18～20）～37℃，需经过 20～45 分钟。

手术并发症可达 20%，死亡率 2%。并发症有心肌梗死、脑血管意外、充血性心力衰竭、肺栓塞、肺不张、肺炎、栓塞性静脉炎等。手术中必须注意避免损伤腹腔脏器，如有损伤即予以修复。术后可能出现胰瘘、肠麻痹、二次出血、气胸等，也可能出现急性肾功能不全。

（6）肾癌根治性肾切除术是否切除肾上腺：1997 年 Sandock 报道总结性回顾 57 例肾癌同时行同侧肾上腺切除术，其中 3 例肾上腺有转移病灶，仅占 5.3%（3/57），该 3 例均为肾上极大肿瘤，肿瘤已穿透肾包膜，所以又将该期肿瘤确定为 T_{3d} 期，即已侵犯同侧肾上腺。目前肾癌根治性肾切除术切除肾上腺适用于肾上极大的肿瘤和术前已明确肿瘤侵犯肾上腺。

2. 保留肾组织的肾癌切除术　随着医学影像学的进步，可以发现早期、无症状的肾癌。小于 4cm（亦有主张 <3cm）的肾癌如果位于表浅或一极，可以考虑保留肾组织的肾癌切除术，如部分肾切除术（一极或中部楔形），甚至肿瘤剜出术。但多数主张肾保留组织的手术主要适用于小于 4cm 小肾癌、双肾癌、孤立肾癌或对侧肾功能低下时。手术前必须明确肿瘤是局限的，无转移灶。

肾癌保留肾组织手术理想的是先找到其供应的肾动脉分支，予以结扎，找到其切除的界限，可以最大限度地保留肾组织，肾动脉是终动脉，一般不互相联系，肾静脉可以不阻断。如需阻断肾血流，在其表面敷以生理盐水的冰屑 10~15 分钟，使之冷却可达到中心温度 20℃，3 小时以内手术不会引起肾功能损害。一般不主张向肾动脉内灌注冰冻液体，因有可能使肿瘤扩散。在阻断肾动脉以前 5~10 分钟静脉滴注甘露醇，不必应用全身或局部抗凝药物。保留肾组织的肾癌手术，可以选择腰部手术切口进行，在分离时先在肾周筋膜外，以防止有肿瘤可能已侵犯肾周脂肪。

部分肾切除术治疗肾癌可以达到良好效果，有报道称其和根治性肾切除术疗效相仿。几组病例数较大的报告其 5 年肿瘤特异生存率可以达到 87%~90%。保留肾组织的肾癌切除术主要存在的问题是局部复发，一般统计有 4%~6%。这种复发最可能是肿瘤本身为多病灶。

部分肾切除术的并发症为出血、尿瘘、输尿管梗阻、肾功能不全和感染。术后出血在腹膜外，可令患者卧床休息，紧密观察出血是否发展，必要时可选择性动脉造影将其出血的分支栓塞。严重的出血需再次手术。部分肾切除手术后切口必须引流，如有尿瘘，在输尿管无梗阻时往往可以自行愈合。输尿管梗阻往往是血块堵塞，可以合并尿瘘，等待观察可望自行消退。如尿瘘严重，可在输尿管内置入支架管引流。

肾功能不全常发生在孤立肾或术前肾功能不全者，多数肾功能减退比较轻，可对症治疗，严重时需透析治疗。凡保留肾组织的肾癌手术必须紧密随访，术后 4~6 周，复查肾功能及排泄性泌尿系造影，如果肾功能不好，可以改行超声检查。术后每半年复查一次肝、肾功能、肺相、腹部 CT 或超声检查肾有无肿瘤复发，4 年以后每年检查一次。如发现局部复发，可再行部分肾切除或肾切除术。在孤立肾手术后可以有蛋白尿和肾功能不全。体外肾手术自体肾移植容易发生肾功能不全，现在已极少采用。

关于对侧为正常肾是否也可做保留肾组织的肾癌手术，至今尚无定论。随着超声检查的普及，许多表浅的偶然发现的小肾癌是可以考虑保留肾组织的手术，但应选择位于肾外缘、界限清晰、细胞分化好的肿瘤，肿瘤应小于 4cm。肾癌对侧肾发病机会为 1%~2%，多中心的肾癌极少，部分肾切除术后复发 4%~6%。这些都是肾癌是否应进行保留肾组织手术争议的要点，难以达成共识。

3. 局部已有扩散肾癌的治疗　肾癌体积大，可以侵犯相邻组织，如后腹壁、神经根、腰肌，一般直接侵犯肝的不多见，常见肾癌的肝病变为转移灶。有时肿瘤可以将肝推开并插入，直接侵入肝组织仍不多见。肾癌侵犯十二指肠、胰腺，预后极坏，即使手术也难达到长期生存。肿瘤侵入血管，可以扩散至肠系膜和结肠。

肿瘤局部扩散唯一可选择的治疗是手术切除，扩大并将扩散病灶一起切除。巨大肿瘤部分切除或去块手术（debulking），术后生存 12 个月的仅占 12%。多数报道肾癌侵犯相邻组织和脏器手术后生存 5 年者不足 5%。

早年报告术前放疗可以改善生存情况，术前 30cGy 和未照射者，5 年生存情况相似。但照射组肾窝内复发延迟，常规术后照射也不影响其预后。如果手术时明确未切尽，遗留有肿瘤，放疗偶可延迟其生长。

4. 有转移灶肾癌的手术治疗　已有转移灶的肾癌切除术是姑息性治疗，适用于难以控制的肿瘤出血、疼痛、甲状旁腺激素（PTH）相关的高血钙、没有肝转移的肝功能改变、继发贫血或红细胞增多症。这类患者多数生存不超过 6 个月，也可考虑介入性肾动脉栓塞治疗。

肾癌单个肿瘤转移病灶可以手术切除，有报道肾癌根治手术加上肺单个转移灶切除术，5 年生存率可以达到 44%。肾癌的骨转移病灶彻底手术 5 年生存率可以达到 55%。肾癌单个肝转移灶手术切除必须严格选择病例，手术死亡率较高。

肾癌转移病灶的手术问题，一组收集 3 232 例肾实质恶性肿瘤经组织学证实者，其中就诊时已有转移 784 例，占 24%。明显局限在肾内的肿瘤手术后 5 年仍可能发现转移，肾癌的转移可以发生在肾癌切除手术后 10 年甚至有报道 30 年后出现转移病灶。肾癌的单个转移病灶可以手术切除，尤其是肺转移比较容易切除。一组 40 例肾癌转移病灶 46 次手术切除，肺 17 例、肺及其他部位转移 4 例、对侧肾 6 例、后腹膜 6 例、骨 6 例、脑 1 例。手术后 2 年内死亡 21 例，5 年生存 13 例（33%）。

已发现有转移的肾癌，单纯根治性手术切除很难延长生存期，但为了配合免疫治疗，切除原发病灶有助于改善免疫治疗的效果。

因为肾癌有多药耐药性，所以化疗对肾癌疗效很差。多年来有关肾癌的化疗问题进行过许多探索。1967年30种药物247名肾癌，1977年42种药物1 703例肾癌，1983年53种药物2 416例肾癌，1983~1989年39种新药治疗肾癌2 120例，有客观疗效者均在9%以下。1995年Yagoda复习83组实验观察，4 093例肾癌，总有效率6%，且都是短期缓解，这明确证明肾细胞癌是化疗药物耐药的肿瘤。

肾癌的多药耐药可能由于存在高浓度的多药耐药基因 MDR-1产物P糖蛋白（P170），可以主动将化疗药物泵出癌细胞。使 MDR-1基因逆转可以应用环孢素A和PSC833，在体外作用有效，但临床上这些药物和长春新碱一起应用，未有明显的改善。用来和氟尿嘧啶一起24小时静脉滴注，有报道可提高疗效，但尚未能重复证明。

为此对化疗配合免疫治疗进行了有益的探讨，结果是令人鼓舞的。有人用氟尿嘧啶与白细胞介素2和α干扰素结合，可以达到良好的效果，有效率达到46%，而CR达到15%，仅有中等毒性。这无疑为肾癌的药物治疗开辟了一个新的途径。

5. 内分泌治疗　早年曾报道可以应用激素治疗转移肾癌，达到一定疗效。但1978年De Kernion回顾该院110例应用孕酮制剂，没有一个有效者。所以现在认为不能证明激素可以治疗肾癌，如雄激素、孕激素、抗雄激素等。

6. 生物治疗　生物治疗主要是免疫治疗。在过去20年中，转移性肾癌的治疗一直以IL-2和IFN-α为主，并被欧洲泌尿外科协会和美国NCCN推荐为晚期肾癌治疗的一线用药。

（1）IL-2：Fisher等州总结了1992年美国FDA批准静脉高剂量的IL-2治疗晚期肾癌临床试验的长期疗效，255例患者应用IL-2（60万~72万U/kg，1次/8h），15分钟内静脉注射，第1~5天，第15、第19天。间隔9天后重复1次，总有效率为15%（36/255），其中完全反应（complete response，CR）7%（17/255），部分反应（partial response，PR）8%（20/255），随访10年，中位生存期16.3个月，CR的患者中60%仍无瘤生存，4例PR的患者手术切除转移灶后，已无瘤生存65个月，该项研究提示静脉高剂量1L-2可能治愈某些晚期肾癌，随后的许多临床试验也验证了这一结果，IL-2对晚期肾癌的治疗也以该试验为基础，而静脉高剂量给药也成为IL-2治疗晚期肾癌的标准方法。然而高剂量IL-2静脉给药的有效剂量接近药物的致死剂量，接受治疗的患者需要住监护病房，部分患者需辅助呼吸或用升压药维持血压，死亡率为4%左右，限制了其使用。开展的前瞻性随机实验比较了IL-2静脉高剂量给药、静脉低剂量给药和皮下注射的疗效，虽然3组患者生存率差异无统计学意义，但反应率差别明显，分别为21%，13%，10%（$P=0.048$）。

（2）IFN：IFN静脉给药毒副反应大，临床上多以肌内或皮下注射给药。按照受体的不同，IFN主要分为IFN-α，IFN-β和IFN-γ。IFN-α和IFN-β功能相似，IFN-β尚无商业化药物，临床实验表明IFN-γ对转移性肾癌则无明显疗效。目前主要是IFNα-2a和IFNα-2b用于临床，对晚期肾癌的Ⅱ期临床试验结果显示其疗效无显著提高，不良反应也未见减少。研究显示IFN治疗主要对肾透明细胞癌有效，对肾细胞癌的其他亚型疗效不佳。

IFN-α用法通常为每周3次，5~10MU/ITI，其剂量—反应关系尚不明确，治疗的有效率在10%~30%，平均15%，其中CR率为2%左右，治疗反应持续时间为6~7个月。近来发表的一项汇总分析表明，对晚期肾癌患者IFN-α明显优于安慰剂（1年死亡OR=0.56，95%可信区间为0.40~0.77），可提高患者的生存期3.8个月，若在使用IFN-α前行姑息性肾切除，则较单独使用IFN-α延长患者的生存期4.8个月，其中对行为状态好和转移局限于肺部的患者疗效更佳。开展的前瞻性临床随机对照研究显示，IFN-α联合长春碱较单独使用长春碱可提高患者的生存期6个月（$P=0.004 9$），两组患者的3年生存率分别为11.7%和5.1%，5年生存率分别为4.1%和0。

有人分析了453例患者IFN-α治疗与预后的关系，其危险因素为低Karnofsky评分、高乳酸脱氢酶、低血红蛋白、高血钙、肾癌诊断到IFN-α开始治疗的时间小于1年。无危险因素组、中危组（1或2个危险因素）及高危组（3个以上危险因素）的中位生存期分别为30、14、5个月。IFN常见副反应为流感样症状，其他包括肝功能异常、贫血、白细胞减少等。

（3）靶向治疗：分子靶向治疗是指在肿瘤分子生物学的基础上，以肿瘤相关的特异分子作为靶点，利用靶分子特异制剂或药物进行治疗的手段。靶向治疗是近年来研究的热点，已有多个商业化的药物进入临床试验或上市，包括对肾癌的治疗。

1）血管生成抑制剂：多数肾透明细胞癌都有 VHL 肿瘤抑制基因的突变，引起缺氧诱导因子的增加，从而启动血管内皮生长因子、血小板源性生长因子-β、转化生长因子 α（transforming growth factor-α，TGF-α）和促红细胞生成素（erythropoietin，EPO）转录增加，促进新生血管形成和肿瘤的发展。

2）索拉非尼（sorafenib，多吉美）：为 Raf 激酶抑制剂，能抑制 Raf-MEK-ERK 传导通路，从而抑制了 VEGF 和 PDGF。202 例晚期肾癌患者口服 BAY43-9006（400mg，2 次/d）12 周，目标病变缩小大于 25% 的 37 例（35%），患者继续开放性治疗，其中位 PFS 时间为 48 周，目标病变变化不超过 25% 的 65 例患者则随机分为 sorafenib 治疗组和安慰剂组，治疗 12 周后，两组中位生存期分别为 23 周和 6 周（$P = 0.0001$）。一项 324 例晚期肾癌患者参加的 III 期临床试验中，82% 的患者接受过细胞因子治疗，sorafenib 治疗 12 周后，BAY43-9006 组和安慰剂组无进展存活率分别为 50% 和 79%（$P < 0.00001$）。sorafenib 的毒副反应主要为手足综合征，其他包括乏力、厌食、口腔炎等。

3）贝伐单抗（Bevacizumab，avastin，阿瓦斯汀）：是重组人单克隆抗体，可选择性地与 VEGF 结合，减少了细胞质中的 VEGF。在一项临床 II 期试验中，116 例转移性肾癌患者被随机分组，Bevacizumab（3 ~ 10mg/kg）治疗组的进展时间（time to progression，ITP）（4.8 个月）显著高于安慰剂组（2.5 个月）（$P < 0.001$），但两组患者生存率无差别，Bevacizumab 的毒副反应主要是低血压和无症状的蛋白尿。

八、预后

1. **转移** 肾癌可以经淋巴管转移到主动脉旁淋巴结，向上蔓延，可达颈部淋巴结。肾癌可经血道转移到全身各处。最常转移到肺，其次是骨骼。据报告，肾癌除指甲和牙齿没有转移外，身体各个部位和器官均可发生转移。肾癌转移很难预测，变化甚大。有的是肿瘤体积很大，但无转移。有的肾癌体积很小且无症状，但已有远处转移。后者常在远处转移部位出现症状后，追溯检查，发现原发灶是肾癌。

2. **转归** 肾癌的自然转归，一般认为极差。一组 443 例未经治疗的肾癌，3 年生存 4.4%，5 年生存 1.7%；另一组 141 例多发性远处转移者，无论是否行肾切除术，无生存超过 2 年。

第二节 肾盂癌

肾盂癌是发生于肾盂、肾盏肿瘤，发病率在肾脏肿瘤中居第 2 位，仅次于肾癌，并且发病率正逐年上升，其原因可能与发病者增多或检出率提高有关。我国肾盂癌发病率较西方国家为高，原因尚不清楚，多发生于 40 岁以上中老年，男性多于女性。

一、病因

增加肾盂移行细胞癌的发生率的危险因素众多，主要与应用化工、染料及炼制等相关职业有关。根据中国联苯胺作业工人调查，发生尿路上皮性肿瘤为 189.6/10 万，且发病率与发病年龄、从事该职业时间长短有明显关系，发病高峰在工龄 20 ~ 24 年，发病年龄平均在 58 岁。这些人中有 68% 的受检者尿脱落细胞检查为阳性。

除染料工业外，其他行业如橡胶、纺织品印染、电缆、油漆、焦油、农药、制革、电料等行业的工人中发生率也较高。

近来研究证实，尿路上皮肿瘤患者中的色氨酸代谢产物中正经氨基较正常人为高。

吸用高焦油量的烟卷和深度吸烟可大幅增加上尿路上皮肿瘤的发病危险性，最高可达 8 倍，且与每日烟卷的消耗量相关，停止吸烟可减少发病的危险性。

咖啡的饮用与肾盂移行细胞癌发病率的关系尚不明确。饮料及甜味剂尚未见资料证实其对人有致癌作用，但认为，此类物质是一种有效促进癌变并与致癌物质有协同作用的物质。

有些物质与尿路上皮肿瘤的发病有关，如解热镇痛剂——非那西汀（Phenacetin）用量过大时，可导致肾盂细胞癌。其致癌部分可能是 4-乙烯氨苯，该物的化学结构近似已知的尿路上皮性肿瘤的致癌物质。1998 年 Steffens 报道有 22% 患肾盂肿瘤的患者有滥用非那西汀药物史。其潜伏期为 24～26 年。

慢性炎症、结石、尿路梗阻均与肾盂移行细胞瘤的发病相关联。

肾盂移行细胞癌和其他尿路上皮肿瘤一样与遗传有关，有些患者有明确的家族史，这类患者因遗传上的缺陷，使其易于受环境中的致癌物质的影响而致癌。

二、病理

1. 肾盂移行细胞癌　移行细胞癌是肾盂恶性上皮性肿瘤最常见的组织学类型。有报道长期服用镇痛药，应用二氧化钍、环磷酰胺治疗以及先天性马蹄肾患者肾盂移行细胞癌发病率高。肿瘤主要有 3 种生长方式。①乳头状型：肿瘤质脆，粉白色，有宽窄不同的蒂，多数标本可融合成直径大于 1cm，表面细颗粒状或绒毛状，多个小肿瘤可融合成直径大于 2cm 的较大肿瘤，呈菜花状，充塞肾盂，使之扩张。此型向肾盂壁浸润性生长不明显，常推压肾盂肌层形成弧形较清楚的边界。该型肿瘤常多灶性发生，有的病例几乎每一肾盏均见乳头状肿物。②平坦型：肾盂局部黏膜增厚、粗糙、灰白色，病变处由于纤维组织增生、炎性细胞浸润，致使肾盂壁局部增厚、僵硬。③结节肿块型：肿瘤呈球形突入肾盂，基底部向肾盂壁甚至肾实质浸润性生长，形成较大肿物，切面灰白色，颗粒状，质脆，有出血、坏死灶。部分病例癌瘤破坏，占据肾脏一半，甚至全肾。肉眼观察有时与低分化肾细胞癌和黄色肉芽肿性肾盂肾炎鉴别较困难。临床上也难以判断是肾盂癌抑或肾细胞癌，镜下诊断标准同膀胱尿路上皮癌。

2. 肾盂鳞状细胞癌　肾盂鳞状细胞癌少见。常伴有肾盂肾炎、肾结石及肾盂黏膜白斑。也有报道应用二氧化钍肾盂造影后数年发生肾盂鳞状细胞癌。诊断标准应严格，需排除移行细胞癌伴有鳞状细胞化生的亚型。

3. 肾盂腺癌　肾盂腺癌少见。肾盂腺癌常伴有肾盂肾炎和结石，长期炎性刺激导致移行上皮腺性化生，发生腺性或囊性肾盂肾炎，这是腺癌发生的原因和基础。

4. 肾髓质癌　肾髓质癌是罕见肿瘤。国外一些著作中将其放在肾细胞癌中，而 1998 年版 WHO 肾肿瘤组织学分类中将该肿瘤放入肾盂肿瘤中。该肿瘤几乎唯一发生于镰状细胞病（sickle cell disease）患者中。多见于较年轻的患者（11～40 岁），男性多见，男∶女为 2∶1。肿瘤灶位于肾髓质，切面质地不均匀，灰白色，间有出血、坏死灶。在肾盂周围及肾皮质内常有卫星灶。

5. 肾盂未分化癌　在国内外以往著作中没有描述肾盂未分化癌，而 1998 年版 WHO 肾肿瘤组织学分类中明确列出肾盂未分化癌。Mostofi 给该肿瘤下的定义是："低分化恶性上皮性肿瘤，不能将其放入肾盂癌分类的其他任何组中"。"未分化"是组织上的意义，不是作为高级别肿瘤的同义语来使用的。当不分化的肾盂肿瘤侵及肾实质时，与肾实质原发性肿瘤及来自其他部位的转移癌鉴别是困难的。确定肾盂原位癌的存在，在鉴别诊断中具有重要的意义。有学者认为需要病理学家们今后积累更多的确切病例进一步阐明该肿瘤的形态学特征。目前，在能除外肾盂低分化移行细胞癌、鳞癌、腺癌和肾髓质癌，以及能排除肾实质发生的低分化癌和转移癌的情况下，可以诊断或考虑为肾盂未分化癌。

6. 肾盂癌肉瘤　该肿瘤罕见，在一个瘤体中确实存在癌的成分和肉瘤成分。根据组织学特征和免疫组织化学染色特点确定癌的成分是容易的。确定肉瘤成分可能容易，也可能困难。如确定骨肉瘤、软骨肉瘤和横纹肌肉瘤成分可能相对比较容易，而确定梭形细胞肿瘤、纤维肉瘤和平滑肌肉瘤成分可能是困难的。首先应除外癌组织中出现的纤维肉瘤样反应性间质增生，否则，癌肉瘤的诊断不能确定。

三、分期

T_x：原发肿瘤隐性，不能评估，例如输尿管引流尿细胞学检查阳性，尚未找到肿瘤。

T_0：未发现肿瘤。

T_{is}：原位癌。

T_a：非浸润性肿瘤乳头状癌。

T_1：肿瘤侵犯上皮下结缔组织。

T_2：肿瘤侵犯肌层。

T_3：肿瘤穿过肌层至肾盂外或输尿管外脂肪。

T_4：肿瘤侵犯邻近器官，或穿透肾组织进入肾周脂肪。

N_x：局部淋巴结不能评估。

N_0：无淋巴结转移。

N_1：单个转移淋巴结不超过 2cm。

N_2：单个淋巴结大于 2cm，但不超过 5cm，或多个淋巴结转移，无大于 5cm 者。

N_3：转移淋巴结大于 5cm。

M_x：不能评估存在远处转移。

M_0：无远处转移。

M_1：远处转移。

四、临床表现

肾盂、输尿管癌最常见的临床病状是血尿，肉眼可见或镜下血尿。镜下血尿常见于早期或分化良好的肿瘤。血块通过输尿管部发生肾绞痛，但多数为腰部钝痛或无疼痛。一般临床上不能发现肿大的肾脏，肾盂输尿管癌有肿物的仅 5%～15%，偶可见到输尿管癌梗阻引起大的肾积水。有报道 10%～15% 的患者可以无任何病状而偶然发现，肾盂输尿管癌有膀胱刺激症状的往往是伴发膀胱肿瘤。肿瘤局部扩散可能出现同侧精索静脉曲张、后腹膜刺激症状。肾内有结石多年或合并感染，血尿严重要考虑到可能有鳞癌。输尿管癌大多数在下 1/3，约占 75%，肾盂输尿管癌有 7% 可以表现为恶病质（消瘦、贫血、虚弱）。

五、诊断

1. B 超检查　超声是简单、有效、无创的检查手段，自 1979 年采用该技术，初期诊断阳性率 50%，以后随着对本病声像图特点掌握及检查方法上的改进，以及超声仪性能的提高，诊断率明显提高。超声检查的直接征象是肾盂内探及实性肿块回声，以肿块边缘极不规和肿块回声低于肾实质为本病的特点；间接征象是瘤体较小时肾盂集合系统呈局限性扩张，回声不规则。当瘤体较大时集合系统回声中断，扩张明显，肾盂肾盏出现积水，它以肾盂轻度积水和部分肾盏积水扩张为特点。上尿路肿瘤常致不同程度的尿路梗阻，B 超对诊断尿路积水极为敏感，对病灶定位准确。但在有些情况下超声诊断仍会出现困难。①对于肿瘤较大侵犯肾实质及被膜，难以分辨肿瘤与肾实质的界限者与肾癌难以鉴别。②肿瘤较小，回声低于肾实质，易误诊为肾囊肿。③对于小于 1cm 的肾盂癌可出现漏诊。④肾窦分离时，肾盂腔内发现小突起物，并非肾盂癌，声像图也难鉴别。⑤靠近肾盂的肾盂癌瘤体向肾盂内突出时不易与肾盂癌相鉴别，此时可结合 CT 帮助诊断。高分辨率的彩色超声检查可观察到肿瘤内有血流分布，这在肿瘤与血块鉴别诊断中有意义。

2. CT 检查　CT 在本病的诊断及术前分期中具有其他影像学检查无法媲美的优点。CT 检查具有高密度分辨率，在平扫加增强扫描后，能清楚显示病变密度，浸润范围以及与周围脏器的关系，对肾盂癌诊断正确率达 94.3%。肾盂癌的血供较肾癌少，注射造影剂后，仅轻、中度增强，CT 值提高幅度较小，肾盂肿瘤侵及肾实质时，增强扫描肿瘤密度明显低于肾实质。肾盂癌起源于中央尿道上皮，被致密的肾实质包绕，向心性增大和（或）浸润肾实质，即使很大的肾盂癌，肾脏轮廓仍可保持，晚期肾盂癌常造成集合系统阻塞、肾盂积水、肾功能部分或完全丧失，延时扫描时部分散在未受累的肾实质明显强化，往往提示肿瘤为中心性起源和向心性扩张或浸润。CT 扫描不仅可直接清楚显示肿瘤本身，还可鉴别肾盂癌和肾癌侵犯肾盂，清晰观察肾周浸润及区域淋巴结转移，决定手术切口、范围及术前分期具有重要意义。

3. 静脉肾盂造影　静脉肾盂造影是诊断上尿路疾病的重要措施。在本病中，乳头状肿瘤主要表现为偏心性充盈缺损或杯口状梗阻，但当肿瘤导致完全性梗阻或肾功能严重损害而患肾不显影时，严重影响本病的定位及定性诊断。静脉肾盂造影检查在早期肿瘤小易漏诊外，肿瘤造成严重梗阻致尿路显影差，便降低诊断率或病灶定位率，但静脉肾盂造影检查除有助于患肾的诊断外，也能了解对侧肾是否有病变及肾功能情况，对决定治疗方案具有重要意义。因此应作为必要的初步检查方法。静脉肾盂造影有以下缺点和限度，即小病灶往往遗漏；当造影不满意或有气粪影重叠时，难于与伪影区分；不能发现肾盂以外的病灶不能准确分期。一般文献认为，肾盂癌作静脉肾盂造影时，20%可无异常发现，30%显示充盈缺损，25%显示肾盏扩张和狭窄，单凭静脉肾盂造影做出诊断只有50%左右。静脉肾盂造影对肾盏内的肾盂癌的诊断非常有意义，而位于肾盂输尿管开口病灶易引起肾积水，导致静脉肾盂造影不显影而诊断困难。

4. 逆行性肾盂造影　常用于静脉肾盂造影显影不理想者的进一步检查，对静脉盂造影检查示一侧上尿路不显影者应常规行上尿路逆行造影。逆行肾盂造影可以达到定位诊断和通过细胞学检查的定性诊断。输尿管插管时导管可盘曲在肿瘤下方扩张的输尿管内，或在输尿管内卷绕以后到达肿瘤上方称为Bergman征。插管时发现患侧管口喷血，当导管通过肿瘤上方时则导管引出清亮尿液，或患侧管口无喷血。当导管通过肿瘤时损伤肿瘤，膀胱镜见到输尿管口从导管旁流出血性尿，而输尿管导管引出清亮尿液，对诊断有重要意义。

5. 核磁共振　由于MRI具有多平面成像，对软组织分辨率高等优点，当在尿路造影和CT图像难以作出肯定诊断时，可作MRI检查。近年来应用的新技术磁共振尿路造影（MRU）具有取得泌尿系统全貌影像的优点，一次检查能获得清晰的尿路造影图像，其影像与IVP相同，不需要注射造影剂，是诊断肾盂癌，尤其是多器官发病的尿路上皮肿瘤最理想的检查方法。所以核磁共振对已发生梗阻、排泄性尿路造影不显影者尤为适用。

6. 肾盂输尿管镜检查　随着腔道泌尿外科技术的进展，输尿管镜在肾盂癌的诊断中占有极重要的地位。近年来输尿管镜光学和柔韧性技术不断改进，对有经验的泌尿外科医师来说，上尿路和集合系统几乎无盲点可言，同时还可以抓取病变组织进行病检，为诊断提供最直接的依据。

7. 尿细胞学检查　尿路上皮癌尿细胞学检查一直被认为是诊断本病的常用方法，但检出率不高，可能与缺乏反复多次检查有关。肿瘤细胞分化不良者尿细胞学检查阳性率高，尿细胞学阳性者预后低于阴性者。无论何种影像学检查只能显示病灶形态学改变，确诊仍要靠组织病理检查。

8. 肾穿刺造影　对排泄性尿路造影不显影、逆行肾盂造影插管不成功者，可采用此方法，但这种造影对肿瘤而言不是完善的诊断方法，它可引起肿瘤种植和扩散，目前应用的较少。

9. PET检查　PET是将极微量的正电子核素示踪剂注射到人体，然后采用特殊的体外测量装置探测正电子核素在体内的分布情况，通过计算机断层显像方法显示主要器官的结构和代谢功能。^{18}FDG是临床上应用最广的肿瘤代谢显像方法。^{18}FDG肿瘤显像的生物学基础在于^{18}FDG能被肿瘤细胞摄取，肿瘤组织中的^{18}FDG分布水平明显高于肿瘤周围正常组织，PET图像上肿瘤组表现为放射性浓聚。^{18}FDG经尿液排泄，尿路中有较低程度的放射性分布，对尿路上皮肿瘤的诊断价值会受影响，采用延迟显像或采用导尿管、尿路冲洗及利尿剂等措施有一定帮助。PET可做全身显像是其突出的优点，显示原发灶变化的同时可探测全身其他部位是否存在转移灶，有利于肿瘤分期。PET断层图像可与CT和MRI作图像融合。CT和MRI侧重观察肿瘤的形态学变化，PET在分子水平上显示组织的功能代谢变化。PET检查价格昂贵，因此限制了其在临床上的广泛使用。另外从肾盂到尿道近端1/3的尿路均被附移行上皮细胞，均有机会接触致癌物质而发生癌变，甚至先后或同时发生不同部位的癌变。

由于本病临床表现个体差异性大，常被并发的膀胱癌所掩盖，故漏诊率高。漏诊的原因一般认为如下。①对肉眼血尿这一重要信号没有引起足够的重视，实施简单止血，对症治疗血尿经治疗停止后，未进行进一步诊治。②满足于尿路感染，前列腺增生伴出血，泌尿系统结石等诊断，随后的治疗仅限于以上疾病。③对实施了静脉肾盂造影、逆行造影等检查，而未明确诊断的患者，未进一步实施膀胱镜等特殊检查，甚至未进行必要的随访。④各项辅助检查自身存在的局限性及病灶的大小、位置等均易引起漏诊。

六、治疗

对肾盂癌采取不同的治疗方法会取得不同的治疗效果，应考虑肿瘤细胞分化度和肿瘤侵犯程度，这是选择治疗方法的重要依据和原则。一个低级、低期的肿瘤患者，采取保守性手术和根治性手术的效果都是较好的；一个中等分级分期的肿瘤患者，则应采取根治性手术为好；高级、高期肿瘤患者采取保守性手术与根治性手术相比较，有明显的差异。目前认为，保守性手术只能对特殊的孤立肾、肾功能有损害、双侧肿瘤或小的息肉样、低级的输尿管肿瘤才适用。对较少见的双侧高级、高期肿瘤或孤立肾、高级高期肿瘤，行双肾切除加血液透析，或以后再行肾移植也是较好的治疗方案。

1. 手术治疗　手术方法应根据患者的全身情况、肾功能及肿瘤情况而选择。肾盂癌行肾及部分输尿管切除术后残留输尿管发生率为 40% ~ 84%，残端输尿管肿瘤发生率与输尿管残留长度呈正相关。经典的肾盂癌的手术治疗术式是根治性肾输尿管和包括壁间段输尿管在内的部分膀胱切除术，肾脏需先结扎动、静脉，整块切除 Gerota 筋膜、肾周脂肪、肾、肾蒂及淋巴结。但此手术一般采用腰部（切肾）和下腹部（切输尿管）切口两个切口，对患者创伤较大。近年来，内镜被应用于本病的治疗并取得满意成就。输尿管镜早就被应用于本病的治疗，随着操作技术普遍提高，可弯曲软镜及激光的应用，输尿管镜不仅能治疗浅表性输尿管肿瘤，也能治疗浅表性肾盂肿瘤。经皮肾镜或输尿管镜尤其适用于浅表肿瘤、独肾或对侧肾功能不全患者的治疗。术后常规行膀胱内药物灌注以预防继发膀胱移行细胞癌是必要的。另外一个未引起重视的问题是肾盂癌由于某些原因手术未能将输尿管全切，那么术中应向输尿管残端内灌注化疗药物，否则这也是致输尿管残端及膀胱肿瘤发生的原因之一。

2. 放射治疗　多用于术后防止高级、高期恶性病变的复发，对姑息性治疗骨转移和疼痛也是常用的手段。系统抗癌药物治疗上尿路上皮肿瘤目前尚无大量报道，长期随访应用 M-VAC（丝裂—长春花碱、阿霉素、卡帕）仅 5% 有永久性疗效。有文献报道肾盂输尿管肿瘤术后 15.0% ~ 45.6% 再发膀胱癌，复发时间常在术后 3 年，因此术后 3 年内每 3 个月复查 1 次膀胱镜，早期发现再发膀胱癌、早期治疗。3 年后可适当延长复查间隔，术后亦应膀胱内灌注化疗药物，以延缓和减少再发膀胱癌。

3. 滴注疗法　治疗上尿路上皮肿瘤，可经膀胱内应用丝裂霉素 C 治疗伴有膀胱输尿管反流的末端输尿管肿瘤。灌注途径是逆行输尿管导管或经 PCN 管给药，有报道用于孤立肾取得了较好的效果。

4. 腹腔镜肾盂手术治疗　自从 Glayman 于 20 世纪 90 年代初首次利用腹腔镜技术进行肾切除手术以来，泌尿外科腹腔镜手术发展十分迅速。肾盂癌的腹腔镜手术目前还处于发展的初期，不同的手术方法各有优缺点，手术的操作环节还需要进一步改良。

（1）手术体位：以患侧垫高卧位和侧卧位为主，由于这样的体位能使肠管自然移向健侧，有利于充分暴露腹膜后的肾输尿管。

（2）手术方式：包括腹腔镜手术和手辅助式腹腔镜手术。前者在手术入路的建立到肾输尿管切除的过程中均使用一般常规的腹腔镜器械和技术，因此操作复杂，技术难度高，后者由于有手的参与，克服了常规腹腔镜手术的许多局限性，揉和了开放手术和腹腔镜技术的优势，在手术安全性、根治性、操作的灵巧性等方面都得到了明显的提高。

腹腔镜手术治疗肾盂癌具有创伤小、患者恢复快的特点，是一种安全可靠的方法。

七、预后

肿瘤分期、分级，淋巴转移和血管浸润等因素均能影响肾盂癌的预后。肾盂癌同时合并输尿管膀胱癌，这种自上而下的同时发生多器官肿瘤可能与肿瘤的种植有关。在某种程度上反映了肿瘤的恶性程度。肾盂壁薄，周围淋巴引流丰富，即使低度恶性的肿瘤也可早期浸润，发生转移而出现不良预后。在肾盂癌预后的诸多因素中，肿瘤细胞的分化程度和浸润深度是主要的预后因素。G_3 生存率明显低于 G_2。各病理分期之间生存率相比较有明显的差异，随分期升高生存率逐渐下降。肿瘤细胞分级病理分期反映了肿瘤细胞的生物学行为，且常与静脉淋巴浸润相关，肾盂癌肿瘤细胞分级、病理分期是决定预后的主要因素。

肾盂壁薄、周围淋巴引流丰富，即使低度恶性的肿瘤也可早期浸润，发生转移而出现不良预后，因此以分期为标志的肿瘤浸润能力在判断肾盂癌预后上更有意义，但结果并非完全一致。

第三节　肾母细胞瘤

肾母细胞瘤（nephroblastoma）是来源于后肾胚基的肿瘤，在小儿泌尿系统恶性肿瘤中最为常见。1814 年，Rance 首先叙述了这一疾病，1899 年，Max Wilms 对肿瘤的病理学特征进行了系统性的描述，故又被命名为 Wilm's 瘤。其他沿用的名称尚有肾脏混合瘤（mixed tumor of the kidney）、肾脏胚胎瘤（embryoma of the kidney）等。在 20 世纪 30 年代以前，由于临床诊断时肿瘤的体积较大，难以切除，患儿死亡率高。20 世纪 30 年代后，随着小儿外科技术和麻醉水平的提高，病死率逐渐下降，至 20 世纪 40 年代患儿存活率已达到 25% 以上，由于放线菌素 D、阿霉素、长春新碱等化疗药物以及放疗的临床应用，近年来患儿生存率已获得大幅度提高。

肾母细胞瘤的发病率占小儿实体肿瘤的 8%，在 15 岁以下的小儿泌尿及生殖系统恶性肿瘤中占 80% 以上。有报道称在美国该肿瘤的发病率为 7/100 万儿童，其中 75% 在 1~5 岁时获得临床诊断，而 3~4 岁是发病的高峰期，男性发病率略低于女性（男女之比为 0.97：1.0），家族性发病的占 1%。国内报道 6 所儿科医院 2 133 例恶性实体肿瘤中，肾母细胞瘤占 503 例，诊断时年龄在 1~5 岁者也占 75%，90% 见于 7 岁以前，罕见于成人和新生儿，双侧者占 1.4%~10.3%，诊断时平均年龄为 15 个月。

一、发生学及胚胎学

肾母细胞瘤是由于后肾胚胎基细胞未能正常分化为肾小球和肾小管，同时出现异常增生形成的恶性肿瘤，肾母细胞复合体（nephroblastomatosis complex）可能是肿瘤的携带状态（carrier state），被认为是一种癌前病变，并继发演变为肾母细胞瘤，根据生殖细胞中是否出现有肿瘤的突变表现，可将肿瘤分为遗传性和非遗传性两大类。若为遗传形式，则肿瘤发生更早，易表现为家族性、双侧性或多中心性发生，常伴有虹膜缺如和泌尿生殖系统的畸形。所有双侧性肾母细胞瘤及 15%~20% 的单侧病变与遗传有关，遗传型肾母细胞瘤的后代患肿瘤的机会可达 30%，单侧病变者则仅有 5%。

在 30%~40% 的肾母细胞瘤切除组织标本中可见有持续存在的异常肾胚质细胞残存灶，这些胚胎细胞具有分化成为肾母细胞瘤的潜能，当受到第 2 次刺激时，上述细胞即可演变为肿瘤细胞，因而在肾母细胞瘤的发病中起着重要的作用，这也部分地解释了肿瘤的发病高峰期为 3~4 岁的原因，提示肾母细胞瘤并非是一种先天性的肿瘤。

二、病理

肾母细胞瘤可发生于肾实质的任何部位，是一个边界清晰、有纤维性假包膜的单个实体肿瘤，多为圆形。肿瘤剖面呈现鱼肉样膨出，灰白色，常有出血及坏死，此时可呈现橘黄色、红色或棕色，间有囊腔形成。肿瘤破坏并压迫正常肾组织，使肾盂肾盏变形，少见的情况是肿瘤侵入肾盂，并向输尿管发展，可引起血尿及梗阻，甚至可经尿道脱出。约 5% 的病例合并钙化，多位于既往坏死区，呈现线状或蛋壳样位于肿物边缘，与神经母细胞瘤的分散钙化点有明显不同。

肿瘤突破肾被膜后，可广泛地浸润周围器官及组织。肿瘤可经淋巴转移至肾蒂及主动脉旁淋巴结，亦可沿肾静脉伸入下腔静脉，甚至达到右心房。小儿有腔静脉或心房栓塞时，仅有少于 10% 的患者有临床表现，且临床表现也因梗阻部位而异，如下腔静脉梗阻在肝静脉以上可有肝脏肿大及腹腔积液，如侵入右心房可致充血性心力衰竭或心脏杂音。血行转移可播散至全身的各部位，其中以肺转移最为常见，其次为肝，也可转移至脑。如无其他部位转移，则双侧肾肿瘤可被认为是双侧原发病变，虽然双侧可呈现不对称表现，但在绝大多数病例两侧肿瘤是同时发生的。

肾外肾母细胞瘤较为罕见，可位于腹膜后或腹股沟区，也可成为复合畸胎瘤的一部分，其他部位包括后纵隔、盆腔及骶尾区。

肿瘤的组织来源为间叶组织的胚基细胞，有多向分化的特点，因而组织形态表现为多样性。镜检主要由胚芽、间质及上皮三种成分构成，根据肿瘤组织中上皮、间质或胚芽所占成分的比例而分为不同的组织类型，如其中某一成分占组织成分的比例达到65%以上，则相应地分别命名为上皮型、间叶型或胚芽型，如没有任何一种成分单独达到65%以上，则命名为混合型。

上皮型肾母细胞瘤的肿瘤细胞有上皮分化，有些上皮细胞可形成实质性索条，或可分化成不同发育阶段的肾小管、肾乳头、肾小球等肾脏上皮成分，分化越成熟则越倾向于良性。间叶型肾母细胞瘤的间质成分多为幼稚性间叶组织，占肿瘤组织的绝大部分，包括原始间质细胞及不同量的横纹肌、平滑肌、成熟结缔组织、黏液组织、软骨、成纤维细胞等成分，甚至有脂肪、骨质、神经节和神经胶质等，故有人也称为畸胎瘤。胚芽型则如同胚胎发育致密的间叶组织，细胞小而圆，排列紧密且生长活跃，含深染的细胞层，成分为成巢状分布的中等大小的幼稚细胞，其核呈现圆形或卵圆形，核仁不明显，核染色质深染并可见核分裂象，胞质量中等。根据其排列方式分为弥漫胚基型、蛇曲状胚基型、结节胚基型和基底胚基型4个亚型。

三、分期

分期是评估疾病早期、晚期、制定治疗方案、判断预后的基本依据，应用最广泛的为美国Wilm's瘤研究组（NWTS）制定的分期标准。

Ⅰ期：肿瘤局限于肾内，手术可完全切除。
Ⅱ期：肿瘤已扩展至肾外，但手术可完全切除。
Ⅲ期：肿瘤已扩散，但局限于腹腔内，无血行转移，不能完全切除。
Ⅳ期：出现血行转移，如肺、肝、脑、肾等转移。
Ⅴ期：双侧Wilm's瘤。

四、临床表现

最常见的表现为无症状性腹部包块，约75%以无意或查体时发现腹部包块而就诊，包块位于上腹季肋部一侧，表面光滑呈实质性，多无明显压痛，其大小依据发现早晚可大不相同。早期多无不适主诉，肿瘤迅速增大时，可有腹部不适、烦躁不安、气促等表现，甚至出现类似急腹症表现，肉眼血尿少见，约25%患者有镜下血尿，约60%患儿因肾动脉受压而出现不同程度高血压。食欲不振、体质量下降、恶心、呕吐为疾病晚期征兆。WT相对于神经母细胞瘤而言，除发病年龄稍大，症状轻外，尿中儿茶酚胺代谢产物测定和骨髓检查有利于鉴别神经母细胞瘤。

五、诊断

临床上常根据患儿的发病年龄、腹部肿物及伴发畸形等症状和体征作出诊断，同时影像学检查特别是X线检查和腹部B超在肾母细胞瘤的诊断中也具有重要的价值。

影像学诊断首选经济、方便、快捷的超声波检查（US），多数情况下，可以基本定位肿瘤起源于肾内或肾外，分辨肿块是实质性或囊性，并探测腔静脉是否受累（受压、梗阻、瘤栓等），根据肿块位置、性质可初步甄别肾积水、肾囊肿和神经母细胞瘤。

静脉尿路造影方法（IVP）因其较烦琐，且约10%的病例因肿瘤侵犯肾组织及肾静脉而不显影，有应用越来越少的趋势，但IVP较CT、MRI经济，对于没有CT设备或经济困难患者仍不失为一种有效的诊断手段。

CT评估肾母细胞瘤有其显著优势。CT扫描可明确肿瘤起源于肾内，明确肿瘤范围，与周围组织器官的关系，是否为双肾病变，以及有无转移瘤等。肾母细胞瘤的典型CT表现为起源于肾内的伴有低密度区或出血区的非均质性包块，可有细小散在灶性钙化，具有假被膜的瘤体与正常肾组织常有明确界限，并将正常肾组织挤压至周边呈薄片状、线状或新月状。神经母细胞起源于肾上腺及腺体交感神经节，肾脏压迫移位为主，瘤内坏死囊变少见，钙化发生率高，且多为斑块状粗大钙化，结合年龄、尿检，易于鉴别。一旦除外神经母细胞瘤，则需进一步排除中胚叶肾肿瘤、肾癌、淋巴瘤。另外，10%～15%肾母细胞瘤患儿诊断时已出现肺转移，因此应常规行胸部 X 线检查，当患者有持续性骨痛或怀疑透明细胞瘤、恶性杆状细胞瘤时，应行骨和骨髓检查。

总之，IVP、US、CT 诊断各有优缺点，临床上可采用两种方法综合评估，无论哪种方法其诊断准确率均不可能达到 100%，也不能取代肾母细胞瘤切除术前的病理诊断。

六、治疗

肾母细胞瘤对化疗、放疗敏感，近年来，利用手术、化疗、放疗综合治疗使疗效大为提高。

1. **手术治疗**　对于单侧肾母细胞瘤，一旦确诊尽早手术切除，即使已出现肺转移。实施肿瘤切除前常规取组织病理检查，以免误诊，分清肿瘤组织分化程度（FH，UH），为术后放、化疗提供病理依据；同时应仔细探查肿瘤波及范围、有无转移灶、腹膜后淋巴结、肾血管及对侧肾脏有无肿瘤。对Ⅰ～Ⅱ期肿瘤应完全切除，Ⅲ期肿瘤尽可能完全切除。对于晚期肿瘤，如试图彻底切除肿瘤可能冒很大风险，故不宜过分强调完全切除，术后化疗和放疗可清除残余瘤组织。

2. **放疗**　肾母细胞瘤对放射线敏感，术后尽早（术后 10 天内）放疗对提高疗效、降低复发率、提高生存率有重要意义，随化疗进展，很多情况下可不用放疗，照射剂量和范围已经进一步改进，降低照射剂量和范围以达到降低脊柱侧凸等并发症的发生。分化良好的Ⅰ期肾母细胞瘤术后可不作放疗，Ⅱ期以上者，实施术床、残余瘤及转移灶照射治疗，有腹内扩散者，需在保护对侧肾脏的前提下行全腹照射，1 岁以内婴儿慎用放疗或降低照射剂量，以免影响生长发育。

3. **化疗**　肾母细胞瘤治疗最重要的进展是联合化疗，合理应用必要的术前化疗和坚持术后规律化疗，已显著提高肾母细胞瘤存活率。尽管 NWTS 推荐肾母细胞瘤化疗方案，但在实践中，各家的化疗方案、疗程不尽相同。较为敏感化疗药物为长春新碱（VCR）、放线菌素（ACTD）、多柔比星（ADR），实践证明二联、三联化疗方案明显优于单药化疗，对中晚期（尤其分化不良型）肾母细胞瘤病例，采用手术、放疗、三联化疗是提高疗效的关键。

4. **肾母细胞瘤术前治疗**　肾母细胞瘤术前治疗（包括化疗/放疗）成为近年研究和争论的热点问题。NWTS 强调先手术切除肿瘤，明确诊断，确定组织学类型和临床分期，以免误诊误治，并治疗个体化，术前化疗可能影响肿瘤分期和病理分型，与未经术前化疗组比较，无瘤生存率无显著差异。SIOP（international society of pediatric oncology）则认为术前化疗可使肿瘤缩小，减少术中肿瘤破溃机会，并减少因术后局部残留而行腹部放疗机会。越来越多研究报告表明术前放化疗的优越性，尤其对巨大肿瘤、长段腔静脉瘤栓、浸润主要脏器致手术切除瘤困难者，主张有计划地进行术前放疗或化疗 4～12 周，待肿瘤缩小后手术，可降低手术风险，增加完整切除机会。同时对肿瘤侵及血管时能更好地提供有效治疗途径，化疗后肿瘤缩小局限，避免手术切除更多肾组织，有利于肾实质保存，这一点对双侧和孤立肾肾母细胞瘤更有价值。

术前化疗方案多采用 SIOP 推荐方案。

方案一：VCR 1.5mg/m²，1 次/周，ACTD 15μg/（kg·d），连用 5 天，或在此基础上加用 ADR 50mg/m²，1 次/6 周。

方案二：VCR 2mg/m²，1 次/周，ACTD 400μg/m²，ADR 20mg/m²，连续 3 天。疗程尚未统一，一般为 4～12 周，可以各自临床经验决定术前化疗时间。

术前介入性动脉栓塞疗法（TACE）也已用于中、晚期 WT 的术前治疗。因栓塞剂、化疗药直接通过肿瘤动脉注入，可使肿瘤迅速坏死、缩小，而缩短术前治疗时间（可缩短至 2 周以内），减轻化疗、放疗全身不良反应，并能明显诱导 WT 细胞凋亡，为提高临床疗效创造条件。

5. **复发转移及双侧肾母细胞瘤治疗**　对于复发和转移瘤仍采用手术、放疗、化疗综合措施治疗，但联合化疗方案更强，可加用顺铂、环磷酰胺、鬼臼类药物，对较明显的转移灶依病情先行手术切除或放疗。对双侧肾母细胞瘤及孤立肾肾母细胞瘤，治疗目的是最大限度的保留肾组织和肾功能，手术以姑息性部分切除为主，术前以 TACE 化疗或 VCR + ACTD（ADR）化疗 4 ~ 6 周，如不显效，可加放疗，使肿瘤坏死、缩小、局限，为手术探查、肿瘤切除创造条件。术后继续正规化疗，必须全肾切除及肾移植时，尽可能化疗 2 年后实施，以减少复发。

七、疗效与预后

影响肾母细胞瘤预后的主要因素为组织分化程度、分期、复发、血行或淋巴转移以及是否合理综合治疗。FHⅠ、FHⅡ、FHⅢ、FHⅣ期 6 年生存率分别可达 96%、93%、83%、65%，UHⅠ期为 89%，UHⅡ ~ UHⅣ期为 50%，由于合理采用手术、放疗、化疗等综合治疗手段，双侧 WT 的远期生存率已明显提高。

第十章

骨及软组织肿瘤

第一节 骨肉瘤

一、概述

骨肉瘤是来源于间叶组织的恶性肿瘤，能直接产生骨样基质为其重要特征。在原发骨肿瘤中，骨肉瘤的发病率仅次于浆细胞骨髓瘤，居第二位，占原发骨肿瘤的 10%，占原发恶性骨肿瘤的 20%，年发病率 4/100 万 ~5/100 万。骨肉瘤好发于青少年，最常见于 10 ~20 岁人群，约占儿童肿瘤的 5%，约30% 发生于 40 岁以上患者，男女发病比例为 1.5∶1~2∶1。

骨肉瘤好发于四肢长骨的干骺端，特别是股骨远端，胫骨、肱骨近端，50% ~60% 发生在膝关节周围。其他部位包括股骨近端、股骨干、腓骨近端、胫骨干及远端等。非长骨区（如脊柱、颅骨、骨盆）的发病率随年龄增长而增加，手足部发病者罕见。多为单发，但也可见跳跃性病灶或多中心发病的病例。

二、危险因素

骨肉瘤的病因和发病机制仍不明确。尽管患者常有创伤史，但创伤事件只是促使人注意到有肿瘤存在，而非引起肿瘤的原因。骨肉瘤发病率的升高与佩吉特病和辐射暴露相关。

视网膜母细胞瘤患儿如能存活，发生骨肉瘤的危险增加，约占该类患者的 38%，这与 RB 基因变异有关。利 – 弗劳梅尼（Li-Fraumeni）综合征（乳腺癌并发软组织肉瘤）女性患者生育的儿童，骨肉瘤发病率增高，与 p53 基因突变有关。

三、病理学

WHO 骨肿瘤分类中将原发性骨肉瘤分为普通型、毛细血管扩张型、小细胞型、低度恶性中央型、继发型、骨旁型、骨膜型和表面高度恶性型骨肉瘤。其中普通型最为常见，又称髓质型骨肉瘤，约占所有骨肉瘤的 85%。

骨肉瘤最基本的病理学特点是瘤细胞直接产生类骨组织或骨组织。根据其细胞成分的多少、细胞的异型性和核分裂活动来分级，按照 Broder 体系，用数字 1 ~4 来表示，1 级分化程度最高、恶性程度最低，如分化好的普通型骨肉瘤和骨旁骨肉瘤；4 级分化程度最低、恶性程度最高，如骨佩吉特病发展而来的骨肉瘤或多中心发病的骨肉瘤。

（一）大体检查

普通型骨肉瘤一般肿瘤体积较大，直径多超过 5cm。切面灰白色，呈鱼肉样，可见黄白色或矿质样骨化、钙化灶，有沙砾感，有的含淡蓝色软骨或白色纤维组织，有时能观察到暗红色的出血软化灶，呈多彩、多样化的外观，符合骨肉瘤成分复杂的特点。毛细血管扩张型骨肉瘤表现为髓腔内的囊状结构，其中不完全地充以凝血块，没有实质性成分，也无硬化的瘤骨，少见广泛骨质浸润或软组织包块。骨旁骨肉瘤表现为一个附着于皮质表面的质硬、分叶状肿块，可侵犯骨骼肌和骨髓腔，切面可见软骨样结节。其他类型骨肉瘤与普通型骨肉瘤的肉眼观察差别不大。

（二）病理组织学

1. 普通型骨肉瘤　镜下检查见骨肉瘤由明显间变的瘤细胞组成，瘤细胞可以产生不同形式的类骨组织，表现为致密、粉染、无规则形的细胞间物质，呈弯曲线状，有小块状、分支和不完整的小窝，厚度差别极大，薄的被称为丝带状，有时与非骨性胶原难以鉴别。肿瘤细胞呈高度多形性，核分裂常见，细胞形态可以是：上皮样、浆细胞样、纺锤形、椭圆形、小圆细胞、透明细胞、单核或多核巨细胞或梭形细胞，多数病例中混合有两种形态以上的瘤细胞，偶可见恶性巨细胞。

普通型骨肉瘤可以产生不等量的软骨或纤维组织，根据其中占主要成分的基质，进一步分为三个亚型：成骨型（50%）、成软骨型（25%）、成纤维型（25%）。成骨型骨肉瘤中主要的基质是骨性和（或）骨样基质，可表现为纤细、树枝状骨样基质或致密、压实样骨样基质和骨。成软骨型骨肉瘤中有明显的软骨样基质，与非软骨成分紧密、无序地混合在一起。成纤维型骨肉瘤的标志是高级别的梭形细胞，含有很少的骨样基质，软骨成分可有可无，形态学上类似纤维肉瘤或恶性纤维组织细胞瘤。研究表明，不同亚型骨肉瘤之间的预后有一定差异。

2. 毛细血管扩张型骨肉瘤　这是一种侵袭性很强的少见骨肉瘤类型。镜下显示肿瘤组织中见空的或充满血的囊腔，有薄的间隔，容易误诊为动脉瘤样骨囊肿。病变边缘可见肿瘤细胞在先前存在的正常骨小梁之间浸润。囊壁没有内皮细胞衬附，而是貌似正常的巨细胞，间隔内细胞丰富，可见很多外观似良性的多核巨细胞，易误诊为骨巨细胞瘤，甚至恶性骨巨细胞瘤。瘤细胞染色质增多，多形性、核分裂明显。骨样基质不定，通常较纤细，有时难以确定。

3. 小细胞骨肉瘤　镜下基本的细胞与尤文肉瘤中所见的细胞非常相似，由小圆细胞及其产生的骨样基质构成，分布在细胞之间的骨样基质较纤细，为彩带状。

4. 低级别中心性骨肉瘤　镜下可见在数量不等的骨样基质和纤维性间质中存在少量到中等量瘤细胞。梭形瘤细胞呈交织排列，浸润周围正常骨小梁和骨髓。瘤细胞具有不典型性，常见核增大和染色质增多，核分裂象少见。肿瘤基质中出现多种成骨现象，与纤维结构不良中的编织骨相似，但较粗大，有些为中等到多量的层状骨，偶见散在小灶不典型软骨。

5. 继发性骨肉瘤　多继发于佩吉特病和放射治疗后，为高级别骨肉瘤，大部分为成纤维型或成骨型骨肉瘤，有时见大量破骨细胞。放疗后骨肉瘤中可见放射性骨炎的组织学改变。

6. 骨旁骨肉瘤　特点是组织结构高度分化，由不同成熟阶段的编织骨到板层骨构成，形态良好的骨小梁占大部分区域，被梭形细胞组成的分化良好的纤维间质所隔开，梭形细胞有轻微异形性和多形性，核分裂象少见。

7. 骨膜骨肉瘤　组织学上表现为中等分化的成软骨型骨肉瘤。常见骨化的肿块从皮质长出，与皮质紧密相贴。镜下见大量已钙化的或软骨内骨化的软骨基质，同时还有少量的花边状骨样基质包绕着瘤细胞。

8. 高级别表面骨肉瘤　该型骨肉瘤具有与普通型骨肉瘤相似的形态学变化。

四、临床表现

起病初期无典型症状。主要临床症状是渐进性的肢体疼痛，发病前可有外伤史。病程初期时，疼痛为间歇性隐痛，于负重活动时明显，休息后减轻，这个时期的症状不易用一般的疾病解释，也容易归因于创伤。随着病情发展迅速，疼痛逐渐加剧，呈持续性，夜间尤为明显，严重时影响睡眠，邻近关节的活动可受限。早期一般状况较好，晚期可出现体重下降、精神萎靡和贫血，严重者可出现恶病质表现。

体格检查可发现局部肿物，固定，边界不清，局部压痛，患者往往对触摸有恐惧感，浅表静脉充盈或怒张，皮肤轻度发红，皮温多有升高；有时可出现肿物突然增大，这可能是肿瘤内出血等继发性改变所致；局部听诊可闻及血管杂音，是肿瘤血液供应丰富的表现。5% ~ 10% 的患者可合并病理性骨折。

五、诊断

（一）实验室检查

红细胞沉降率增快。血清碱性磷酸酶升高，与肿瘤的发展程度密切相关，临床上 70% 以上的骨肉瘤患者血清碱性磷酸酶升高，在手术及化疗后明显下降，可作为衡量治疗效果的一个指标。血清乳酸脱氢酶有时也升高，往往是预后不良的一个征象。

（二）影像学改变

1. X 线检查　早期 X 线平片不典型，容易漏诊。随着病变发展，大部分病例 X 线表现为成骨及溶骨的混合性骨破坏，基质多有钙化或瘤骨。当肿瘤穿破皮质，侵入到软组织内形成最具特征的骨膜反应，如垂直于骨膜呈放射样平行排列的针状骨膜反应，即怒发冲冠征，或排列成由骨膜上一点向外放射，即日光放射征；或形成科德曼 Codman 三角，是骨膜被肿瘤反复顶起，骨膜反应性成骨，骨膜中断形成（图 10-1A、图 10-1B）。

2. 计算机断层扫描（CT）　CT 可以更清晰地显示肿瘤骨的病变范围，软组织侵袭情况及肿瘤与主要血管的关系，是外科手术界限制定的重要依据之一。CT 对瘤骨显示优于 X 线平片和 MRI 检查。胸部 CT 检查可早期发现是否存在肺转移和其他明显的肺部病变。

3. 磁共振成像（MRI）　MRI 可以更为清晰地观测肿瘤的软组织侵袭范围、肿瘤在髓腔内的浸润范围、跳跃性病灶以及是否侵及骨骺或关节（图 10-1C、图 10-1D）。在保肢手术中，MRI 对截骨长度定位具有关键的指导作用。

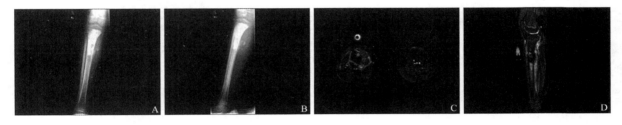

图 10-1　左胫骨上端骨肉瘤
A. X 线正位片；B. X 线侧位片；C. T_2 加权 MRI；D. 矢状位 MRI

4. 核素骨扫描　骨肉瘤在核素骨扫描上表现为放射性浓聚，浓聚范围常大于实际病变。骨扫描对骨肉瘤的定性或定位诊断以及判断有无其他骨的转移、是否存在多发病变、有无跳跃性病灶有帮助。

5. 血管造影　血管造影可以显示肿瘤的血管丰富程度、判断肿瘤的血管来源，还可发现血管是否被肿瘤推压移位或被肿瘤包绕，帮助判断切除肿瘤时是否需要切除血管并做修复的准备。化疗前后血管造影的对比可以作为评价化疗效果的重要指标。但随着磁共振血管成像的应用和普及，这种介入血管造影的应用已趋于减少。

（三）组织学诊断

穿刺或切开活检获取病变组织行病理学检查是骨肉瘤的确诊依据。在治疗开始前，应获得病理学诊断。诊断有困难时，需要行临床、影像和病理三结合联合会诊。

六、分期

（一）TNM 分期系统

美国癌症分期联合会（AJCC）第 8 版骨肿瘤 TNM 分期系统见表 10-1。

1. 原发肿瘤（T）

（1）四肢骨、躯干骨和颅骨。

T_x：原发肿瘤无法评价。

T_0：无原发肿瘤证据。

T_1：最大径≤8 cm。

T_2：最大径>8 cm。

T_3：原发部位的不连续肿瘤。

（2）脊柱。

T_x：原发肿瘤无法评价。

T_0：无原发肿瘤证据。

T_1：肿瘤局限于椎骨内1个或2个相邻区域。

T_2：肿瘤局限于椎骨内3个相邻区域。

T_3：肿瘤局限于椎骨内4个或4个以上或任何不相邻的区域。

T_4：肿瘤侵及椎管或大血管。

T_{4a}：肿瘤侵及椎管。

T_{4b}：肉眼见肿瘤侵及大血管或大血管内可见瘤栓。

（3）骨盆。

T_x：原发肿瘤无法评价。

T_0：无原发肿瘤证据。

T_1：肿瘤局限于骨盆内1个区域且无骨外侵犯。

T_{1a}：最大径≤8 cm。

T_{1b}：最大径>8 cm。

T_2：肿瘤局限于骨盆内1个区域且有骨外侵犯或2个区域且无骨外侵犯。

T_{2a}：最大径≤8 cm。

T_{2b}：最大径>8 cm。

T_3：肿瘤侵及骨盆内2个区域且有骨外侵犯。

T_{3a}：最大径≤8 cm。

T_{3b}：最大径>8 cm。

T_4：肿瘤侵及骨盆内3个区域或浸透骶髂关节。

T_{4a}：肿瘤侵犯骶髂关节及骶神经孔。

T_{4b}：肿瘤包绕髂外血管或骨盆大血管肉眼可见瘤栓。

2. 局部淋巴结（N）

N_x：局部淋巴结无法评价。

N_0：无局部淋巴结转移。

N_1：有局部淋巴结转移。

3. 远处转移（M）

M_x：远处转移无法评价。

M_0：无远处转移。

M_1：有远处转移。

M_{1a}：肺。

M_{1b}：骨或其他远处部位。

表 10-1　AJCC（第 8 版）骨肿瘤的 TNM 分期

分期	TNM 情况			
Ⅰa 期	T_1	N_0	M_0	G_1 或 G_x
Ⅰb 期	T_2	N_0	M_0	G_1 或 G_x
Ⅰb 期	T_3	N_0	M_0	G_1 或 G_x

续表

分期	TNM 情况			
Ⅱa 期	T_1	N_0	M_0	G_2 或 G_3
Ⅱb 期	T_2	N_0	M_0	G_2 或 G_3
Ⅲ 期	T_3	N_0	M_0	G_2 或 G_3
Ⅳa 期	任何 T	N_0	M_{1a}	任何 G
Ⅳb 期	任何 T	N_1	任何 M	任何 G
Ⅳb 期	任何 T	任何 N	M_{1b}	任何 G

（二）Enneking 外科分期系统

Enneking 外科分期系统（表10-2）是将外科分级（G）、外科区域（T）和区域性或远处转移（M）结合起来，并以此制订手术方案。

表 10-2　Enneking 外科分期

分期	分级	部位	转移
Ⅰa 期	G_1	T_1	M_0
Ⅰb 期	G_1	T_2	M_0
Ⅱa 期	G_2	T_1	M_0
Ⅱb 期	G_2	T_2	M
Ⅲa 期	$G_{1\sim2}$	T_1	M_1
Ⅲb 期	$G_{1\sim2}$	T_2	M_1

1. 分级（G）　G 是指肿瘤的良恶性分度。

G_0 属良性。①组织学显示良性细胞学特征，分化良好，细胞/基质之比为低度至中度。②X 线表现为边缘清晰至关节囊剥脱和延伸至软组织。③临床为明确囊内，无卫星或跳跃病损，无转移，生长速度不一，以青少年和年轻成人为主。

G_1 属低度恶性。①组织学属 Broder 分级Ⅰ或Ⅱ级，中度分化。②X 线表现为肿瘤穿越囊壁，骨皮质破损，向软组织延伸。③临床表现为囊外，多发性病损，个别发生转移，生长较快。

G_2 属高度恶性。①组织学示 Broder 分级Ⅲ或Ⅳ级，常见有丝分裂象，分化不良，细胞/基质之比高。②X 线表现为边缘模糊，肿瘤扩散，波及软组织，可出现跳跃性、多发性病损。③临床上示多发性病损，明显转移，生长快。

2. 外科区域（T）　T 是指肿瘤侵袭范围，以肿瘤囊和间室为分界。T_0 为囊内；T_1 为囊外，但仍在间室内；T 为囊外和间室外。

3. 转移（M）　M 是指区域转移或远处转移。淋巴结转移（N）在骨肿瘤中较少见，故未将淋巴结列入分期项目内，但软组织肿瘤则考虑在内。M_0 为无转移；M_1 为转移。

七、治疗

骨肉瘤的治疗是以手术为主的综合治疗。方案包括术前新辅助化疗、肿瘤广泛或根治性切除和术后辅助化疗。

尽管现有的各种临床检查手段未发现肺转移灶，但在局部手术治疗后 1~2 年，仍有相当比例的患者出现肺转移。最新研究指出，约80%的骨肉瘤患者在确诊时已经发生了肺部的微小转移，而肺转移是骨肉瘤的重要致死原因。因此，一开始就应该把骨肉瘤作为一种全身性疾病来治疗。1970 年以前骨肉瘤的主要治疗方法是高位截肢或关节离断，但 5 年存活率仍低于 20%。20 世纪 80 年代初，Rosen 和 Jaffe 提出骨肉瘤的大剂量新辅助化疗，从此骨肉瘤的治疗翻开了新的一页，在新辅助化疗和正确的手术方案治疗下，患者 5 年无病生存率最高已接近 80%，平均为 56%～60%。

新辅助化疗又指肿瘤的术前化疗，具有以下优点。①早期的全身治疗可以消灭潜在的微小转移灶。②通过检查肿瘤坏死率，评估术前化疗的效果，指导术后化疗。③化疗后，肿瘤体积缩小、血液供应减少、肿瘤的解剖边界更加清晰，有利于提高保肢成功率。④允许有充分时间设计保肢方案。⑤早期识别高危病例。

骨肉瘤的化疗方案是以大剂量甲氨蝶呤（HD-MTX）、四氢叶酸钙解救为基础，联合多柔比星（ADM）、顺铂（CDDP）、异环磷酰胺（IFO）等药物。目前常用的方案有 Rosen 的 T 方案、Coss 的研究方案、Jeffe 的 TIOS 方案、Rizzoli 研究所的化疗方案及美国的 CCG 方案等。在应用大剂量和更高强度的化疗方案时，需要应用辅助、支持性药物以降低化疗的毒副作用，如粒细胞集落刺激因子、促红细胞生成素、美司钠、四氢叶酸钙、各种止吐药等。

评估肿瘤对化疗的有效性，最重要、最敏感、最客观的方法是骨肉瘤切除标本的肿瘤坏死率，可分为 4 级：1 级，几乎没有肿瘤坏死；2 级，化疗轻度有效，肿瘤坏死率 >50%；3 级，化疗部分有效，肿瘤坏死率 >90%，尚存极少数活的肿瘤细胞；4 级，肿瘤细胞全部坏死，未见活的肿瘤细胞。对化疗反应为 3、4 级的，术后沿用术前化疗方案，其 5 年存活率较之反应为 1、2 级者差别有显著意义，而化疗反应为 1、2 级者则有必要更改化疗方案，或缩短化疗间隔，或使用作用更强的药物。

临床上骨肉瘤对化疗有效的表现有以下几点。①疼痛症状减轻，患者夜间能安静入睡，肢体功能改善。②肢体肿块变小、界限清楚，可以定期测量肢体周径，动态观察肿胀情况，但如果骨化明显的骨肉瘤，即使化疗有效，瘤体变小的可能性也不大。③肿块表面的皮肤红肿、压痛、皮肤温度升高有所缓解。④血清碱性磷酸酶降低。⑤影像学检查可见肿瘤骨化、钙化明显，病理性骨折愈合，肿瘤边界变清楚。⑥血管造影、MRI 检查、MRI 动态增强扫描，通过对肿瘤血运情况及肿瘤信号改变的评估，也可以较准确地判断化疗的效果。⑦放射性核素骨扫描检查，病变的放射性浓聚程度和范围也是观察化疗有效性的重要指标。部分对化疗无反应者，需要改变化疗方案或立即行手术治疗。低级别中心性骨肉瘤和骨旁骨肉瘤为分化较好的骨肉瘤，不需辅助化疗。

在有效的新辅助化疗支持下，目前约 80% 的肢体骨肉瘤患者能进行保肢手术。保肢手术的前提是对肿瘤的局部控制以及预计术后肢体功能不低于安装假肢者。适应证如下。①Enneking 外科分期 Ⅰ 期、Ⅱa 期及对化疗反应良好的 Ⅱb 期患者。②预计在术中能够达到广泛或根治性切除者。③肢体主要神经、血管束未受肿瘤侵袭者。④全身及局部条件良好，术后能够顺利愈合并保留足够的肢体功能。⑤综合考虑患者意愿、经济能力、精神状态，并保证能够坚持接受化疗。肺转移和病理性骨折不是保肢手术的绝对禁忌证，关键是严格遵循术前大剂量联合辅助化疗和把握手术切除边缘。

保肢手术包括以下两个方面：肿瘤的广泛切除和肢体功能的重建。肿瘤切除的平面，骨骼为肿瘤边缘外 5cm，软组织为反应区外约 2cm，即在肿瘤边缘保留一层完整正常组织。功能重建包括骨关节重建和软组织重建。骨重建方式有：肿瘤瘤骨灭活再植、人工假体置换、异体关节移植术、带血管蒂游离骨瓣移植术、复合人工假体移植、关节融合术及旋转成形术。软组织重建主要是对假体的充分覆盖、消灭无效腔、肌肉动力重建和创口的闭合。对于足踝部的骨肉瘤，因为该部位的软组织较少，很难达到广泛切除的要求，且小腿义肢的功能极佳，所以宜选择截肢术。对于瘤体巨大、分化极差、软组织条件不好的复发瘤，或者肿瘤周围的主要神经血管受到肿瘤的侵犯以截肢为宜。

八、预后

影响预后的因素如下。①肿瘤病变范围，包括有无跳跃性病灶或多发病灶，有无肺转移、骨转移等。②肿瘤的组织学分级。③肿瘤的大小。④肿瘤的解剖部位，肢体远端优于近端，肢体优于躯干。⑤是否合并病理性骨折。⑥综合治疗优于单一治疗。⑦新辅助化疗后肿瘤坏死率情况，坏死率 >90% 的患者 5 年生存率达 80%～85%。⑧原发骨肉瘤预后优于继发骨肉瘤。

九、随访

所有接受治疗的患者都应接受随访。目标包括：监测骨肉瘤复发、肺或其他部位转移，指导保肢术后肢体功能锻炼，评估全身状态，为患者和家属提供心理支持等。

术后 2 年内每 3 个月随访 1 次，第 2～5 年内每 6 个月随访 1 次，第 5～10 年内每年随访 1 次。随访应包括体检、局部 X 线、胸部 CT 和全身骨扫描等。

第二节 骨尤文肉瘤

一、概述

尤文肉瘤是骨内小圆细胞增生的恶性肿瘤。这类细胞的确切来源仍存在争议。最近细胞分子遗传学研究表明，尤文肉瘤是下列一族肿瘤之一，包括原始神经外胚层肿瘤、外周神经上皮瘤、胸壁的 Askin 瘤和骨外的尤文肉瘤。这些肿瘤更倾向于来自神经外胚层而非间质组织，但缺乏确切的证据支持。

在所有人群的骨原发恶性肿瘤中，尤文肉瘤排在多发性骨髓瘤、骨肉瘤、软骨肉瘤和骨的淋巴瘤之后。然而，在年龄小于 15 岁的患者中，尤文肉瘤几乎是骨最常见的肉瘤。年轻患者尤文肉瘤的发病率 30 年来一直居首位，远高于骨的其他肉瘤。此病常见于高加索人，在黑种人和东方人中少见。男女发病比例大致为 3 ∶ 2。常发生于在扁平骨和长管状骨的骨干。好发部位在骨盆和股骨，但也可发生在其他骨，包括肱骨、胫骨和腓骨等。

二、危险因素

该病病因与染色体易位有关。90% 以上的病例发生 11 ∶ 22 染色体易位，致使 *EWS* 基因整合到 *Flil* 基因上。另外约 5% 的病例发生 21 ∶ 22 染色体易位，使 *EWS* 基因整合到 *ERG* 基因上，极少数病例的 *EWS* 基因可整合到其他基因上，如 *EIA* 基因。这些染色体易位所产生的嵌合蛋白质行使错误的转录因子的功能。目前已明确，这些嵌合蛋白质通过激活和（或）抑制一系列基因从而导致细胞向肿瘤转化。

三、病理学

1. 肉眼所见 肿瘤多发生于长管状骨骨干，从骨干向干骺端蔓延，自骨内向骨外破坏。肿瘤质软，无包膜，切面呈灰白色，部分区域可因出血或坏死而呈暗红色或棕色。肿瘤如发生坏死，可形成假囊肿，其内充满液化的坏死物质。肿瘤破坏骨皮质侵入软组织时，在骨膜及其周围形成洋葱皮样成层的骨膜增生，是 X 线的典型表现。

2. 镜下变化 瘤细胞呈圆形或多角形，形态基本一致，胞质很少，染色浅，胞膜不清晰。细胞核呈圆形或椭圆形，大小相当一致，颗粒细，均匀分布，多见核分裂象。瘤组织内细胞丰富，细胞成巢状排列，偶见瘤细胞呈环形排列，形成假菊形团结构。瘤组织中常见大片坏死。在肿瘤周围可有新骨形成，为反应性新生骨，而不是肿瘤本身成分。

四、临床表现

1. 疼痛 疼痛是最常见的临床症状，约 2/3 的患者可有间歇性疼痛。疼痛程度不一致，初发时一般不严重，但可迅速转变为持续性疼痛。根据部位的不同，局部疼痛随肿瘤的扩散而蔓延。肿瘤发生于骨盆部位时，疼痛可沿下肢放射，影响髋关节活动；发生于长骨邻近关节处时，则出现跛行、关节僵硬，还可伴有关节积液，病理性骨折少见；如位于脊柱，可产生下肢的放射痛、无力和麻木感，严重时可造成截瘫。

2. 肿块 可随着疼痛的加剧而出现局部肿块，肿块表面可呈红、肿、热、痛的炎症表现。压痛明显，表面可见静脉怒张。有时肿块在软组织内迅速生长。肿瘤位于髂骨时，肿块可延伸进入盆腔内，在下腹部或肛诊时可触及肿块。

3. 全身症状 相当一部分患者可伴有全身症状，如体温升高、周身不适、乏力、食欲下降及贫血等。

另外，因肿瘤所在部位不同，还可引起其他症状，如位于股骨下端的病变可影响膝关节功能，并引起反复的关节积液；位于肋骨的病变可引起胸腔积液等。

五、诊断

（一）实验室检查

贫血，白细胞计数增加，红细胞沉降率增快。血清乳酸脱氢酶（LDH）与疾病发展有关，并且能指导预后。由于大量骨膜新生骨的形成，血清碱性磷酸酶可轻度增高，有助于诊断。

（二）影像学改变

1. X 线表现　X 线检查常常表现为髓腔内溶骨性破坏，早期受累骨质呈鼠咬状、虫蚀状破坏，晚期突破骨皮质形成软组织肿块，可出现两侧对称性葱皮状骨膜反应。其他表现包括日光征和 Codman 三角等（图 10-2A、图 10-2B）。

2. 计算机断层扫描（computed tomography，CT）表现　平扫时骨髓组织密度增高，形成软组织肿块时，肿块内密度不均，大部分边缘模糊，可显示与邻近肌肉间的分隔。增强后扫描病灶边缘有显著环状强化。CT 能反映肿瘤在骨内病变的详细情况及骨外软组织情况。

3. 磁共振成像（MRI）　MRI 能较好地判断肿瘤侵犯软组织的情况。一般而言，T_1 加权图像上典型表现为均匀的低信号，T_2 加权图像上为非常高的信号强度（图 10-2C、图 10-2D）。

4. 核素骨扫描　核素骨扫描不仅可显示原发病灶的范围，而且还可发现全身其他病灶。

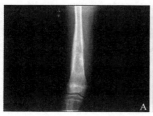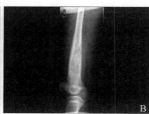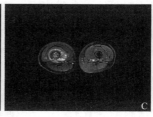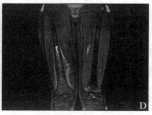

图 10-2　右股骨下段尤文肉瘤

A. X 线正位片；B. X 线侧位片；C. T_2 加权 MRI；D. 冠状位 MRI

六、分期

1. TNM 分期系统　美国癌症分期联合会（AJCC）的第 8 版骨肿瘤 TNM 分期系统见表 10-1。

2. Enneking 外科分期　尤文肉瘤的分期不同于许多骨的肉瘤的分期。因为尤文瘤的组织起源可能为非间质来源，而且临床表现与其他许多肉瘤不同，所以 Enneking 建议分为 4 期。Ⅰ期：实性骨内肿瘤；Ⅱ期：实性肿瘤合并骨外扩散；Ⅲ期：多中心的骨受累；Ⅳ期：远隔转移。这一分期系统反映了尤文肉瘤早期即有扩散且侵犯范围广的特点，因而更加切合实际。转移的常见部位为肺和其他骨。尤文肉瘤更倾向于侵及骨髓，这一特点在其他肉瘤中并不常见。

七、治疗

由于尤文肉瘤恶性程度高，病程短且转移快，采用单纯的手术、放疗、单药化疗，效果均不很理想，绝大多数患者在 2 年内死亡，5 年生存率不超过 10%。大量文献报道，最初无转移的尤文肉瘤综合治疗的 5 年生存率为 36%～65%。

1. 手术治疗　随着放疗、化疗疗效的提高和相关副作用的处理逐渐完善，单纯采用外科手术治疗的患者日趋减少。

手术治疗的原则是完全切除肿瘤，以最大限度地达到有效的局部控制，防止和减少肿瘤转移。在此基础上，应尽可能多地保留肢体功能，提高患者的生活质量。因此手术治疗的作用日趋重要。综合性资料证实根除性肿瘤切除的疗效较不完全性肿瘤切除为优。因此，只要患者的全身情况许可，应积极考虑原发灶的手术治疗。

经过有效的化疗后，进行广泛手术切除的适应证如下。①位于切除后不影响功能的骨骼上的单发病灶。②位于重要骨骼上的病灶，经广泛切除加重建后造成的功能障碍明显小于放疗所造成的功能障碍。③放疗后出现孤立的局部复发。④骨质大部分或全部破坏，骨折不可避免，较大的病灶。

截肢不是常用方法，大部分情况下通过手术保肢和放疗可以解决。在下列情况下需要考虑截肢。①骨外软组织肿块很大且化疗不敏感。②保肢后将带来不可接受的严重肢体不等长。③本身已有或放疗后产生主要负重骨的病理性骨折。④肿瘤所在位置切除后无法有效重建，造成严重功能障碍。⑤术后复发的肿瘤。

2. 放疗　尤文肉瘤对放疗极为敏感，放疗是治疗尤文肉瘤的主要措施。一般给小剂量（30～40Gy）照射后，肿瘤便可迅速缩小，局部疼痛减轻或消失，所以可选择作为术前的新辅助放疗。但单纯放疗远期疗效很差。

目前放疗适应证如下。①手术无法彻底切除的部位。②放疗较手术切除显著保留功能的部位。③预后差，Ⅲ期的多骨病变，远隔部位有转移或化疗效果差。

放疗剂量一般为 40～60Gy/（4～5）周。

3. 化疗　全身化疗针对局部、多发、转移等多种形式的病灶均有效，不仅能提高保肢率、降低复发率，还最终提高了生存率。早期常用的化疗方案为 VAC 方案（长春新碱、放线菌素 D 和环磷酰胺）。后来在 VAC 方案基础上又加入了多柔比星。此后又增加了博来霉素和甲氨蝶呤。最近异环磷酰胺的应用增多，成为辅助治疗中不可或缺的治疗手段。目前，多柔比星、异环磷酰胺、放线菌素 D、长春新碱等是尤文肉瘤化疗的主要药物。

4. 综合治疗　综合治疗指放疗加化疗加手术或不加手术的综合治疗方法。其方法选择有：

（1）放疗加化疗：主要适用于不能施行手术的患者，包括晚期患者，采用中等量或较大剂量的放疗加药物联合化疗。根据患者的具体情况，放疗和化疗可同时开始或先后应用。

（2）手术切除加中等量放疗加化疗：只要能够将肿瘤切除，则应切除加中等量的放疗加多药联合化疗。目前也有学者主张先进行联合化疗，待肿瘤明显缩小后，再施行外科手术治疗。术后原肿瘤所在骨放疗，再辅以术后化疗。

（3）手术加放疗或化疗：目前此方法应用比较少，只是对放疗或化疗不能耐受时才采用，且疗效不优于放疗加化疗。

（4）已播散的尤文肉瘤：只要全身情况允许，在给予支持疗法的同时，对骨原发灶及转移灶给予放疗加联合化疗。

八、预后

尤文肉瘤的预后分析要依据临床、影像和病理相结合的原则，但不是所有的因素都起着同等的作用。

转移是对预后最不利的因素。肿瘤部位是影响预后的一个重要因素，原发位于肢体者较位于骨盆、骶骨等躯干预后好。就肢体肿瘤而言，位于肢体远侧者较肢体近侧好。肿瘤大小是影响预后的另一个重要因素，肿瘤体积越大，预后越差。凡化疗能使肿瘤缩小或消失，在组织学上显示反应好者，预后远较反应差者好。据统计，多药联合化疗方案较单药化疗预后好。治疗时出现发热、失重、贫血，血清乳酸脱氢酶高于 170U/L，红细胞沉降率超过 33mm/h 和白细胞计数明显增多的患者预后不良。

九、随访

术后 2 年内每 3 个月随访 1 次，2～5 年内每 6 个月随访 1 次，5～10 年内每年随访 1 次。随访应包括体检、局部 X 线、局部 MRI、胸部 CT、全身骨扫描等。

第三节　骨转移瘤

一、概述

　　骨转移瘤是指原发生于其他器官的恶性肿瘤通过血液系统、淋巴系统转移到骨而产生的继发性肿瘤。这些恶性肿瘤主要是上皮来源的癌，少数是肉瘤及其他恶性肿瘤，如乳腺癌、肺癌、纤维肉瘤、恶性黑色素瘤等。转移是恶性肿瘤的重要特点之一，也是肿瘤晚期表现的特征。骨是除肺和肝脏外，恶性肿瘤最易发生转移的部位。理论上，所有恶性肿瘤都可以形成骨转移，实际上70%～80%的恶性肿瘤最终会发生骨转移，其发病率为原发恶性骨肿瘤的35～40倍。常见肿瘤骨转移的发生率和预后见表10-3，肺癌、乳腺癌、前列腺癌的骨转移发生率最高。骨转移瘤好发于中老年，男女比例约为3：1，多数病例为多发骨破坏。脊柱、骨盆和长骨干骺端是骨转移瘤的好发部位。

表10-3　常见肿瘤骨转移的发生率和预后

来源	骨转移发生率（%）	中位生存期（月）	5年生存率（%）
骨髓瘤	95～100	20	10
乳腺癌	65～75	24	20
前列腺癌	65～75	40	15
肺癌	30～40	<6	<5
肾癌	20～25	6	10
甲状腺癌	60	48	40
黑色素瘤	15～45	<6	<5

　　肿瘤转移是一个复杂的过程，只有很少的肿瘤细胞形成转移灶。其过程大致如下。①原发瘤细胞实现脱离。②产生相关酶，如胶原酶、水解酶、组织蛋白酶等以降解胶原并使血管或淋巴管壁产生缺陷。③肿瘤细胞入侵血管和（或）淋巴管。④在远隔组织器官的终末血管处停留并侵袭管壁从而进入远隔器官或在组织器官中形成癌栓。⑤在局部按照原发肿瘤的特点异常生长并对侵犯组织造成破坏，形成转移灶。肿瘤细胞分泌血管生成因子（TAF）、血管生成素等诱导血管长入，使肿瘤得到血供是转移瘤得以生长的重要环节。

　　转移瘤如何定向或导向靶向器官的机制目前尚不清楚，可能存在电信号或化学信号。但是人体内以细胞免疫为主的自身免疫系统对于恶性肿瘤细胞实施实时监控，多数瘤细胞会在血液内被免疫监控细胞杀死，只有少量细胞通过免疫逃逸等方式得以生存，在血管末梢停留或通过管壁进入组织的细胞在适宜的生存环境下和细胞生物环境的引导下着床并生长形成转移瘤。转移瘤的特异的组织亲和性可能与细胞因子和瘤细胞本身特点有关，如肺癌约70%会出现骨转移。亲骨转移肿瘤常见有肺癌、乳腺癌、前列腺癌、肾癌、甲状腺癌等。疏骨转移肿瘤很少出现骨转移，如肝癌、胃癌、结肠癌等。

二、病理学

　　骨转移瘤在大体标本上并没有诊断性特征。病变的大体形态变化很大，可表现为肿瘤产生的促结缔组织增生样反应性的纤维组织，也可表现为极度柔软和黏糊状的组织。前列腺癌的致密成骨性转移灶很常见，具有相对的特征性。在极少数情况下，转移瘤的反应性成骨与骨肉瘤产生的瘤骨非常相似。

　　多数情况下，骨转移瘤的患者都会存在已确诊的原发灶。活检可确定是否发生骨转移。如有可能，有必要将活检标本和先前的原发肿瘤作对比。

　　大多数转移瘤在组织学上显而易见。转移性腺癌和鳞癌在诊断上也大多没有困难。然而，当骨病变成为恶性肿瘤的唯一表现时，病理学可为寻找原发灶提供依据。甲状腺癌骨转移、转移性肝细胞癌、转移性透明细胞癌和其他一些转移瘤其特征非常明显。少数情况下，转移瘤细胞呈梭形，类似肉瘤，但其梭形细胞都较饱满。标本可显示明显的上皮样分化，免疫组化染色可以显示肿瘤的上皮特征。但不是所有肉瘤样变都可显示出上皮样分化，一些肉瘤可以出现角蛋白阳性。在外科治疗前，务必要对考虑为肉瘤的成年患者排除肉瘤样转移性癌的可能，特别是肾脏肿瘤。

转移瘤也可能因为其他的组织学特点而引起混淆。比如，一些转移瘤可产生大量的反应性新生骨，有时会很难判断这些新生骨是由肿瘤本身产生还是骨组织对肿瘤的反应。某些骨肉瘤可以显示上皮样特性，这就加大了诊断难度。有些转移瘤会引起反应性的骨破坏，使病灶的外观类似于骨巨细胞瘤。

三、临床表现

骨转移瘤好发于40~60岁的患者，在发生骨转移的同时或前后，也会出现淋巴结转移及骨外脏器转移。有时原发肿瘤不能发现，骨转移瘤成为唯一的肿瘤表现。并非所有骨转移患者均出现症状，很多患者在没有出现症状前就已经死于其他原因。骨转移瘤早期症状不明显，但转移瘤在骨内生长到一定程度会对骨造成明显破坏，骨痛及病理性骨折导致的疼痛为主要临床表现。骨痛可能是由于肿瘤浸润导致骨内循环障碍或骨内压增高或微骨折引起。部分患者出现高钙血症。发生于脊柱的转移瘤，尤其出现病理性压缩性骨折者，可能表现为脊柱不稳及脊髓、神经根压迫症状。

病理性骨折是常见表现，可见于约10%的患者。主要发生在下肢，肱骨也是常见部位。下肢病理性骨折60%以上发生于股骨，而其中发生于粗隆部的占80%。较晚期患者会有咳嗽、血尿、体重减少、食欲减退等恶病质表现。

四、诊断

虽然根据病史常可以得到正确的诊断，但在确诊之前就假定单发或多发骨病变与确诊的原发癌之间具有必然关系往往是不可靠的。例如，骨髓瘤特征性的穿凿样骨破坏区可能会被误诊为溶骨性转移瘤。当仅有单发骨病变，而检查不出原发肿瘤时，就难以确诊为转移瘤。肾上腺样癌的继发性骨破坏与骨的原发性破坏特别相似，因为前者易形成临床上所见的孤立性转移灶，肿瘤细胞常呈明显的梭形，而原发灶的发生部位又较隐蔽。恶性肿瘤也可通过直接蔓延侵袭骨质。

在40岁以上的病例中，骨转移瘤的发生率远高于原发骨肿瘤。未知来源骨转移瘤多数来自肺或肾，因此通过对胸、腹腔脏器的检查，可发现多数的原发肿瘤。体格检查重点应放在前列腺、乳腺、甲状腺和腹部，这样有可能获得较多的提示。

骨转移瘤一般位于四肢骨的近端或脊柱，常与该部位常见疾病引起的疼痛相混淆，应注意鉴别。如肩胛带周围的转移瘤导致的疼痛常与肩周炎或颈椎病相混淆；骨盆转移瘤应与腰椎间盘突出症等相鉴别；膝髋关节周围转移瘤应与髋膝关节炎相鉴别。这些部位的转移瘤常与这些常见疾病有不一样的异常表现，如疼痛性质、持续时间等不同，结合年龄特点、症状发生发展过程进行相关检查，如X线、计算机断层扫描（CT）、磁共振成像（MRI）等均可及时发现这些转移瘤病变。此外还应该同髓内小细胞恶性肿瘤鉴别，这类肿瘤多数情况是溶骨表现，且多是多发病灶，如骨髓瘤、淋巴瘤等。如能发现原发转移部位，则鉴别并不困难。在不能明确鉴别时，病理活检是重要的鉴别手段之一。

（一）影像学检查

1. X线检查　X线检查对于转移瘤诊断是最根本的影像检查方法，具有简单、直观、整体性等优点，且还具有价格优势。转移瘤经常出现骨的不规则破坏，提示其恶性特征。X线平片上可呈现成骨、溶骨及混合性骨转移病灶（图10-3A）。溶骨性病灶少有骨膜反应，呈大片状、虫蚀样或穿凿样等。病灶可单发，更多为多发，可在骨盆、脊柱等多发病灶并存。尽管转移病灶多为溶骨性，但很多前列腺癌的骨转移灶以及少数其他肿瘤的骨转移灶却是成骨性的。成骨转移表现为较明显的骨膜反应，骨增生、密度增高明显，在骨内形成高密度边界不清的影像，可呈斑点样或斑片样成骨，甚至表现为象牙骨及骨膜反应。有些肿瘤既可表现为溶骨转移，也可形成成骨或混合转移，如乳腺癌等。此外，某些肿瘤的转移灶在X线平片上的表现还存在部位特异性，对于骨的破坏、骨侵蚀范围的确定以及原发灶的判断都有很好的帮助。如较大的单纯溶骨性破坏区，同时伴有动脉瘤性扩张的表现，提示可能为肾癌骨转移。

2. CT　CT 对骨转移瘤的诊断价值比不上 MRI，但是对性质的判定也有帮助，甚至还可以成为很好的鉴别手段。

3. MRI　MRI 能更清晰而准确地显示病变的范围，特别当病变范围较小或病变累及脊柱时，更具有优越性（图 10-3B）。MRI 由于良好的软组织成像特点，可以更加清楚地显示肿瘤的侵犯特点，对于诊断骨转移瘤及肿瘤周围组织的反应情况均有很高价值，能很好地鉴别如脊柱骨质疏松性骨折、小细胞骨髓肿瘤和骨转移瘤等。结合 MRI 的弥散增强、造影剂增强技术及磁共振血管成像（MRA）等新技术，MRI 在骨转移瘤的诊断和鉴别中已经成为不可替代的必要检查手段。

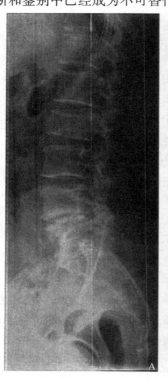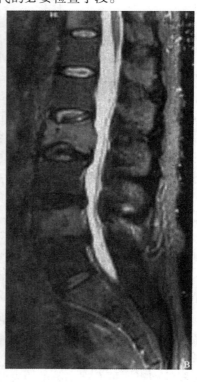

图 10-3　肝癌 L_3 椎体转移

A. X 线侧位片；B. T_2 加权 MRI 矢状位像

4. 放射性核素骨扫描　放射性核素骨扫描（ECT）不仅可以发现骨转移灶，还可以显示骨骼其他部位的累及情况。ECT 对于骨转移特别是成骨转移有非常好的显像，可以早期发现 X 线检查不能发现的微小病灶。但 ECT 常会出现假阳性的放射性浓聚，多见于脊柱及肋骨。对于骨髓瘤或肾癌骨转移等纯溶骨性的病变，ECT 可呈假阴性。

5. 正电子发射断层扫描正　电子发射断层扫描（PET）在骨转移瘤的诊断评估中占有重要地位，PET 通过量化代谢活性来直接检测肿瘤的存在，其机制基于恶性肿瘤细胞葡萄糖代谢增加而选择性吸收 18-F 脱氧葡萄糖。PET 在检测肺癌骨转移瘤方面优于骨扫描，有报道 PET 诊断非小细胞肺癌的敏感度、特异度分别为 92%、99%，而骨扫描相应分别为 50%、92%。PET 在探测溶骨性转移瘤方面也具有优势。对于乳腺癌骨转移，其敏感和特异度分别为 95%、94%，而骨扫描的敏感度和特异度分别为 93%、78%。PET 不仅可以早期发现和确诊骨转移瘤，也可以显示传统检查方法不能探测的部位。另外，PET 可以显示骨外的转移灶。

（二）实验室检查

肿瘤标志物检查对于发现原发肿瘤的线索作用十分重要，如检查 PSA 并监测其变化规律，对于前列腺癌的发展及治疗转归有重要意义。很多转移瘤的肿瘤标志物检测并不能获取阳性结果，但如果考虑有转移瘤存在，其仍然是常规需要进行参考的重要检查项目。常规的血、尿、便常规，血生化结果及骨代谢指标检测对于了解患者全身情况及预后判断都有重要意义。

（三）病理学检查

多数情况下结合病史、影像及相关实验室结果均可做出诊断。但诊断不单是考虑转移瘤，在没有明确原发灶的情况下进行病理活检得到组织形态，对于判断肿瘤来源及细胞学诊断结果，以及对于指导治疗、预后判断均十分重要。常用的活检方式包括穿刺针吸活检、穿刺切割（针芯）活检、切开活检，对于较小病灶也可采取整块切除活检，但较少使用。活检应该遵循以下原则。①选择浅表部位，减少创伤及对周围组织的污染。②选择病变明确的部位，提高活检诊断的阳性发现率。③选择穿刺活检或切开活检时，需要考虑是否能够最大限度地保证阳性结果。④首先进行全身的全面检查，发现所有转移病灶，以便合理选择活检部位及方式。⑤即使得到病理诊断，也要考虑假阳性与假阴性的可能。

五、治疗

对治疗有反应的骨转移瘤，患者仍可获得生存期的延长。特别是前列腺癌和乳腺癌患者，无论是药物、外科治疗，还是激素疗法等都有效果。手术和放疗或其他疗法联合应用在骨转移瘤的治疗中具有重要的意义。积极治疗骨转移瘤，可以抑制肿瘤在骨内的浸润和对骨骼力学结构的破坏，降低发生病理性骨折的危险，恢复骨正常强度，从而使骨转移瘤患者的生存质量得到大幅度提高。

（一）药物治疗

临床试验显示，双膦酸盐药物对骨转移瘤有效，除了缓解骨痛外，双膦酸盐还能诱导溶骨病灶产生钙化，从而减少骨骼并发症的发生。对转移瘤的生长也具有一定的抑制作用，可起到辅助治疗作用。双膦酸盐类药物可抑制破骨细胞活性，应用双膦酸盐药物后，双膦酸盐和骨基质的羟基磷灰石晶体紧密结合，在吸收陷窝内达到很高的局部浓度并被破骨细胞吞入，从而导致破骨细胞的凋亡。在某些癌症如前列腺癌、乳腺癌等，治疗肿瘤的相关药物对骨转移瘤也有所帮助。

（二）放射治疗

放射治疗在转移瘤的治疗中也有重要地位，可采用的方式有普通放射、适形放射及调强适形放射等不同治疗方式。对缓解骨转移瘤导致的疼痛、降低病理性骨折发生风险，甚至控制肿瘤的局部生长，尤其是对放疗敏感的肿瘤，放疗都可以发挥重要的作用。

（三）外科治疗

1. 外科治疗原则　首先需要对患者进行评估，可采用一些评分系统，如长骨的 Mirels 评分系统、脊柱的 Tomita 评分系统等。同时结合周围正常骨的质量、活动水平、生命预期、对放化疗的反应等方面进行综合判定，决定哪些患者最适合接受外科治疗，特别是进行预防性手术的决定更需慎重考虑。当病变影响邻近的关节或内固定不能提供早期和完全的负重时，可采取肿瘤切除和关节成形术进行重建。假体应采用骨水泥固定，以利于早期恢复功能。因需要等待骨愈合及接受放疗，异体骨等生物重建方式尽量少用。随着四肢、脊柱内固定器材的改进以及肿瘤假体的发展，重建方法更加简单、稳定性维持更加持久，骨转移瘤的手术治疗范围得以进一步拓宽。

四肢长骨转移瘤以股骨近段最为常见，其次为肱骨近段，膝关节和肘关节以远的骨转移瘤发病率较低。约10%的长骨转移瘤可能发生病理性骨折。术前应进行骨折风险评估，包括肿瘤类型、已接受的治疗、患病时间、肿瘤大小、病灶位置、病变为溶骨性或成骨性、病变是否引起症状等。Mirels 评分系统通过病灶位置、疼痛程度、病变类型和皮质破坏程度评估了病理性骨折风险，当评分 >9 分时应进行预防性内固定。此外，还应结合患者的预期生存期，转移灶为多发或单发，既往有无放疗等相关因素综合考虑。手术操作的目的是防止发生病理性骨折或恢复病理性骨折的连续性；应尽量减少对骨周围软组织的损伤；选择最有效的固定方式，使患者术后最短时间内恢复肢体功能；皮质破坏不严重者，可用闭合性髓内钉技术，破坏广泛者应切开清除肿瘤，填充骨水泥和应用内固定；肿瘤破坏关节影响功能者可进行肿瘤型关节置换；血运丰富者术前可行动脉栓塞治疗；尽可能减少手术创伤和手术相关死亡率。

脊柱是骨骼系统中最易为转移瘤侵犯的部位，其中 70% 发生于胸椎，20% 位于腰椎，10% 发生在颈椎。转移瘤破坏椎体可造成严重疼痛、硬膜外脊髓压迫，导致感觉、运动功能障碍。决定脊柱转移瘤患者预后的主要因素是原发肿瘤的病理类型，乳腺癌、前列腺癌、骨髓瘤、甲状腺癌和肾癌的预后较好。80%的脊柱转移瘤患者可以从外科治疗中获益。因此，对于预后较好的患者应进行积极的外科治疗。脊柱转移瘤的治疗原则主要是姑息性治疗，主要围绕减轻疼痛，保护神经功能，维持或重建脊柱稳定性来进行；同时，少数肿瘤患者可能通过广泛切除而治愈。根据原发肿瘤的恶性程度、内脏受累情况、骨转移灶的个数这三项预后因素进行综合评分。同时，还应综合考虑肿瘤对放疗的敏感性、脊柱稳定性、脊髓神经受压、疼痛程度、原发灶是否明确、预期生存期等相关因素。其中脊髓神经受压和脊柱不稳定是相对重要的手术指征，结合Tomita评分可对脊柱转移瘤患者的规范治疗起指导作用。对脊柱转移瘤引起的疼痛进行治疗也同样重要，应根据导致疼痛的原因给予适当的治疗。

10%~15%的骨转移瘤发生于骨盆，其中大部分为髋臼周围转移，导致疼痛和活动受限，严重影响患者生活质量。术前应根据肿瘤在骨盆所在分区评估其对患者活动的影响，同时综合考患者的一般情况、原发肿瘤性质、患者的症状以及肿瘤对功能的影响、肿瘤大小等因素。手术方式以刮除及骨水泥填充为主，但对于单发、预后较好或放疗无法控制的骨转移病灶，可行广泛切除。当肿瘤巨大，神经、血管严重受累时，可选择半盆截肢。骨盆转移瘤的外科治疗目的如下。①最大可能地切除肿瘤，采用适当的方法重建骨盆的缺损，防止病理性骨折发生。②通过清除肿瘤病灶缓解疼痛。③改善功能，提高生活质量。④明确诊断，以便采取综合治疗。

2. 微创治疗　微创手术常可在局麻下进行，具有手术时间短、创伤小、费用低的优点，对于多处骨转移、一般情况比较差的患者尤其适用。

（1）经皮椎体成形术、后凸成形术与骨成形术：经皮椎体成形术和后凸成形术近年来开始用于治疗脊柱转移瘤，其目的是维持或恢复压缩椎体的高度，从而缓解疼痛，预防骨折，还可与脊柱后路内固定手术联合应用，进一步加强椎体强度。对于骨盆转移瘤产生的溶骨性破坏，如髋臼周围溶骨性转移瘤，也可通过经皮骨成形术治疗，可即刻、有效地缓解疼痛症状，填充溶骨性破坏造成的骨缺损，维持骨盆的稳定性，延缓病理性骨折的发生。骨水泥注入后的聚合过程可以释放热量，杀灭部分肿瘤细胞。骨水泥不仅可以起到加强骨质的作用，还可以加入抗肿瘤和抗骨破坏的药物，以抑制局部转移瘤的发展。

（2）其他微创治疗：微波治疗、高强度超声、激光、射频消融均具有杀伤肿瘤的作用，这些治疗方法结合其他治疗手段也可有效地缓解疼痛，恢复患者活动能力，并能用于部分放疗效果不佳的患者。经皮X线引导射频消融可有效缓解骨转移瘤引起的疼痛，可精确控制肿瘤杀灭部位而不需切除肿瘤，并且可以在局麻下进行，尤其适合老年、肿瘤病灶广泛以及同时合并其他严重疾病的患者。

参考文献

［1］ National Comprehensive Cancer Network. NCCN 肿瘤学临床实践指南 ［M］. 孙燕，主译. 北京：人民卫生出版社，2019.

［2］ 申培红，胡永斌，张景航，等. 肿瘤病理学 ［M］. 郑州：郑州大学出版社，2019.

［3］ CHABNER BA，LONGO DL. 哈里森肿瘤学手册 ［M］. 李小梅，焦顺昌，主译. 北京：科学出版社，2017.

［4］ 陈俊强，康明强. 食管癌临床康复 ［M］. 北京：人民卫生出版社，2019.

［5］ 孙建衡，盛修贵，白萍. 妇科肿瘤学 ［M］.2 版. 北京：北京大学医学出版社，2019.

［6］ 邵志敏，沈镇宙，郭小毛. 肿瘤医学 ［M］. 上海：复旦大学出版社，2019.

［7］ 林桐榆，于世英，焦顺昌. 恶性肿瘤靶向治疗 ［M］. 北京：人民卫生出版社，2016.

［8］ 吴新红. 乳腺癌多学科联合诊疗——理论与实践 ［M］. 武汉：武汉大学出版社，2019.

［9］ 李进. 肿瘤内科诊治策略 ［M］.4 版. 北京：科学出版社，2019.

［10］ 于世英，胡国清. 肿瘤临床诊疗指南 ［M］.3 版. 北京：科学出版社，2019.

［11］ 万德森. 临床肿瘤学 ［M］.4 版. 北京：科学出版社，2019.

［12］ 李少林，周琦. 实用临床肿瘤学 ［M］. 北京：科学出版社，2016.

［13］ 强福林，杨俐萍，葛艺东. 临床肿瘤学概论 ［M］. 北京：科学出版社，2016.

［14］ 李少林，吴永忠. 肿瘤放射治疗学 ［M］. 北京：科学出版社，2013.

［15］ 蔡晶，季斌. 临床肿瘤放射治疗学 ［M］. 北京：科学出版社，2016.

［16］ 王绿化. 肿瘤放射治疗学 ［M］. 北京：人民卫生出版社，2016.

［17］ 郑和艳，吕翠红，边兴花. 肿瘤科疾病临床诊疗技术 ［M］. 北京：中国医药科技出版社，2016.

［18］ 韩俊庆. 临床肿瘤学指南 ［M］. 济南：山东科学技术出版社，2016.

［19］ 赫捷. 临床肿瘤学 ［M］. 北京：人民卫生出版社，2016.

［20］ 茅国新，徐小红，周勤. 临床肿瘤内科学 ［M］. 北京：科学出版社，2016.

［21］ 周际昌. 实用肿瘤内科治疗 ［M］.2 版. 北京：北京科学技术出版社，2016.

［22］ 张贺龙，刘文超. 临床肿瘤学 ［M］. 西安：第四军医大学出版社，2015.